Premiers soins
à l'enfant

Premiers soins à l'enfant

Guide à l'usage des éducateurs et des parents

Académie Américaine de Pédiatrie

Traduction de l'anglais par le Dr Christophe Lacroix
Adaptation française par Françoise Hallet

Préface du Dr Céline Farges

de boeck

This publication is a translation of Pediatric First Aid for Caregivers and Teachers (PedFACTS), First Edition Revised, copyright © 2007 by the American Academy of Pediatrics. This translation reflects current practice in the United States of America as of the date of original publication. The American Academy of Pediatrics did not translate this publication into the language used in this publication. The American Academy of Pediatrics disclaims any responsibility for any errors, omissions, or other possible problems associated with this publication.

Original english language edition published by
Jones and Bartlett Publishers, Inc.
40 Tall Pine Drive
Sudbury, MA 01776

Traduction et adaptation française par :

Christophe Lacroix
Médecin anesthésiste-réanimateur au Centre des grands brûlés, Hôpital militaire, à Bruxelles. Médecin SMUR. Chargé de cours en médecine de catastrophe à l'ULB. Professeur à l'École provinciale de Nursing du Hainaut. Médecin provincial Hainaut à la Croix-Rouge de Belgique.

Françoise Hallet
Médecin scolaire, enseignante et consultante dans une clinique de l'adoption belge.

1re édition

Éditions De Boeck Université
rue des Minimes 39, B-1000 Bruxelles
Pour la traduction et l'adaptation française

Imprimé en Belgique

Dépôt légal :
Bibliothèque Nationale, Paris : avril 2009
Bibliothèque royale de Belgique, Bruxelles : 2009/0074/031

ISBN 978-2-8041-5645-9

Préface à l'édition française

Un des rôles les plus difficiles dans la vie est celui de s'occuper d'un enfant. Il faut l'aimer, le protéger, l'éduquer, mais aussi faire face à tous les petits bobos du quotidien et aux accidents plus graves qui peuvent mettre sa vie en jeu.

La première cause d'accident et de mortalité chez l'enfant reste l'accident domestique : brûlure, chute, noyade, étouffement, intoxication, morsure d'animaux. Pédiatre régulateur et transporteur au SAMU de Paris, je déplore chaque jour la fréquence des accidents. Les campagnes de prévention nécessaires, obligatoires ne sont pas suffisantes.

Comment protéger les enfants ? C'est agir en amont : apprendre les premiers gestes à faire, apprendre les gestes qui sauvent, lire l'ouvrage que vous avez entre les mains. Devant un enfant qui s'étouffe avec un corps étranger, qui ne respire plus, savoir alerter les secours, appeler le 15, faire les premiers gestes de réanimation, c'est être acteur dans la chaîne de vie, c'est pouvoir sauver un enfant, ne pas être un spectateur passif et impuissant.

Je suis touchée de rédiger la préface de cet ouvrage. Enfin un guide original dans sa présentation, didactique, pédagogique avec des conduites à tenir pratiques et claires.

J'espère que cet ouvrage donnera envie à ses lecteurs de poursuivre leur apprentissage avec une formation pratique de secourisme car c'est ensemble que nous améliorerons la prise en charge de l'enfant et de son cortège de bobos.

Avoir un enfant, s'occuper de celui des autres est la plus belle aventure de la vie.

Tout aventurier a son guide, alors, cher lecteur, plongez-vous dans celui-ci et continuons notre métier : prendre soin des enfants.

Docteur Céline FARGES

Responsable du SMUR pédiatrique
Hôpital Necker enfants malades

SAMU de PARIS

Professeur Pierre Carli

Préface

Chers encadrants,

Votre rôle premier est d'éduquer et de soigner les enfants. Un des aspects essentiels des soins aux enfants est de maintenir un environnement sain et sécurisé. Être capable de prodiguer les premiers soins est une étape importante pour assurer un environnement sécurisé aux enfants dont vous vous occupez.

Au nom du Conseil des Directeurs de l'Académie Américaine de Pédiatrie, je suis heureux de présenter un programme pédagogique de qualité : « Premiers soins à l'enfant ». Ce programme passionnant est conçu expressément pour préparer les personnes encadrant des enfants à reconnaître la gravité des lésions et à réagir de manière adéquate face à un enfant blessé ou malade.

C'est la mission de l'Académie Américaine de Pédiatrie de parvenir à une santé physique, mentale et sociale optimale et au bien-être de tous les nourrissons, enfants, adolescents et jeunes adultes. Pour soutenir cette mission, le but du Comité de Pilotage du programme Premiers soins aux enfants est de proposer un programme de premiers soins destiné à renforcer et à augmenter les connaissances et les compétences des encadrants d'enfants. J'applaudis aux efforts des nombreuses personnes dévouées qui ont participé à l'élaboration de ce manuel.

Je voudrais aussi vous remercier personnellement pour votre dévouement aux enfants. Travailler ensemble peut vraiment faire la différence.

Avec mes salutations distinguées,

Errol R Alden, MD, FAAP

Directeur exécutif / directeur général

Académie Américaine de Pédiatrie

Note des traducteurs

Pour simplifier le texte, l'ensemble des personnes amenées à s'occuper d'enfants (parents, tuteur, responsables légaux, enseignants, soignants, auxiliaires de puériculture, assistantes maternelles, éducateurs, éducatrices, nounous, gardiennes, jeunes filles au pair, responsables de mouvements de jeunesse…) sont repris sous le terme « encadrants d'enfants » ou « encadrants ».

De même, l'ensemble des lieux d'accueil (maison, crèche, garderie, plaine de jeux, camp de vacances, école, centre aéré, jardin d'enfants…) sont repris sous le terme « lieux d'accueil ».

Sommaire

Aperçu des ressources

Premiers soins aux enfants à l'usage des encadrants d'enfants

L'Académie Américaine de Pédiatrie (AAP) est heureuse de vous offrir ce manuel de Premiers Soins à l'enfant, nouvel outil pour l'apprentissage des premiers soins aux enfants.

Ce manuel donnera aux personnes encadrant des enfants l'éducation et la confiance nécessaires pour s'occuper efficacement d'enfants. Ce manuel est interactif et va insister sur l'information essentielle et la développer.

Chaque chapitre est divisé en 3 parties :

- **Ce que vous devez savoir** (connaissances de base)
- **Ce que vous devez rechercher** (évaluation de la situation)
- **Ce que vous devez faire** (premiers soins)

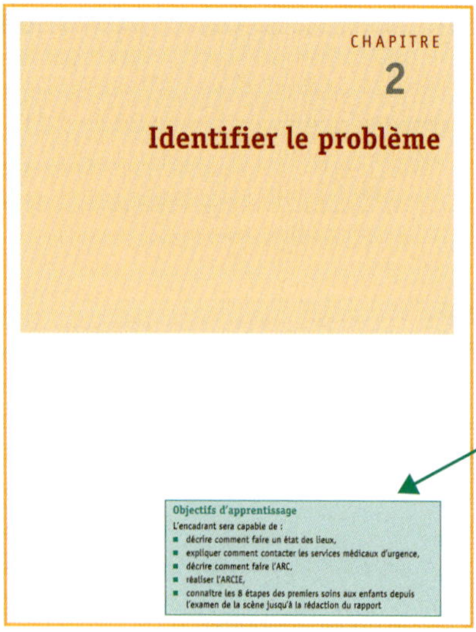
CHAPITRE

2

Identifier le problème

Objectifs d'apprentissage

L'encadrant sera capable de :

- décrire comment faire un état des lieux,
- expliquer comment contacter les services médicaux d'urgence,
- décrire comment faire l'ARC,
- réaliser l'ARCIE,
- connaître les 8 étapes des premiers soins aux enfants depuis l'examen de la scène jusqu'à la rédaction du rapport

Objectifs d'apprentissage

Les objectifs d'apprentissage se trouvent au début de chaque chapitre pour souligner les points essentiels à retenir.

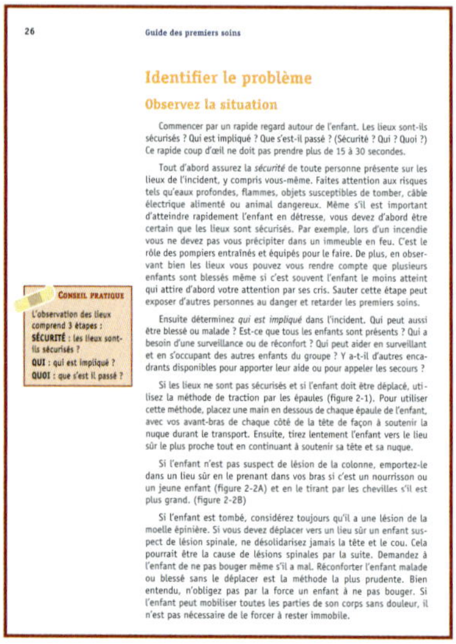
26 Guide des premiers soins

Identifier le problème

Observez la situation

Commencer par un rapide regard autour de l'enfant. Les lieux sont-ils sécurisés ? Qui est impliqué ? Que s'est-il passé ? (Sécurité ? Qui ? Quoi ?) Ce rapide coup d'œil ne doit pas prendre plus de 15 à 30 secondes.

Tout d'abord assurez la *sécurité* de toute personne présente sur les lieux de l'incident, y compris vous-même. Faites attention aux risques tels qu'eaux profondes, flammes, objets susceptibles de tomber, câble électrique alimenté ou animal dangereux. Même s'il est important d'atteindre rapidement l'enfant en détresse, vous devez d'abord être certain que les lieux sont sécurisés. Par exemple, lors d'un incendie vous ne devez pas vous précipiter dans un immeuble en feu. C'est le rôle des pompiers entraînés et équipés pour le faire. De plus, en observant bien les lieux vous pouvez vous rendre compte que plusieurs enfants sont blessés même si c'est souvent l'enfant le moins atteint qui attire d'abord votre attention par ses cris. Sauter cette étape peut exposer d'autres personnes au danger et retarder les premiers soins.

Conseil pratique

L'observation des lieux comprend 3 étapes :

SÉCURITÉ : les lieux sont-ils sécurisés ?

QUI : qui est impliqué ?

QUOI : que s'est il passé ?

Ensuite déterminez *qui est impliqué* dans l'incident. Qui peut aussi être blessé ou malade ? Est-ce que tous les enfants sont présents ? Qui a besoin d'une surveillance ou de réconfort ? Qui peut aider en surveillant et en s'occupant des autres enfants du groupe ? Y a-t-il d'autres encadrants disponibles pour apporter leur aide ou pour appeler les secours ?

Si les lieux ne sont pas sécurisés et si l'enfant doit être déplacé, utilisez la méthode de traction par les épaules (figure 2-1). Pour utiliser cette méthode, placez une main en dessous de chaque épaule de l'enfant, avec vos avant-bras de chaque côté de la tête de façon à soutenir la nuque durant le transport. Ensuite, tirez lentement l'enfant vers le lieu sûr le plus proche tout en continuant à soutenir sa tête et sa nuque.

Si l'enfant n'est pas suspect de lésion de la colonne, emportez-le dans un lieu sûr en le prenant dans vos bras si c'est un nourrisson ou un jeune enfant (figure 2-2A) et en le tirant par les chevilles s'il est plus grand. (figure 2-2B)

Si l'enfant est tombé, considérez toujours qu'il a une lésion de la moelle épinière. Si vous devez déplacer vers un lieu sûr un enfant suspect de lésion spinale, ne désolidarisez jamais la tête et le cou. Cela pourrait être la cause de lésions spinales par la suite. Demandez à l'enfant de ne pas bouger même s'il a mal. Réconforter l'enfant malade ou blessé sans le déplacer est la méthode la plus prudente. Bien entendu, n'obligez pas par la force un enfant à ne pas bouger. Si l'enfant peut mobiliser toutes les parties de son corps sans douleur, il n'est pas nécessaire de le forcer à rester immobile.

Conseil pratique

Ces conseils vous sont donnés par des experts.

Le saviez-vous ?
Cet encart vous permet une meilleure compréhension du sujet présenté.

88 Guide des premiers soins

LE SAVIEZ-VOUS ?

Accidents liés à la pratique sportive

Les enfants, dès 4 ans parfois, pratiquent des sports individuels ou collectifs. Chaque année, aux États-Unis, environ 4 millions d'enfants arrivent dans un service d'urgence hospitalier suite à un accident sportif et environ 8 millions d'autres sont traités pour ce genre de lésion.

Suivez ces quelques recommandations pour prévenir de telles blessures :

- Les entraîneurs doivent être formés et conscients des risques pour la santé de l'enfant si l'entraînement est trop intensif.
- Tous les entraîneurs, qu'ils soient volontaires ou rémunérés, doivent avoir des notions de secourisme.
- Les enfants doivent subir un examen médical complet et avoir un certificat d'aptitude au sport avant de pratiquer ce sport.
- Les enfants doivent être en possession de tout l'équipement nécessaire à leur sécurité. Ils doivent l'utiliser scrupuleusement et l'entretenir régulièrement. Cet équipement doit être adapté à leur taille et à leur âge.
- Les terrains de jeu ne doivent pas contenir d'objets dangereux.
- Tout entraînement sportif doit inclure une phase d'échauffement et une phase de décrassage.
- La douleur est un bon indicateur d'un problème, ne jamais dire à l'enfant qu'il doit continuer malgré sa douleur !

Adapté de « Sports and Injuries », The National Youth Sports Foundation for The Prevention of Athletic Injuries, Inc. (fondation nationale américaine des jeunes sportifs pour la prévention de lésions sportives)

Ce que vous devez rechercher

- Une perte de connaissance.
- L'enfant est incapable de marcher ou se plaint de crampes musculaires.
- Douleur dans la nuque ou dans le dos.
- Sensibilité, gonflement ou contusion localisée.
- Maux de tête : l'enfant se plaint d'une douleur irradiant vers les épaules.
- L'enfant est incapable de bouger les bras ou les jambes.
- Perte de mobilité : l'enfant ne veut plus bouger le cou.

Lésions aux yeux 195

Ce que vous devez faire

Premiers soins en cas de traumatisme pénétrant dans l'œil

1. Appelez les services médicaux d'urgence.

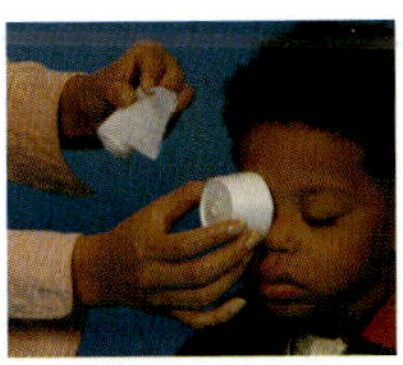

2. Les traumatismes pénétrants de l'œil sont souvent des lacérations, ou des plaies ouvertes de l'œil. Essayez de couvrir l'œil blessé avec une compresse oculaire, un gobelet en carton ou même avec un carton roulé en forme de cône. Si l'enfant refuse énergiquement de se laisser faire, n'insistez pas.

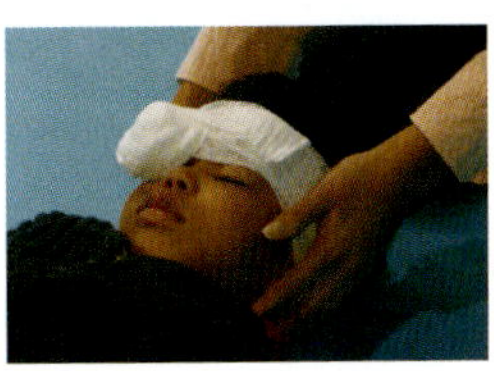

3. Gardez l'enfant aussi calme que possible. Il est préférable qu'il reste immobile à plat sur le dos mais ne le forcez pas à rester dans cette position s'il résiste. N'essayez jamais de retirer le corps étranger se trouvant dans l'œil de l'enfant, cela pourrait aggraver les lésions déjà présentes. Ne comprimez pas l'œil. N'y mettez aucun médicament ou collyre.

Premiers soins
Cet encart vous permet de visualiser les soins à donner de manière illustrée étape par étape.

Arbre décisionnel

Cet arbre décisionnel est destiné à faciliter le processus décisionnel et les premiers soins adéquats.

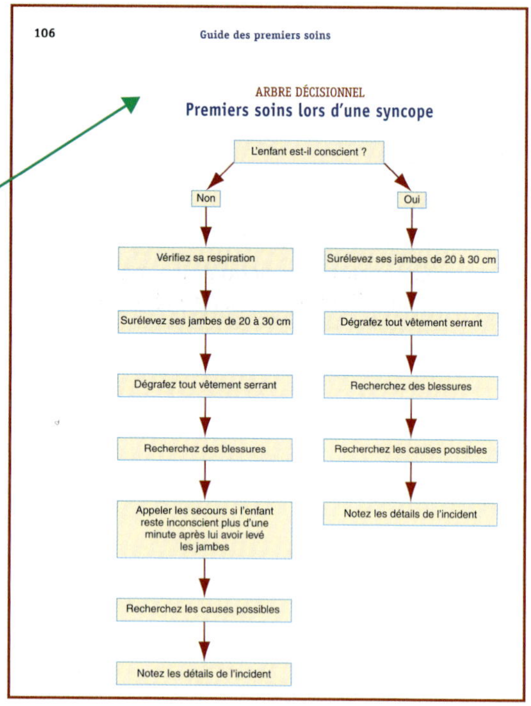

TESTEZ VOS CONNAISSANCES

Entourez la lettre correspondant à la bonne réponse.

1. Quelle proposition n'est pas correcte dans la prise en charge d'une syncope ?
   a. Surélevez les jambes de l'enfant à environ 30 cm du sol.
   b. Desserrez tout vêtement serrant.
   c. Appliquez un cold pack sur le visage de l'enfant.
   d. Recherchez des lésions.
2. Parmi les situations suivantes, laquelle n'entraîne pas de perte de connaissance ?
   a. Empoisonnement ou surdosage de médicaments.
   b. Retenir sa respiration.
   c. Position debout prolongée.
   d. Excès de nourriture.
3. Quelle est l'affirmation correcte à propos de commotion ?
   a. On ne peut pas dire qu'un enfant a une commotion s'il n'a pas perdu conscience au moins un instant.
   b. Une grosse bosse comme un œuf de pigeon après une chute est un signe de commotion probable.
   c. Les enfants qui ont beaucoup de sang dans les cheveux après une lésion de la tête ont probablement une commotion.
   d. La confusion et la perte de mémoire sont des symptômes de commotion après une chute.
4. Quel symptôme n'est pas typique d'une commotion ?
   a. Confusion.
   b. Amnésie d'évènements qui se sont passés après la lésion à la tête.
   c. Maux de tête, nausées et plusieurs épisodes de vomissements.
   d. Silence les premiers moments après une chute, suivi de pleurs.

Testez vos connaissances

Cette partie vous donne l'occasion de tester vos connaissances après chaque chapitre ; cela vous permettra d'identifier vos forces et vos lacunes.

CHAPITRE

1

Les premiers soins aux enfants

Objectifs d'apprentissage

L'encadrant sera capable de :

- définir les premiers soins aux enfants,
- connaître la notion d'assistance à personne en danger,
- connaître les 8 étapes systématiques des premiers soins aux enfants.

Les premiers soins aux enfants

Les encadrants d'enfants doivent savoir ce qu'il faut faire lorsqu'un enfant est blessé ou s'il devient subitement et gravement malade (figure 1-1). Ces personnes peuvent être les parents, les responsables légaux, des membres de la famille, les enseignants ou toute autre personne s'occupant d'enfants. **Les premiers soins** sont les gestes à poser devant un enfant subitement malade ou blessé jusqu'à l'arrivée d'un professionnel de la santé ou d'un parent ou représentant légal assumant la responsabilité des soins apportés à l'enfant. Les premiers soins ont pour but d'éviter d'aggraver la situation et ne remplacent pas un traitement médical adéquat. Après avoir donné les premiers soins à un enfant, en accord avec le parent ou le représentant légal de l'enfant et avec les professionnels de la santé, il faudra décider de la nécessité d'un traitement médical, et si oui, lequel.

La plupart des blessures qui nécessitent des premiers soins ne sont pas vitales. Habituellement les premiers soins sont simples et relèvent du bon sens. Cependant ils peuvent parfois sauver une vie.

Tous les encadrants devraient être formés aux premiers soins aux enfants (figure 1-2). Beaucoup pensent que les premiers soins se résument à la réanimation cardio-pulmonaire (RCP), c'est faux ! La formation à la RCP ne sert qu'à prendre en charge une personne dont le cœur ne bat plus ou qui ne respire plus. Cela ne comprend pas la prise en charge des blessures ou des maladies qui nécessitent des premiers soins. Par exemple, cela n'apprend pas aux encadrants ce qu'il faut faire quand un enfant tombe et se blesse au genou.

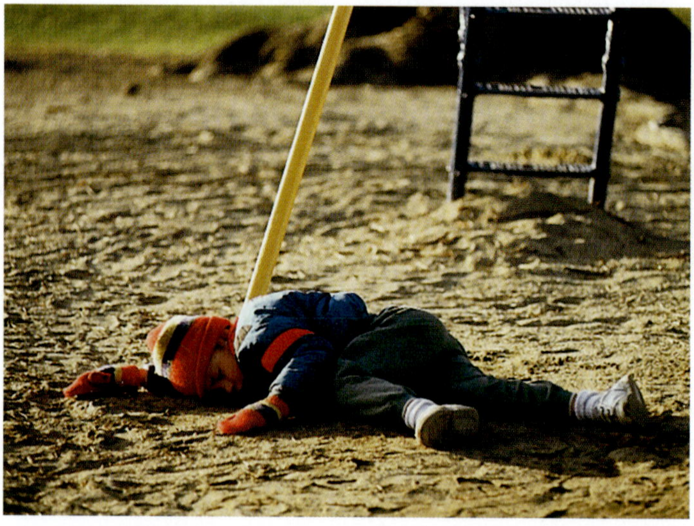

Figure 1.1
Les encadrants d'enfants doivent savoir ce qu'il faut faire lorsqu'un enfant est blessé ou s'il devient subitement et gravement malade.

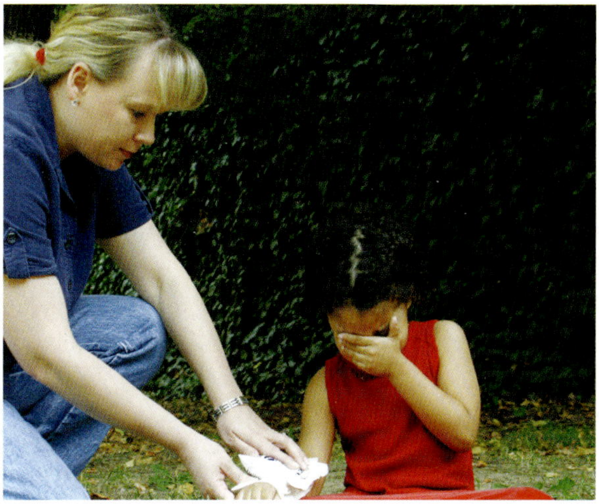

Figure 1.2
Tous les encadrants d'enfants devraient être formés aux premiers soins aux enfants.

La RCP est rarement nécessaire chez l'enfant. Chez un enfant en bonne santé, le cœur continue de battre à moins qu'il ne cesse de respirer. Si la respiration s'arrête, suite à une asphyxie, une noyade ou une malformation cardiaque, le cœur finira par s'arrêter de battre. C'est pour cela que tous les encadrants d'enfants doivent être formés à la gestion d'une obstruction des voies aériennes et à la respiration artificielle. Ceux qui s'occupent d'un enfant atteint d'une malformation cardiaque ou qui supervisent de la natation ou des activités nautiques, devraient être capables de pratiquer la RCP.

Les encadrants d'enfants devraient pouvoir fournir la même qualité de soins que tout profane formé aux premiers soins. Ils devraient également être capables d'appeler les secours adéquats en formant le 112 dans toute l'Europe ou le 911 au Québec. Si votre lieu de travail ou de vie se trouve dans un endroit retiré ou si vous participez à des activités dans des endroits retirés, alors vous pouvez avoir besoin d'une formation plus poussée.

Les encadrants doivent porter assistance aux enfants dont ils ont la garde. La responsabilité civile de tout individu est engagée dès qu'une personne est en danger dans son entourage immédiat. Si une personne refuse de porter secours ou à défaut d'appeler les secours adéquats, elle pourrait être accusée de non-assistance à personne en danger et être poursuivie en justice.

Le saviez-vous ?

Situations nécessitant une formation des encadrants à la RCP :

- supervision de natation et d'activités nautiques
- encadrement d'enfants présentant une malformation cardiaque

Comment apprendre les premiers soins aux enfants ?

Ce livre est le manuel de l'étudiant du cours organisé par l'AAP « Premiers soins aux enfants pour encadrants et enseignants ». Il traite des blessures et des maladies nécessitant des premiers soins. Ce manuel est une référence pendant et après le cours. Il est organisé de façon à ce que chaque chapitre comprenne ces différentes parties :

Objectifs d'apprentissage : les acquis que posséderont les encadrants après avoir achevé leur formation avec succès.

Introduction : un descriptif du chapitre.

Ce que vous devez savoir : les informations de base concernant chaque chapitre.

Ce que vous devez rechercher : les signes et symptômes que les encadrants doivent connaître pour soigner un enfant présentant une maladie ou une blessure particulière.

Ce que vous devez faire : un rappel des 8 étapes systématiques des premiers soins aux enfants pour répondre à chaque situation nécessitant des premiers soins, suivi des instructions spécifiques pour les soins.

Arbre décisionnel : instructions étape par étape.

Testez vos connaissances : questions à choix multiples à la fin de chaque chapitre pour vous aider à tester vos connaissances sur le sujet.

Vous verrez que les mots-clés sont en **caractères gras** pour vous aider à les repérer plus facilement. De plus, chaque sujet contient des informations complémentaires mises en évidence dans des cadres. Ceux-ci peuvent contenir des conseils de premiers soins, des informations intéressantes, un rappel des points essentiels de la discussion ou l'endroit où vous pouvez trouver plus d'informations et d'illustrations.

Comme mentionné plus haut, chaque sujet mettra en évidence les 8 étapes systématiques à respecter lors des premiers soins aux enfants. Ces étapes seront développées plus loin et seront décrites en détail au chapitre 2 (*Identifier le problème*).

Les 8 étapes systématiques des premiers soins aux enfants

1 Observez la situation

Prenez un bref moment pour vérifier que les lieux sont sécurisés, pour identifier le problème et pour déterminer ce qui s'est passé.

2 Évaluez à l'aide de l'ARC sans les mains

En approchant de l'enfant, évaluez à l'aide de l'ARC (aspect, respiration, circulation) si vous devez appeler les secours d'urgence. Cela doit vous prendre 15 à 30 secondes maximum.

3 Assurez la surveillance

Assurez-vous immédiatement que tout autre enfant proche du lieu de l'incident est correctement encadré par un autre adulte.

4 Évaluez à l'aide de l'ARCIE avec les mains

Évaluez à l'aide de l'ARCIE (aspect, respiration, circulation, incapacité, etc.) si vous devez appeler les secours et quels sont les premiers soins adéquats.

5 Donnez les premiers soins

Donnez les premiers soins au blessé ou au malade.

6 Prévenez

Dès que possible, prévenez les parents de l'enfant ou son responsable légal.

7 Communiquez

Dès que possible, rassurez l'enfant et expliquez-lui ce que vous faites ainsi que les suites probables de sa prise en charge.

Rassurez aussi les autres enfants témoins de l'incident et expliquez-leur la situation et les premiers soins prodigués.

8 Rédigez un rapport

Remplissez un constat d'accident le cas échéant.

TESTEZ VOS CONNAISSANCES

Entourez la lettre correspondant à la bonne réponse.

1. Les premiers soins aux enfants :
   a. Consistent à traiter la douleur et assurer la guérison après une blessure ou une situation menaçant la vie.
   b. Comprennent les soins immédiats donnés à un enfant blessé ou subitement malade.
   c. Ne se pratiquent que si le(s) parent(s) de l'enfant ou son responsable légal ne peuvent venir rapidement.
   d. C'est la réanimation cardio-pulmonaire.
2. La loi sur la non-assistance à personne en danger :
   a. Met à l'abri de poursuites judiciaires toute personne prodiguant des premiers soins.
   b. S'applique de la même façon aux profanes, médecins et infirmières qui ne s'arrêtent pas sur les lieux d'un accident pour prodiguer les premiers soins.
   c. Varie selon les pays mais protège généralement de suites judiciaires toute personne ayant fait ce qu'elle pouvait.
   d. Exige que toute personne, témoin d'un accident, s'arrête et offre son aide.
3. L'apprentissage de la réanimation cardio-pulmonaire pédiatrique est nécessaire :
   a. Pour tout encadrant d'enfants en bas âge.
   b. Pour tout encadrant d'enfants.
   c. Pour tout encadrant d'enfants épileptiques.
   d. Pour tout encadrant s'occupant de natation et d'activités nautiques ou prenant en charge des enfants ayant une malformation cardiaque.
4. Lequel de ces items n'est pas une des 8 étapes des premiers soins aux enfants ?
   a. Prenez un bref moment pour vérifier que les lieux sont sécurisés, pour identifier le problème et pour déterminer ce qui ce passe.
   b. Déplacez l'enfant dans un endroit confortable.
   c. Évaluez à l'aide de l'ARC (aspect, respiration, circulation) si des secours d'urgence doivent être appelés.
   d. Assurez-vous que tout autre enfant près de la scène est correctement encadré par un autre adulte.

DÉFINITIONS

Premiers soins

Les premiers soins donnés à un enfant blessé ou subitement malade jusqu'à ce qu'un parent, un responsable légal ou un professionnel de la santé en assure la responsabilité.

Loi de non-assistance à personne en danger

Loi qui engage la responsabilité pénale d'un individu qui n'interviendrait pas face à une personne courant un danger.

CHAPITRE

2

Identifier le problème

Objectifs d'apprentissage

L'encadrant sera capable de :

- décrire comment faire un état des lieux,
- expliquer comment contacter les services médicaux d'urgence,
- décrire comment faire l'ARC,
- réaliser l'ARCIE,
- connaître les 8 étapes des premiers soins aux enfants depuis l'examen de la scène jusqu'à la rédaction du rapport.

Introduction

Un garçon de 3 ans tombe d'un toboggan et est étendu sur le sol, il pleure. Une petite fille de 18 mois s'approche des produits de nettoyage et se met à vomir. Un nourrisson de 3 mois a 39° de fièvre et paraît pâle. Pour identifier le problème avec chaque enfant, l'encadrant doit être calme et méthodique. De cette façon il inspirera confiance à l'enfant blessé ainsi qu'à tout autre enfant témoin de la scène.

Ce que vous devez savoir

Avant qu'une situation d'urgence se produise, tout encadrant d'enfants doit être capable de contacter les **services médicaux d'urgence**. Ces services peuvent donner les soins médicaux d'urgence à un enfant blessé ou malade et le transporter rapidement dans un milieu hospitalier adéquat. En Europe le numéro d'appel d'urgence est le 112 pour tous les pays ; au Québec c'est le 911. Dans certains endroits d'autres possibilités existent. Trouvez comment appeler les services médicaux d'urgence avant qu'une urgence survienne. Leur numéro de téléphone devrait être affiché près de chaque poste téléphonique de l'endroit où vous travaillez, avec l'adresse complète de cet endroit.

En Belgique :	100	
En France :	Samu = 15	
	Pompiers = 18	*Numéro d'appel européen : 112*
En Suisse :	Secours médicaux = 144	
	Pompiers = 118	
Au Canada :	911	

Dès que vous êtes en communication avec les services médicaux d'urgence, donnez-leur l'adresse de l'endroit où vous êtes et expliquez-leur ce qui se passe, combien d'enfants sont impliqués et quels soins ont déjà été prodigués. Restez en ligne et écoutez bien leurs instructions. Veillez à leur expliquer précisément où vous vous trouvez avec l'enfant (le local précis dans le bâtiment, l'endroit exact à l'extérieur). Ne raccrochez pas le téléphone avant que le centraliste vous ait dit de le faire.

Certains programmes éducatifs trouvent utile d'afficher une liste de points à signaler au centraliste : la rue exacte, la manière la plus facile de rentrer dans les bâtiments. Dans une situation d'urgence, il est parfois difficile de se souvenir d'informations simples.

Il est aussi important que, lors de voyages ou d'activités à l'extérieur, l'encadrant d'enfants ait un accès facile à un téléphone, sache comment contacter les services médicaux d'urgence et comment décrire l'endroit exact où se trouve l'enfant blessé ou malade.

Il est aussi important d'avoir des trousses de secours réparties dans tout le bâtiment, ainsi qu'une liste des numéros de téléphone utiles : centre anti-poisons, hôpital le plus proche et informations actualisées pour contacter les parents ou le responsable légal de chaque enfant. Cette liste doit toujours être facilement accessible.

Chaque encadrant d'enfants doit connaître les besoins médicaux particuliers des enfants dont il a la charge. Ceci comprend les allergies alimentaires et médicamenteuses et les maladies pouvant compliquer les premiers soins comme un diabète ou de l'asthme. Les parents ou les responsables légaux doivent donner l'autorisation d'informer les personnes qui vont s'occuper de leur enfant sur ses besoins particuliers pour que celles-ci soit au courant des situations particulières.

Pour chaque enfant, y compris pour ceux qui ont des problèmes particuliers, un **formulaire d'informations en cas d'urgence** devrait rester à la maison ainsi que dans le dossier de l'école et des lieux d'activités que fréquente l'enfant. Ce formulaire sert à informer les services médicaux d'urgence qui ne connaissent pas les antécédents de l'enfant. Il doit être rempli par les parents de l'enfant ou par son responsable légal avec l'aide d'un professionnel de la santé. Sur ce formulaire doivent figurer les antécédents médicaux et chirurgicaux de l'enfant, ses allergies, son traitement habituel et un traitement initial préconisé en cas de problème.

En plus de ce formulaire chaque lieu d'accueil devrait prévoir un plan particulier de soins pour tout enfant. Ce plan doit expliquer comment prendre soin de cet enfant dans les situations d'urgence le concernant ou concernant le groupe, comme la nécessité d'évacuer les lieux. Ces plans doivent être élaborés avec les encadrants des enfants, les enseignants, les parents ou le responsable légal et les professionnels de la santé.

CONSEIL PRATIQUE

En tant qu'encadrant d'enfants, vous devez garder votre calme et réfléchir avant d'agir. Manipulez toujours un enfant blessé ou malade avec douceur et évitez-lui tout mouvement inutile qui pourrait aggraver la situation.

Ce que vous devez rechercher

Certaines situations justifient l'appel des services médicaux d'urgence alors que d'autres requièrent des soins rapides d'un médecin. En cas de doute, appelez toujours le 112 en Europe, le 911 au Québec. Même si certaines situations nécessitent clairement des soins immédiats, votre instinct est aussi un bon indicateur. Regardez les tableaux 2-1 et 2-2 afin d'identifier les situations nécessitant l'appel des services médicaux d'urgence et d'autres nécessitant l'appel d'un médecin.

LE SAVIEZ-VOUS ?

La plupart des services médicaux d'urgence sont capables d'identifier automatiquement l'endroit de l'appel. Par contre, les appels provenant de téléphones mobiles ne sont pas toujours identifiés, donc si vous appelez avec un téléphone portable, expliquez toujours l'endroit où vous vous trouvez.

Tableau 2-1

Quand appeler les services médicaux d'urgence

Appelez immédiatement les services médicaux d'urgence (112 en Europe, 911 au Québec) :

- chaque fois que vous pensez que l'enfant nécessite des soins immédiats ;
- en cas d'état fébrile avec un ARC anormal (aspect, respiration, circulation) ;
- si plusieurs enfants sont gravement malades ou blessés en même temps ;
- devant un enfant avec un comportement anormal, somnolent ou plus renfermé ;
- si l'enfant présente des difficultés respiratoires l'empêchant de parler ;
- si sa peau ou ses lèvres sont bleues, mauves ou grises ;
- devant des mouvements incoordonnés des bras et des jambes avec perte de conscience (convulsions) ;
- en cas d'inconscience ;
- en cas de diminution de la conscience ;
- après une blessure à la tête, si vous observez une diminution de l'état de conscience, de la confusion, des céphalées, des vomissements, de l'irritabilité, des troubles de la marche ;
- quand l'enfant présente une douleur intense ou de plus en plus importante, quel que soit l'endroit du corps ;
- devant une plaie ou une brûlure large, profonde, qui n'arrête pas de saigner ;
- quand l'enfant vomit du sang ;
- quand l'enfant présente des céphalées, une raideur de nuque et de la fièvre ;
- quand l'enfant est gravement déshydraté : yeux enfoncés, plus de larmes ni d'urine, léthargique ;
- quand l'enfant présente une éruption cutanée rouge ou pourpre s'étendant rapidement ;
- devant une grande quantité de sang dans les selles ;
- devant des lésions dues au temps chaud ou froid (gelures, coup de chaleur).

Après avoir appelé les services médicaux d'urgence, prévenez également les parents ou le responsable légal de l'enfant.

Tableau 2-2

Situations nécessitant l'appel d'un médecin

Situations qui ne nécessitent pas de transport à l'hôpital mais uniquement la présence d'un médecin :

- enfant de n'importe quel âge qui a de la fièvre mais ne paraît pas très malade ;
- température supérieure à 38,5°C chez un enfant de moins de 60 jours (2 mois) ;
- enfant, quel que soit l'âge, qui paraît ou qui est souffrant ;
- diarrhée ou vomissements importants ;
- plaie importante nécessitant une suture (plaie dont les bords ne se rapprochent pas après désinfection) ;
- toute morsure animale ayant traversé la peau ;
- toute morsure venimeuse ou piqûre avec rougeur cutanée étendue ou avec gonflement ou accompagnée d'un malaise général ;
- toute situation spécifiée dans le dossier de l'enfant qui nécessite de prévenir les parents.

Identifier le problème

Observez la situation

Commencer par un rapide regard autour de l'enfant. Les lieux sont-ils sécurisés ? Qui est impliqué ? Que s'est-il passé ? (Sécurité ? Qui ? Quoi ?) Ce rapide coup d'œil ne doit pas prendre plus de 15 à 30 secondes.

Tout d'abord assurez la *sécurité* de toute personne présente sur les lieux de l'incident, y compris vous-même. Faites attention aux risques tels qu'eaux profondes, flammes, objets susceptibles de tomber, câble électrique alimenté ou animal dangereux. Même s'il est important d'atteindre rapidement l'enfant en détresse, vous devez d'abord être certain que les lieux sont sécurisés. Par exemple, lors d'un incendie vous ne devez pas vous précipiter dans un immeuble en feu. C'est le rôle des pompiers entraînés et équipés pour le faire. De plus, en observant bien les lieux vous pouvez vous rendre compte que plusieurs enfants sont blessés même si c'est souvent l'enfant le moins atteint qui attire d'abord votre attention par ses cris. Sauter cette étape peut exposer d'autres personnes au danger et retarder les premiers soins.

Conseil pratique

L'observation des lieux comprend 3 étapes :

SÉCURITÉ : les lieux sont-ils sécurisés ?

QUI : qui est impliqué ?

QUOI : que s'est-il passé ?

Ensuite déterminez *qui est impliqué* dans l'incident. Qui peut aussi être blessé ou malade ? Est-ce que tous les enfants sont présents ? Qui a besoin d'une surveillance ou de réconfort ? Qui peut aider en surveillant et en s'occupant des autres enfants du groupe ? Y a-t-il d'autres encadrants disponibles pour apporter leur aide ou pour appeler les secours ?

Si les lieux ne sont pas sécurisés et si l'enfant doit être déplacé, utilisez la méthode de traction par les épaules (figure 2-1). Pour utiliser cette méthode, placez une main en dessous de chaque épaule de l'enfant, avec vos avant-bras de chaque côté de la tête de façon à soutenir la nuque durant le transport. Ensuite, tirez lentement l'enfant vers le lieu sûr le plus proche tout en continuant à soutenir sa tête et sa nuque.

Si l'enfant n'est pas suspect de lésion de la colonne, emportez-le dans un lieu sûr en le prenant dans vos bras si c'est un nourrisson ou un jeune enfant (figure 2-2A) et en le tirant par les chevilles s'il est plus grand (figure 2-2B).

Si l'enfant est tombé, considérez toujours qu'il a une lésion de la moelle épinière. Si vous devez déplacer vers un lieu sûr un enfant suspect de lésion spinale, ne désolidarisez jamais la tête et le cou. Cela pourrait être la cause de lésions spinales par la suite. Demandez à l'enfant de ne pas bouger même s'il a mal. Réconforter l'enfant malade ou blessé sans le déplacer est la méthode la plus prudente. Bien entendu, n'obligez pas par la force un enfant à ne pas bouger. Si l'enfant peut mobiliser toutes les parties de son corps sans douleur, il n'est pas nécessaire de le forcer à rester immobile.

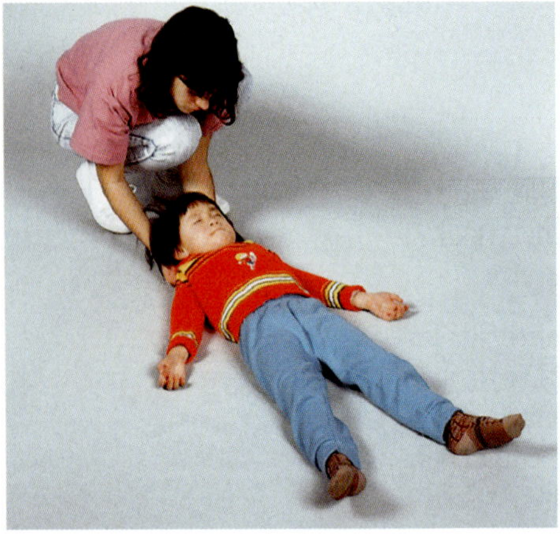

Figure 2.1
Traction par les épaules.

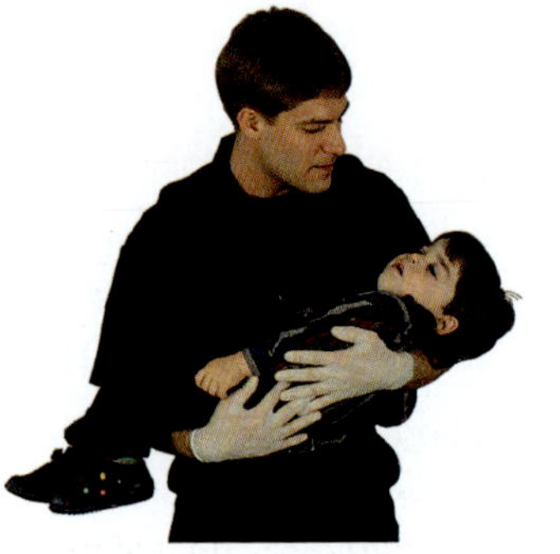

Figure 2-2 A
Portage en berceau. (© Courtesy of AAOS)

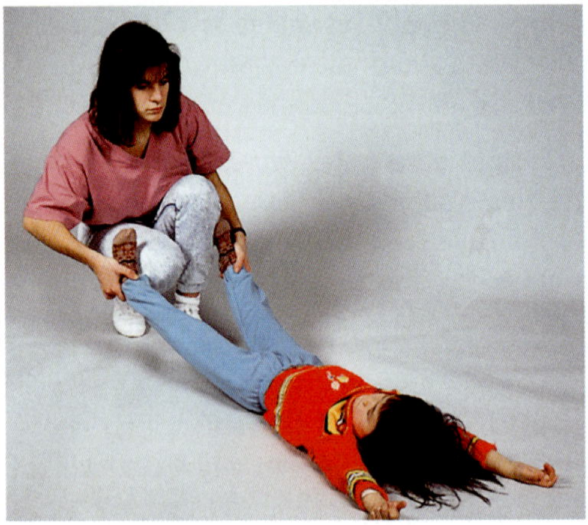

Figure 2-2 B
Traction par les chevilles.

> **CONSEIL PRATIQUE**
>
> Évaluation à l'aide de l'ARC sans les mains
>
> **A**spect
>
> **R**espiration (comment l'enfant respire-t-il ?)
>
> **C**irculation (fonction de la coloration de la peau)

Troisièmement, trouvez ce qui s'est passé. Identifiez les causes possibles et les circonstances de la blessure ou de la maladie. Est-ce que l'enfant est tombé ? Si oui, de quelle hauteur ? Est-ce que l'enfant s'est étouffé avec un petit jouet ? Que fait ce chien errant près d'un enfant en train de saigner ? Est-ce que deux enfants se sont télescopés ? Après avoir réalisé cette observation en trois points, vous serez capable d'assurer les premiers soins avec sécurité et efficacité.

Évaluez à l'aide de l'ARC sans les mains

Tout de suite après l'observation de la scène, examinez l'enfant en faisant ce qu'on appelle l'**ARC sans les mains** : **A**spect, **R**espiration et **C**irculation (en fonction de la coloration de la peau) afin de déterminer s'il est nécessaire d'appeler les secours. Vous faites l'ARC en vous approchant de l'enfant blessé ou malade et avant de commencer à le soigner. C'est votre première chance de voir et d'entendre l'enfant. Cet ARC ne doit pas vous prendre plus de 30 secondes.

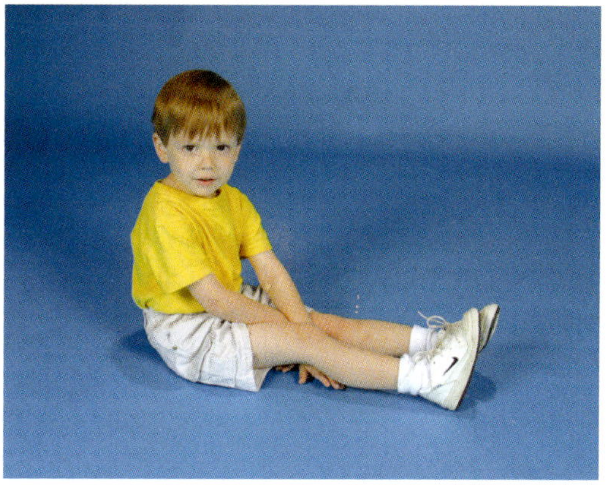

Figure 2.3
Aspect.

L'idée de voir et entendre l'enfant sans le toucher va à l'encontre de votre désir naturel de le toucher immédiatement et de faire quelque chose pour cet enfant. Cependant, sauter cette étape peut entraîner une évaluation et une prise en charge erronée du problème de l'enfant.

Utilisez les informations de l'ARC sans les mains pour déterminer la gravité de la situation et ce que vous allez faire en premier. L'enfant est-il gravement blessé ? Quel semble être le problème principal ? Utilisez l'ARC sans les mains pour décider d'abord et agir ensuite.

CONSEIL PRATIQUE

'A' sans les mains :
Aspect
Conscience
Mouvements
Contact visuel

Avec de l'entraînement l'ARC peut devenir un automatisme. Vous pouvez vous entraîner à réaliser cette évaluation en regardant et en écoutant un enfant en bonne santé. Par exemple, chez un enfant en bonne santé vous pouvez observer qu'il est actif et éveillé, qu'il ne fait pas d'effort pour respirer, que la couleur de sa peau paraît normale. Comparez cela à un enfant pâle qui a des difficultés à respirer.

Si l'ARC sans les mains vous indique que les services médicaux d'urgence sont nécessaires, demandez si possible à une personne présente sur les lieux de les appeler. Si ce n'est pas possible, et qu'il y a urgence respiratoire, suivez les instructions données dans le chapitre *Difficultés respiratoires*. Donnez les informations adéquates au centraliste des services médicaux d'urgence et restez en ligne tant que celui-ci ne vous dit pas de raccrocher.

Restez calme quand vous regardez et écoutez l'enfant afin de déterminer le degré d'urgence du problème de l'enfant. Rappelez-vous que le but de l'ARC est de décider d'appeler les secours immédiatement ou de commencer à donner des soins.

'A' dans ARC signifie *aspect* (figure 2-3). L'aspect de l'enfant malade ou blessé est la première observation et la plus importante. L'enfant qui a un aspect anormal nécessite probablement des **soins urgents** et l'appel des services médicaux d'urgence s'impose. Les situations vitales imposent toujours l'appel des services médicaux d'urgence.

CONSEIL PRATIQUE

'R' sans les mains
Respiration :
Bruits anormaux ou position anormale
Battement des ailes du nez

L'aspect reflète le fonctionnement du cerveau. La façon dont l'enfant interagit avec son environnement est un indice essentiel. Observez le niveau d'éveil, les mouvements et le contact visuel de l'enfant malade ou blessé. L'enfant est-il actif, a-t-il une force et des mouvements normaux ou bien est-il mou et sans mouvements ? Observez si l'enfant semble réagir si quelqu'un vient vous aider ou si un autre responsable s'approche. Avez-vous un contact visuel avec l'enfant ou a-t-il un regard fixe dans le vide ?

Conseil pratique

'**C**' sans les mains :

Circulation

Peau blanche ou pâle

Cyanose (peau bleutée)

Marbrures (peau violacée, marbrée)

Peau anormalement rosée

'R' signifie *respiration*. L'enfant qui respire difficilement nécessite probablement des soins urgents et vous devez appeler les services médicaux d'urgence. Évaluer la respiration se fait en cherchant à entendre des bruits respiratoires anormaux, à observer une position anormale pour respirer et des signes d'effort pour respirer.

Entendez-vous à chaque respiration de l'enfant des ronflements, des grognements, des sifflements ou des gargouillis ? Est-ce que ses pleurs ou sa voix sont faibles, rauques ou étouffés ? Est-ce qu'un enfant plus âgé peut dire plus de quelques mots avant de reprendre sa respiration ? Paraît-il anxieux ou effrayé par sa difficulté respiratoire ? Est-ce qu'il suffoque ?

L'enfant qui a une respiration anormale se sentira souvent moins bien couché, et plus à l'aise en position semi-assise. Un enfant qui est assis en position de « **reniflement** », tête levée, penché en avant, ou qui est assis droit et qui se penche en avant en faisant des mouvements respiratoires profonds peut être en difficulté respiratoire. Le **battement des ailes du nez** est aussi un signe de difficultés respiratoires.

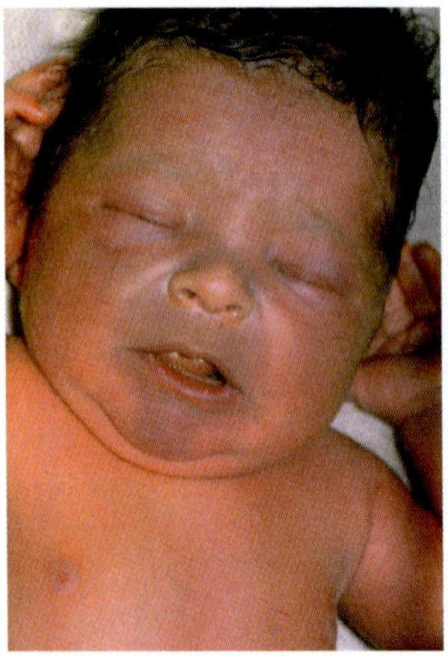

Figure 2.4
Cyanose (© St. Bartholomew's Hospital, Longon/Photo Researchers, Inc.)

'C' signifie *circulation*. En regardant l'enfant on peut observer si la coloration de sa peau est inhabituelle. Une coloration de la peau anormale témoigne d'un problème de circulation. Si c'est le cas il faut appeler les services médicaux d'urgence.

Une peau anormalement claire, pâle ou bleue (**cyanose**) signale toujours un trouble circulatoire (figure 2-4). Quand un jeune enfant a froid, sa peau a un aspect marbré et violacé. Cela s'appelle des **marbrures.** Un nourrisson qui a froid peut aussi avoir les mains et les pieds bleuâtres. Même si une peau pâle, marbrée et cyanosée (surtout les mains et les pieds) peut s'observer chez un enfant exposé au froid, cela doit s'améliorer au fur et à mesure qu'il est réchauffé. C'est anormal qu'un enfant dont la température est normale présente ces signes. Un enfant dont la peau est anormalement rose peut avoir trop chaud ou présenter une éruption cutanée.

Assurez la surveillance

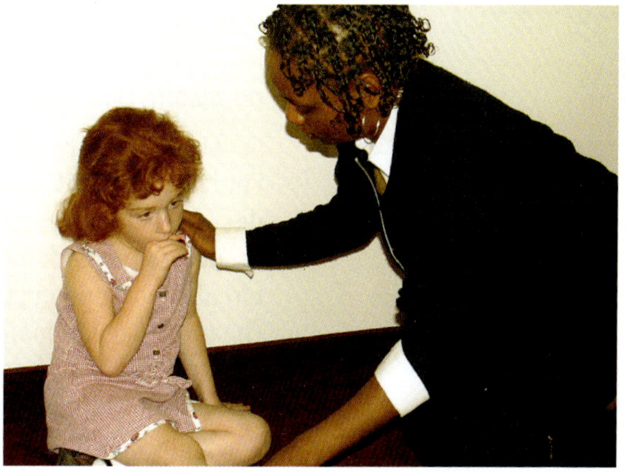

Figure 2.5
ARCIE avec les mains.

Si vous êtes encadrant de plusieurs enfants, vous devez assurer la surveillance des autres enfants avant de vous focaliser sur l'enfant blessé ou malade. Les autres enfants doivent rester en sécurité. Si d'autres encadrants sont présents, demandez à l'un d'entre eux de surveiller les autres enfants et si possible de les éloigner du lieu de l'incident. Cela limitera leur implication et les empêchera de voir trop de détails. Si vous êtes seul, demandez aux enfants de s'éloigner. Vous pouvez leur demander de s'asseoir en cercle. Vous pouvez leur expliquer que vous vous occupez de l'enfant blessé et que vous avez besoin d'eux pour que leur ami aille mieux. Vous pouvez leur demander de chanter, de lire ou de faire une activité calme qui vous demande un minimum d'implication.

Évaluez à l'aide de l'ARCIE avec les mains

Si avec l'ARC sans les mains vous avez identifié une maladie ou une blessure extrêmement grave, qui représente un risque vital pour l'enfant, veillez à appeler ou à faire appeler immédiatement les services médicaux d'urgence. Si l'enfant semble présenter une maladie ou une blessure qui n'exige pas de soins urgents, vous pouvez commencer à évaluer et gérer le problème grâce aux premiers soins. La pratique de l'ARCIE avec les mains va vous guider.

L'ARCIE avec les mains est un bilan plus précis que l'ARC sans les mains, auquel s'ajoutent le 'I' (incapacité) qui va évaluer l'autonomie de l'enfant, et le 'E' (etc., ou tout autre problème) qui va vous permettre d'examiner l'enfant de la tête aux pieds pour détecter tout autre problème. L'ARCIE prolonge votre bilan initial, une fois que vous êtes près de l'enfant et que vous pouvez l'examiner. Si durant l'ARCIE vous vous rendez compte que l'enfant nécessite des soins urgents, appelez immédiatement les services médicaux d'urgence.

Dans l'ARCIE avec les mains, 'A' représente un examen détaillé de *l'aspect* de l'enfant. Est-ce qu'il réagit au toucher ou à une stimulation douce ? Son comportement est-il normal compte tenu des circonstances ? Est-il éveillé et réagit-il normalement ? L'enfant qui présente un aspect anormal peut nécessiter des soins urgents.

Le 'R' est un examen détaillé de la respiration. Si l'enfant présente des difficultés respiratoires à l'ARC, appelez tout de suite les services médicaux d'urgence. Si des soins urgents ne sont pas nécessaires, poursuivez votre examen à la recherche d'autres signes de difficultés respiratoires. Recherchez également une position anormale, un rythme respiratoire anormal et des bruits respiratoires anormaux. Si l'enfant ne respire pas, voyez le chapitre 3, *Difficultés respiratoires*.

Le 'C' signifie *circulation*, examen de la coloration cutanée de l'enfant. Réchauffez doucement l'enfant qui a froid en le couvrant avec des vêtements ou une couverture, et vérifiez si la couleur de ses mains ou de ses pieds s'améliore. Si l'enfant saigne, continuez à surveiller la circulation pendant que vous donnez les premiers soins. Des marbrures (peau violacée, marbrée) et une cyanose (peau bleue) nécessitent l'intervention des services médicaux d'urgence. Les autres signes d'une circulation déficiente sont la respiration, la toux et le mouvement. Si ces signes sont absents, appelez les secours et pratiquez la RCP (réanimation cardio-pulmonaire) si vous êtes formé.

'I' signifie *incapacité* dans l'ARCIE et comprend l'examen de la mobilité de l'enfant blessé ou malade. L'enfant est-il assis, debout et bouge-t-il normalement ses quatre membres ? Est-ce qu'il serre votre main, bouge les orteils, les doigts, les pieds, les mains, la tête et le tronc sans aucune douleur (figure 2-5) ? Ne mobilisez pas un membre de l'enfant contre sa volonté mais touchez-le doucement afin de voir si les mouvements semblent normaux.

Enfin dans l'ARCIE il reste le 'E' qui signifie *etc.* ou tout autre problème. Examinez l'enfant de la tête aux pieds. Si l'enfant malade ou blessé peut parler, demandez-lui s'il a mal et faites-lui montrer l'endroit. Vous devrez peut-être soulever ses vêtements pour regarder et palper doucement la zone sensible. Est-ce que l'enfant fébrile a maintenant une éruption cutanée ? Est-ce que sa peau est rouge ou y a-t-il des ampoules suite à la projection d'eau bouillante ?

Donnez les premiers soins

Cette étape est propre à chaque maladie et à chaque blessure. Votre évaluation sans les mains et avec les mains vous permettra de déterminer quels sont les premiers soins que vous devez donner à l'enfant malade ou blessé. Les premiers soins conseillés pour différentes lésions se trouvent dans les différents chapitres de ce livre.

Prévenez

Cette étape est essentielle si le secouriste n'est ni parent ni responsable légal de l'enfant. Même si vous n'avez pas appelé les services médicaux d'urgence, vous devez prévenir les parents ou le responsable légal de l'enfant dès que possible. Parfois vous pourrez déléguer cette tâche si vous êtes occupé à soigner l'enfant. Utilisez les numéros de téléphone donnés par les parents en cas d'urgence. Même si l'encadrant de l'enfant juge qu'une consultation médicale n'est pas nécessaire, le parent ou le responsable légal doit avoir la possibilité d'évaluer la situation et de prendre la décision finale.

Restez calme quand vous prévenez les parents ou le responsable légal. Expliquez ce qui est arrivé à l'enfant. Si un autre enfant est impliqué, ne donnez pas son identité. Si les secours d'urgence sont intervenus et que l'enfant a été transporté en milieu hospitalier, dites aux parents où l'enfant se trouve afin qu'ils puissent s'y rendre le plus rapidement possible. Expliquez aux parents ou au responsable légal les premiers soins donnés sur place, par qui et qui est actuellement auprès de l'enfant.

CONSEIL PRATIQUE

Si l'enfant a reçu un médicament sur place, notez-le dans le rapport, avec les détails de l'administration, y compris les symptômes de l'enfant, l'heure à laquelle le médicament a été donné, le dosage du médicament, qui l'a donné et le résultat de la prise du médicament. Cette information doit être partagée avec les parents ou le responsable légal de l'enfant.

Communiquez

Après avoir répondu aux besoins de l'enfant malade ou blessé et prévenu toutes les personnes utiles, vous devez rassurer et informer l'enfant qui vient de recevoir les premiers soins ainsi que les autres enfants témoins de l'incident et des premiers soins donnés. Cette tâche doit être réalisée par des personnes qui connaissent bien les enfants. L'information donnée et le réconfort doivent être adaptés à l'âge des enfants du groupe, à leur tempérament et à leurs réactions.

Avec de jeunes enfants il faudra utiliser une voix douce et rassurante. Vous pouvez dire par exemple « Johnny s'est blessé mais il ira vite mieux ». Reprenez le plus rapidement possible les activités habituelles.

Avec des enfants plus grands, un encadrant peut leur demander ce qu'ils pensent de ce qui s'est passé. Écoutez ce qu'ils disent, confirmez les vérités et corrigez délicatement leurs perceptions erronées. Expliquez les choses simplement et dites toujours la vérité. Évitez les détails crus que les enfants n'apportent pas eux-mêmes. Il est utile de donner aux enfants l'opportunité de s'exprimer tant qu'ils en éprouvent le besoin.

Certaines activités peuvent s'avérer utiles pour dédramatiser ce genre d'incident ; par exemple une pièce de théâtre relatant un accident, un dessin, une histoire à leur raconter, la visite d'une ambulance, des livres en lien avec l'expérience.

Bien qu'un accident soit stressant, la crise représente une occasion pour les enfants de découvrir les urgences et la façon de les gérer.

Comme les enfants qui sont victimes ou témoins de tels incidents hors de chez eux ont besoin d'être aussi réconfortés à la maison, veillez à faire savoir aux parents ou au responsable légal qu'il y a eu une situation d'urgence dans la journée. Ne leur donnez pas de détails confidentiels mais faites-leur comprendre ce que leur enfant a vu ou entendu d'inhabituel. Certains enfants voudront parler de leur expérience à la maison, certains montreront des signes indirects de la perturbation qu'ils ont vécue, comme une difficulté à s'endormir. D'autres peuvent se rappeler l'incident à un autre moment, quand le souvenir de l'incident sera réveillé par un autre événement. Les parents ou le responsable légal seront ainsi capables de comprendre les réactions de leurs enfants.

Même les professionnels de la santé endurcis se sentent stressés devant une urgence médicale chez un enfant. Parler de ce qui s'est passé et de ce que l'on ressent est essentiel pour mieux gérer ce stress. Prévoyez un temps de parole.

Rédigez un rapport

Dans un lieu d'accueil, vous devrez remplir un rapport de l'incident pour toute activité de premiers soins. L'encadrant de l'enfant devra décrire avec précision les détails de la maladie ou de la blessure, les premiers soins prodigués, l'heure et les détails de l'appel du médecin, de l'appel des parents ou du responsable légal, et les conséquences de l'événement pour l'enfant. Il est important que ce rapport soit précis. Il est préférable de noter certains détails immédiatement ; d'autres peuvent exiger un jour ou deux avant que vous ayez l'information dont vous avez besoin pour finir le rapport. Il peut être utile de prendre quelques jours pour réfléchir à ce qui s'est passé. Tout ce qui est consigné doit toujours être exact et objectif.

Les rapports d'incident sont utiles pour que les programmes d'éducation à la santé des enfants, les parents et les responsables légaux, les compagnies d'assurance et les avocats comprennent ce qui s'est passé. Les administrateurs qui examinent ces rapports peuvent ainsi aider l'équipe à réfléchir aux moyens d'éviter que la situation se reproduise. Les programmes éducatifs pensent qu'il est utile de garder une copie de chaque rapport d'incident et de les parcourir tous les 3 à 6 mois. Une révision systématique des dossiers peut identifier des modalités qui suggèrent une situation dangereuse, ce qui n'est pas toujours évident après la survenue d'un seul évènement.

ARBRE DÉCISIONNEL

Identifier le problème

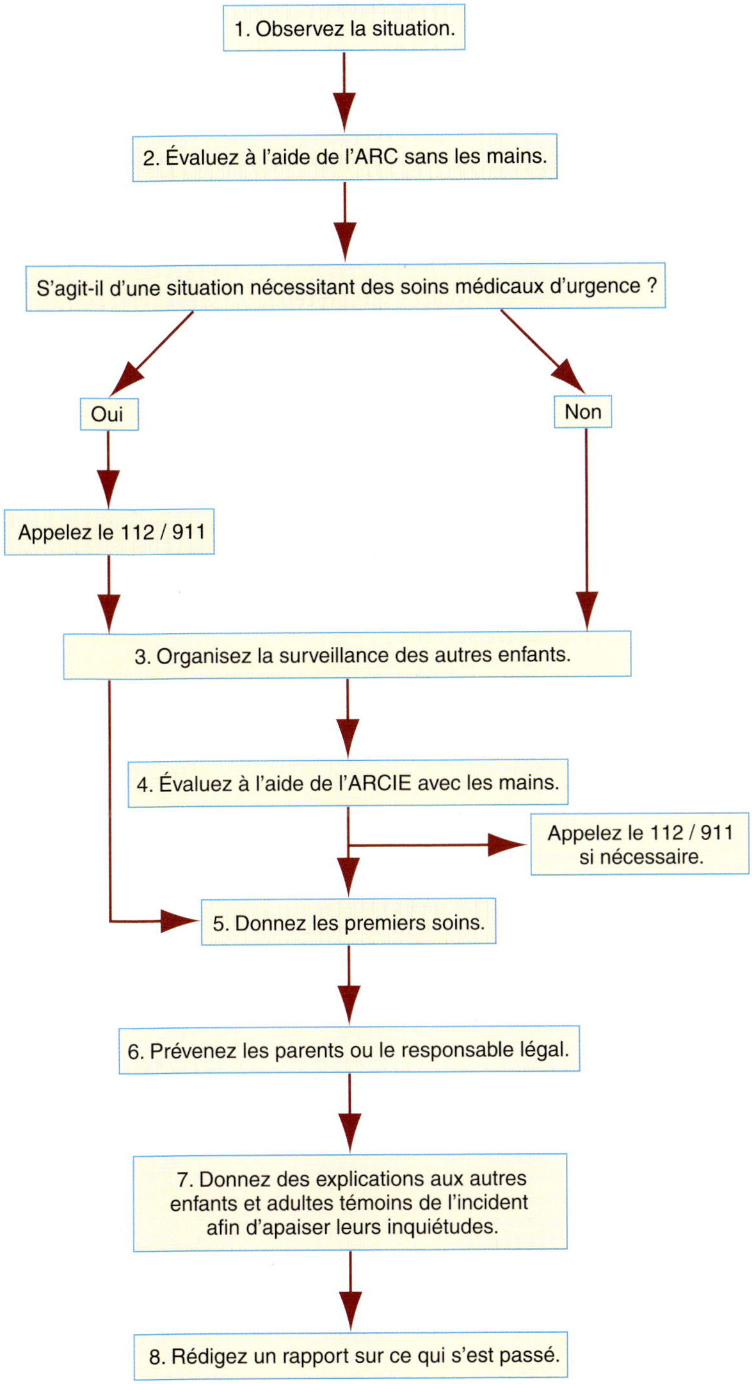

TESTEZ VOS CONNAISSANCES

Entourez la lettre correspondant à la bonne réponse.

1. Parmi ce qui suit, quelles sont les attitudes qui préparent à une urgence éventuelle ?
   a. Les encadrants suivent un cours de secourisme.
   b. Savoir comment contacter les services médicaux d'urgence de l'endroit où l'on se trouve.
   c. Garder le numéro de téléphone du centre anti-poisons près du téléphone.
   d. Tout ce qui précède.
2. Le formulaire d'informations en cas d'urgence ne contient pas l'information suivante pour un enfant qui nécessite des soins particuliers :
   a. Le traitement médical de l'enfant.
   b. Les allergies médicamenteuses de l'enfant.
   c. Les urgences médicales que l'enfant peut présenter.
   d. Les renseignements sur l'assurance médicale de l'enfant.
3. L'évaluation à l'aide de l'ARC sans les mains n'inclut pas le paramètre suivant :
   a. L'aspect.
   b. L'activité.
   c. La respiration.
   d. La circulation.
4. L'évaluation de la circulation à l'aide de l'ARC sans les mains n'inclut pas le paramètre suivant :
   a. La pâleur.
   b. La cyanose.
   c. La toux.
   d. Les marbrures.

DÉFINITIONS

ARC sans les mains

Bilan primaire pratiqué « de loin » par une personne qui approche un enfant malade ou blessé nécessitant des premiers soins. Il comprend l'évaluation des paramètres suivants : l'aspect, la respiration et la circulation (fonction de la couleur de peau).

ARCIE avec les mains

Le bilan secondaire réalisé après l'ARC. Il comprend l'évaluation des paramètres suivants : l'aspect, la respiration, la circulation, l'incapacité et etc. ou tout autre problème.

Battement des ailes du nez

Quand les nourrissons et les jeunes enfants respirent difficilement, ils dilatent souvent leurs narines à chaque inspiration.

Cyanose

Coloration légèrement bleutée de la peau.

Formulaire d'informations en cas d'urgence

Formulaire rempli par les parents ou le responsable légal et le médecin de l'enfant ayant des problèmes de santé particuliers.

Marbrures

Aspect violacé, marbré de la peau.

Position de « reniflement »

Quand l'enfant est assis tête légèrement levée et se penche vers l'avant comme s'il voulait sentir une fleur.

Services médicaux d'urgence

Système unifié associant différents professionnels de la santé pour assurer des soins médicaux d'urgence.

Soins d'urgence

Soins prodigués par les services médicaux d'urgence ou par un médecin.

CHAPITRE

3

Les difficultés respiratoires

Objectifs d'apprentissage

L'encadrant sera capable de :

- reconnaître qu'un enfant ou un nourrisson est inconscient et appeler les services médicaux d'urgence,
- reconnaître qu'un enfant a des difficultés respiratoires et déterminer si des manœuvres de désobstruction des voies respiratoires sont nécessaires,
- reconnaître qu'un enfant a des difficultés respiratoires et déterminer si la respiration artificielle est nécessaire,
- pratiquer les manœuvres de désobstruction des voies respiratoires sur un mannequin nourrisson,
- pratiquer les manœuvres de désobstruction des voies respiratoires sur un mannequin enfant,
- pratiquer la respiration artificielle.

Introduction

Le corps a besoin d'oxygène pour vivre. L'oxygène pénètre dans le corps au travers des poumons où il passe dans le sang. Le cœur fait circuler le sang riche en oxygène dans toutes les cellules du corps et celles qui en ont le plus besoin sont les cellules cérébrales. Le cerveau ne peut survivre que quelques minutes sans oxygène avant qu'il y ait des lésions cérébrales (figure 3-1). C'est pourquoi l'arrêt respiratoire (quand la respiration s'arrête) et l'arrêt cardiaque (quand le cœur s'arrête) sont les urgences les plus vitales.

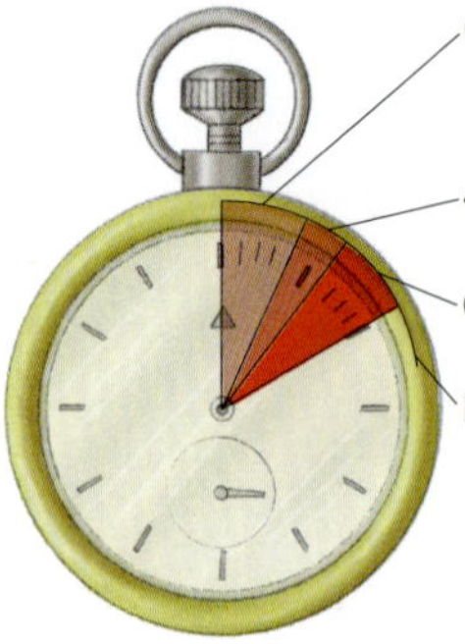

Figure 3.1 Des lésions cérébrales surviennent rapidement en cas de privation d'oxygène.

Ce que vous devez savoir

Les arrêts cardiaques sont rares chez l'enfant. Chez la plupart des enfants, le cœur est un muscle sain, puissant, qui fait circuler le sang dans l'organisme. Lorsque le cœur d'un enfant s'arrête, c'est rarement à cause d'un problème cardiaque. C'est en général la conséquence d'un arrêt respiratoire. Les causes fréquentes de difficultés respiratoires chez l'enfant et le nourrisson sont les infections, l'asphyxie et la noyade. L'asthme et les réactions allergiques peuvent aussi obstruer les voies respiratoires et entraîner des difficultés respiratoires (figure 3-2).

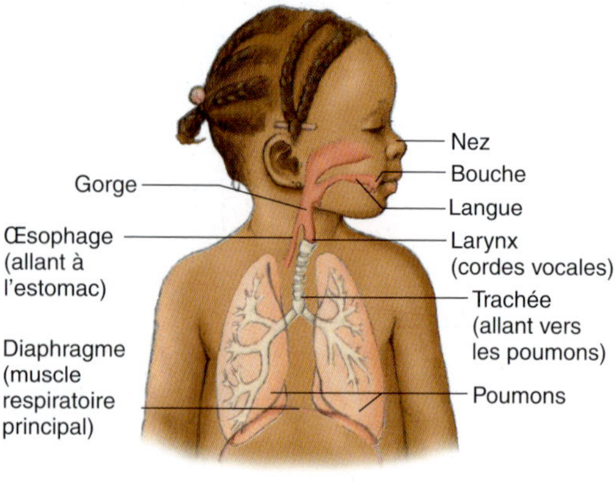

Figure 3.2 Le système respiratoire.

LE SAVIEZ-VOUS ?

Hormis chez les enfants porteurs d'une anomalie cardiaque, ou dans certains cas de noyade, le cœur d'un enfant ne s'arrête pas tant que celui-ci n'a pas d'abord arrêté de respirer. C'est pourquoi une formation à la réanimation cardio-pulmonaire (RCP) est indispensable dans des infrastructures où il y a des enfants à risque d'arrêt cardiaque ou des enfants qui pratiquent des activités à plus haut risque comme la natation. Tous les encadrants dans les lieux d'accueil pour enfants devraient apprendre comment faire face à une obstruction des voies aériennes et comment pratiquer la respiration artificielle.

Retirer rapidement un corps étranger bloqué dans les voies aériennes de façon à ce que l'air puisse à nouveau entrer dans les poumons s'appelle la désobstruction des voies aériennes. On ne peut pas respirer si les voies aériennes sont obstruées. Insuffler de l'air dans les poumons d'un enfant qui ne respire pas s'appelle la **respiration artificielle.** Le traitement d'une obstruction des voies respiratoires et la pratique de la respiration artificielle sont des compétences indispensables que toute personne s'occupant d'enfants, quel que soit leur âge, peut apprendre. Un enfant peut mourir si la désobstruction des voies aériennes ou la respiration artificielle ne sont pas mises en route avant l'arrivée des services médicaux d'urgence.

Ce que vous devez rechercher

L'asphyxie est un problème fréquent mais évitable. Un enfant peut mettre une pièce de monnaie, un bouton ou un petit jouet dans sa bouche, ou mordre dans un ballon en latex et inspirer, aspirant ainsi l'objet dans ses voies aériennes. Un corps étranger coincé dans les voies aériennes peut causer une obstruction partielle ou totale. Une obstruction complète empêche l'air de pénétrer dans les poumons. Un enfant ou un nourrisson présentant une obstruction complète des voies respiratoires va perdre connaissance en quelques minutes si le corps étranger n'est pas retiré. Si ses voies aériennes sont complètement obstruées, l'enfant est généralement incapable de crier, de parler, de respirer ou de tousser. Si vous demandez à un enfant plus grand qui a une obstruction des voies respiratoires : « Peux-tu parler ? » il sera incapable de vous répondre verbalement. Un enfant plus grand qui étouffe va spontanément tenir sa gorge pour montrer qu'il étouffe. Ce mouvement est reconnu comme **signal universel de détresse** en cas de suffocation (figure 3-3).

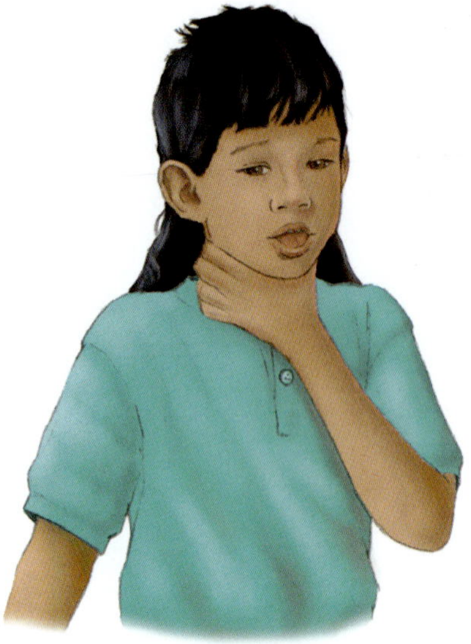

Figure 3.3
Signal de détresse universel.

Un enfant ou un nourrisson avec une obstruction partielle des voies respiratoires respire encore mais en général il tousse beaucoup et il est très anxieux. La toux est un réflexe de l'organisme pour éliminer ce qui est perçu comme un corps étranger. Cette impression de corps étranger est présente en cas d'œdème, d'inflammation ou de mucosités au niveau des voies aériennes. C'est pour cela que nous toussons quand nous avons une sinusite ou le nez qui coule. Quand un corps étranger se trouve dans les voies aériennes, tousser vigoureusement est le moyen le plus efficace de l'éliminer.

Un enfant qui respire difficilement peut aussi être en détresse respiratoire. La détresse respiratoire se rencontre souvent chez les enfants asthmatiques ou qui ont un bronchospasme. Le bronchospasme peut survenir brusquement. Un enfant connu pour faire des bronchospasmes peut avoir avec lui un médicament qui aide à soulager le bronchospasme. L'encadrant de cet enfant devra utiliser ce médicament sans attendre et en suivant les instructions d'utilisation.

Les enfants asthmatiques ou avec une infection des voies respiratoires qui font des efforts importants pour respirer peuvent se fatiguer et arrêter de respirer. Cela nécessite l'intervention des services médicaux d'urgence. L'encadrant doit pratiquer la respiration artificielle en attendant les secours.

Quand un enfant s'enfonce sous l'eau et ne respire plus, c'est une noyade. L'enfant qui ne respire plus à cause de l'eau qui a pénétré dans ses poumons a besoin d'une respiration artificielle en attendant les secours.

Les symptômes principaux à identifier sont ceux qui vous montrent qu'un enfant fait des efforts importants pour respirer :

- **L'hypersalivation** (sans lien avec une poussée dentaire) survient quand l'enfant est incapable d'avaler sa salive à cause d'un œdème dans l'arrière-gorge ou parce que c'est difficile d'avaler sa salive quand on est penché en avant et qu'on fait des efforts pour respirer.
- L'enfant peut agiter la tête quand il a du mal à respirer. La contraction importante des muscles du cou peut mobiliser la tête et tirer sur le thorax.
- **Battement des ailes du nez** : l'enfant ouvre grand ses narines à chaque inspiration pour essayer d'inspirer le plus d'air possible (figure 3-4).
- **Position de reniflement** : l'enfant soulève légèrement sa tête et se penche en avant comme s'il voulait renifler une fleur pour essayer de prendre plus d'air dans ses poumons.

- **Position du trépied** : l'enfant est penché en avant les bras tendus, souvent posés sur ses genoux, afin d'optimaliser l'utilisation des muscles respiratoires.
- **Sifflement** : l'enfant émet des sifflements à chaque respiration. Ces bruits sont la conséquence d'un œdème ou de l'obstruction des petites voies aériennes dans les poumons.

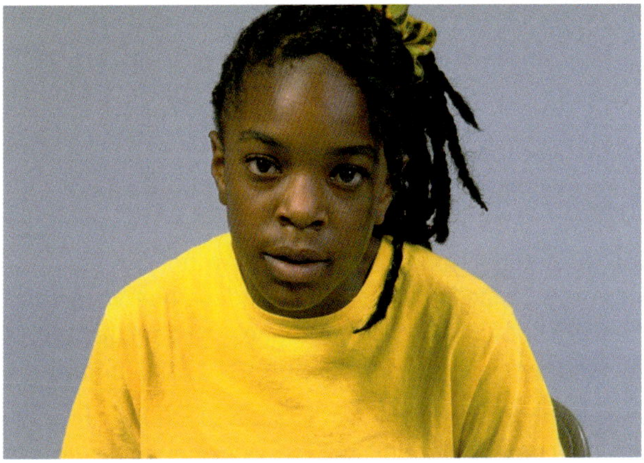

Figure 3.4
Battement des ailes du nez.

Dans toute situation d'urgence, suivez toujours les huit étapes successives des premiers soins aux enfants. Quand vous voyez que l'enfant a des difficultés respiratoires, vous devez appeler les services médicaux d'urgence et prodiguer les premiers soins avant toute autre chose.

Ce que vous devez faire

Premiers soins à un enfant ou à un nourrisson conscient qui présente une obstruction des voies aériennes

Ne commencez pas à désobstruer les vois aériennes si l'enfant peut encore respirer, pleurer, parler ou tousser. Un effort de toux est plus efficace que toute autre manœuvre pour libérer les voies respiratoires. Si l'enfant ne peut ni respirer ni tousser ni émettre un son mais est toujours conscient, faites appeler les secours pendant que vous commencez les premiers soins. Si vous êtes seul, appelez les secours après avoir pratiqué les manœuvres de désobstruction pendant 2 minutes.

La technique de désobstruction des voies aériennes chez le nourrisson (moins d'un an) consiste à réaliser 5 tapes successives dans le dos suivies de 5 compressions thoraciques et de recommencer. Pour taper dans le dos d'un nourrisson, tournez-le tête en bas sur votre avant-bras, ses pieds en l'air vers vous. Placez une main autour de sa mâchoire et de son cou. La tête de l'enfant doit être plus basse que votre tronc. Posez votre bras sur votre cuisse pour servir de support. Utilisez le talon de votre main pour donner 5 tapes successives rapides et appuyées entre les omoplates du nourrisson (figure 3-5).

Figure 3.5
Utilisez le talon de votre main, donnez 5 tapes rapides et appuyées entre les omoplates du nourrisson.

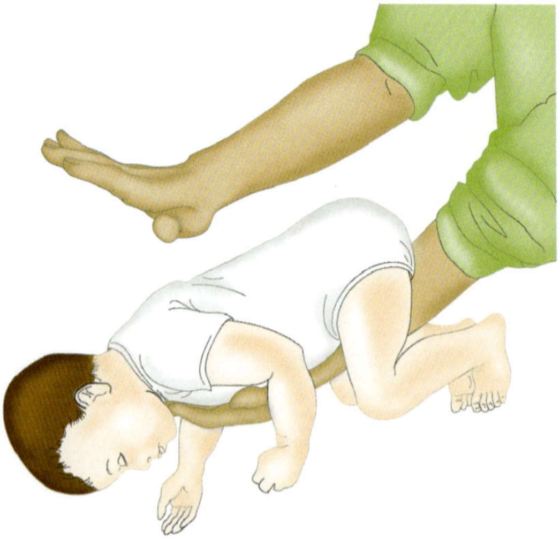

LE SAVIEZ-VOUS ?

Les tapes dans le dos sont pratiquées chez le nourrisson conscient qui s'étouffe car son thorax est petit et souple. Comme il a la tête en bas, cela peut suffire grâce à la gravité à mobiliser le thorax et à déplacer le corps étranger vers la bouche. Si le corps étranger bouge un peu l'enfant pourra peut-être tousser et évacuer l'objet.

Après avoir fait 5 tapes dans le dos, faites 5 compressions thoraciques. Pour cela, après avoir donné les 5 tapes dans le dos, placez votre main libre à l'arrière de la tête et de la nuque de l'enfant, en utilisant l'autre main pour maintenir la tête en place. Utilisez vos 2 mains et vos 2 avant-bras (une dans le dos et l'autre sur la poitrine de l'enfant) pour tenir fermement le corps de l'enfant en le retournant (figure 3-6). Une fois retourné sur le dos, l'enfant repose sur votre bras posé sur votre cuisse. La tête de l'enfant doit être plus basse que votre tronc. Placez 2 doigts sur le sternum de l'enfant juste en dessous de la ligne des mamelons. Évitez la pointe du sternum. Faites 5 compressions rapides et successives d'une profondeur de 1 à 2 cm.

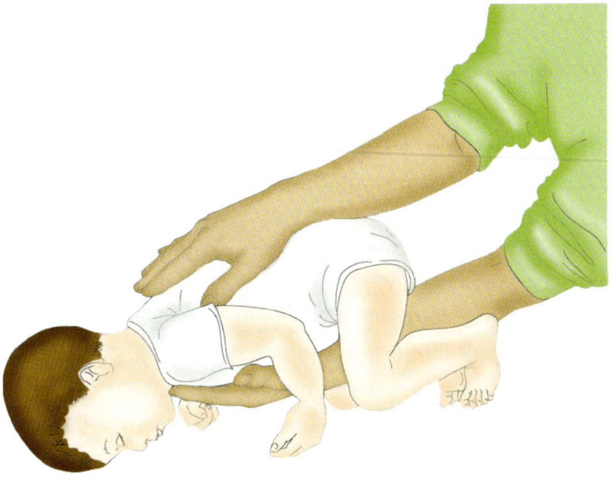

Figure 3.6
Utilisez vos 2 mains et vos 2 avant-bras (une dans le dos et l'autre sur la poitrine de l'enfant) pour tenir fermement le corps de l'enfant en le retournant.

Regardez dans la bouche de l'enfant après les compressions thoraciques. Si vous apercevez le corps étranger, retirez-le prudemment. Ne pas passer un doigt à l'aveugle dans la bouche pour enlever un objet que vous ne pouvez pas voir, vous risqueriez de l'enfoncer encore plus loin.

CONSEIL PRATIQUE

Devant un enfant conscient qui suffoque

1. Appelez les services médicaux d'urgence*.
2. Faites 5 tapes dans le dos.
3. Faites 5 compressions thoraciques.
4. Inspectez la bouche.
5. Continuez à alterner 5 tapes dans le dos et 5 compressions thoraciques jusqu'à l'arrivée des secours ou jusqu'à ce que le corps étranger soit sorti ou jusqu'à ce que l'enfant perde conscience.

* Si vous êtes seul, faites d'abord cela pendant 2 minutes, puis appelez les services médicaux d'urgence.

Si rien ne sort, continuez à alterner les tapes dans le dos et les compressions thoraciques, et vérifiez chaque fois si le corps étranger n'est pas dans la bouche, jusqu'à l'arrivée des secours d'urgence ou jusqu'à ce que le corps étranger sorte ou jusqu'à ce que l'enfant perde conscience.

Chez un enfant de plus d'un an qui a une obstruction des voies aériennes, utilisez les compressions abdominales. Ces compressions, pratiquées chez un enfant de plus d'un an conscient et qui s'étouffe, peuvent déloger le corps étranger des voies aériennes. Pour cela, placez-vous derrière l'enfant. Placez votre poing juste au-dessus du nombril et en-dessous du sternum. Serrez l'enfant contre vous et avec votre poing fermé comprimez rapidement son abdomen en dedans et vers le haut. Poursuivez ces compressions abdominales jusqu'à l'arrivée des secours, jusqu'à ce que l'objet soit sorti ou jusqu'à ce que l'enfant perde conscience (figure 3-7).

Conseil pratique

Chez un enfant conscient de plus d'un an qui s'étouffe

- Appelez les services médicaux d'urgence*.
- Faites des compressions abdominales.
- Continuez jusqu'à l'arrivée des secours, jusqu'à ce que l'objet soit sorti ou jusqu'à ce que l'enfant perde conscience.

*Si vous êtes seul, faites cela pendant 2 minutes puis appelez les services médicaux d'urgence.

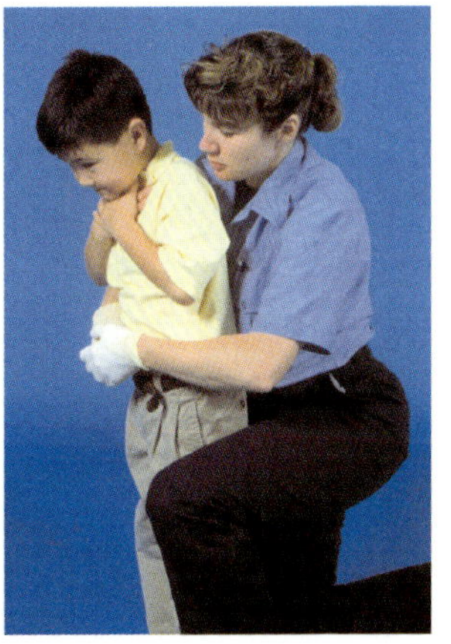

Figure 3.7
Poursuivez les compressions abdominales jusqu'à l'arrivée des secours, jusqu'à ce que l'objet soit sorti ou que l'enfant perde conscience.

Ce que vous devez faire

Premiers soins à un enfant ou à un nourrisson inconscient et en arrêt respiratoire

La respiration artificielle est la technique à pratiquer lorsqu'un enfant ou un nourrisson ne respire plus. Si un enfant ou un nourrisson est inconscient et ne respire plus ou s'étouffe et perd conscience, vous devez commencer la respiration artificielle. Les étapes de la respiration artificielle sont :

1. **Vérifiez son état de la conscience** : la première étape est de déterminer si la respiration artificielle est nécessaire. Ne faites pas de respiration artificielle à un enfant ou un nourrisson conscient. Stimulez l'enfant ou le nourrisson en le touchant et demandez-lui : « Est-ce que ça va ? » (figure 3-8).

2. **Appelez les services médicaux d'urgence** : si l'enfant ou le nourrisson est inconscient, demandez de l'aide pour que quelqu'un appelle le 112 / 911. Si vous êtes seul, donnez les premiers soins pendant 2 minutes puis appelez les secours (figure 3-9).

3. **Dégagez les voies aériennes** : utilisez la méthode inclinaison de la tête / ascension du menton (figure 3-10A). Pour cela, placez une main sur le front de l'enfant et inclinez-lui la tête légèrement vers l'arrière. Placez les doigts de l'autre main sous le menton et tirez vers le haut en douceur ; évitez d'appuyer sur les tissus mous sous la mâchoire. Si vous suspectez une lésion de la moelle épinière, soulevez-lui la mâchoire sans lui incliner la tête pour dégager les voies aériennes (figure 3-10B). Pour cela, stabilisez la tête et placez vos doigts sous l'angle inférieur

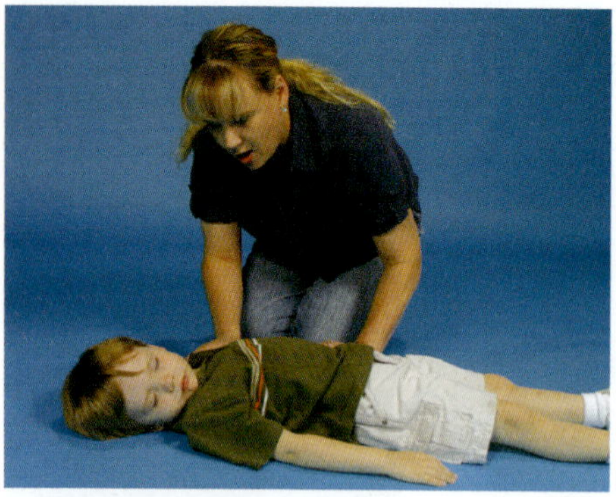

Figure 3.8
Vérifier l'état de conscience.

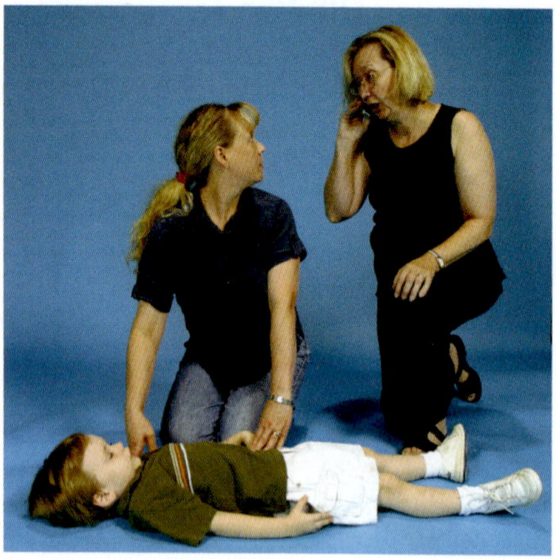

Figure 3.9
Appelez les services médicaux d'urgence.

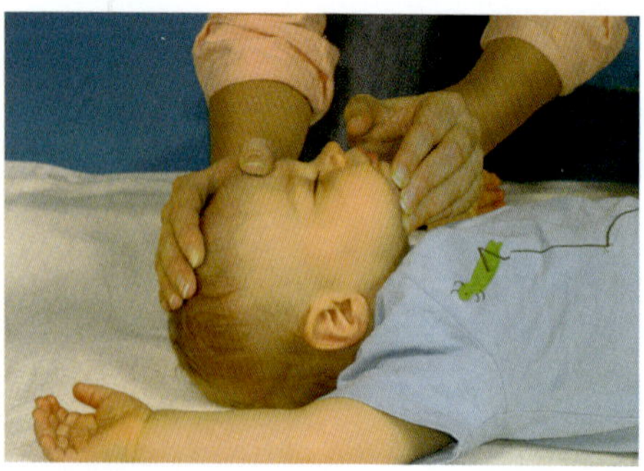

Figure 3.10 A
Méthode inclinaison de la tête / ascension du menton.

de la mâchoire de chaque côté de la tête. Avancez dès lors la mâchoire vers l'avant sans bouger ou incliner la tête vers l'arrière.

4. **VOIR, ENTENDRE et SENTIR la respiration** : regardez si le thorax et l'abdomen se soulèvent et s'abaissent normalement avec la respiration de l'enfant (figure 3-11). Mettez votre oreille devant la bouche et le nez de l'enfant tout en veillant à ne pas les obstruer et écoutez le bruit de sa respiration et sentez son souffle sur votre joue. Dans cette position continuez à regarder les mouvements de l'abdomen et du thorax pendant 10 secondes. Si l'enfant a une obstruction des voies respiratoires sur un corps étranger, passez à l'étape 5. Si vous savez que n'enfant n'a pas d'obstruction des voies aériennes, passez à l'étape 6.
5. **Cherchez un corps étranger dans sa bouche** : voyez si vous pouvez le retirer facilement. N'essayez pas de le retirer à l'aveuglette. Vous risqueriez de l'enfoncer plus loin.
6. **Pratiquez la respiration artificielle.** Si vous ne voyez pas de corps étranger dans la bouche de l'enfant et qu'il ne respire pas malgré le dégagement des voies aériennes, faites deux insufflations lentes (1 seconde par insufflation) et suffisamment profondes pour voir la cage thoracique se soulever.

   La différence entre les insufflations chez un enfant et chez un nourrisson est la position de votre bouche sur les voies respiratoires. Chez le nourrisson, inclinez sa tête en arrière, appliquez votre bouche autour de sa bouche et de son nez et insufflez de l'air à la fois dans sa bouche et dans son nez (figure 3-12A). Chez l'enfant, ce sera plus difficile d'appliquer votre bouche autour de son nez et de sa bouche (figure 3-12B). Donc pincez le nez de l'enfant et ensuite soufflez dans sa bouche. Laissez l'air de sortir après chaque insufflation. Chaque insufflation doit durer 1 seconde et il faut laisser sortir l'air pendant la même période de temps. Si le thorax ne se soulève pas quand vous insufflez la première fois, repositionnez la tête et le menton pour dégager les voies aériennes et insufflez à nouveau. Si le thorax ne se soulève toujours pas, commencez à désobstruer les voies aériennes.

7. **Alternez 30 compressions thoraciques et 2 insufflations.** Comprimez le thorax d'un nourrisson de 1 cm à 2,5 cm (figure 3-13A). Continuez à alterner les insufflations et les compressions thoraciques jusqu'à ce que le bébé ou l'enfant commence à respirer ou jusqu'à ce que les secours arrivent.

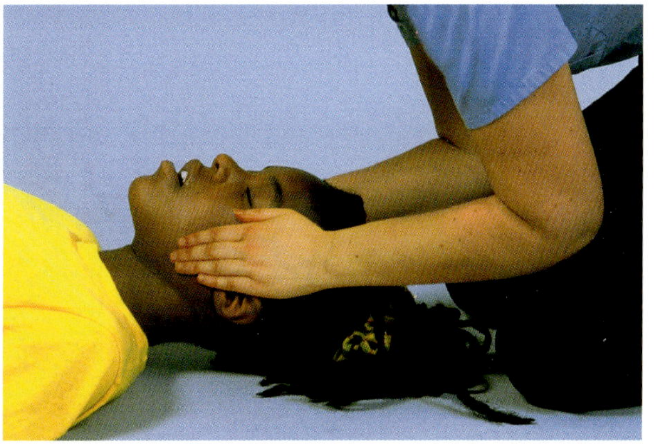

Figure 3-10 B
Déplacez la mâchoire inférieure vers l'avant sans bouger la tête de l'enfant ni l'incliner en arrière.

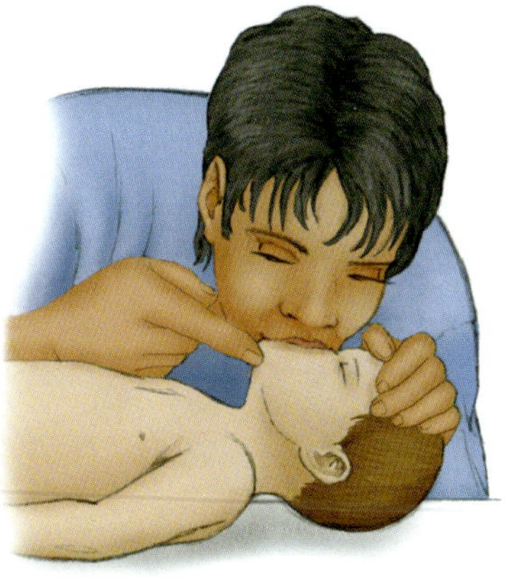

Figure 3-12 A
Chez le bébé, inclinez-lui la tête en arrière et appliquez votre bouche sur son nez et sa bouche, puis soufflez à la fois dans son nez et sa bouche.

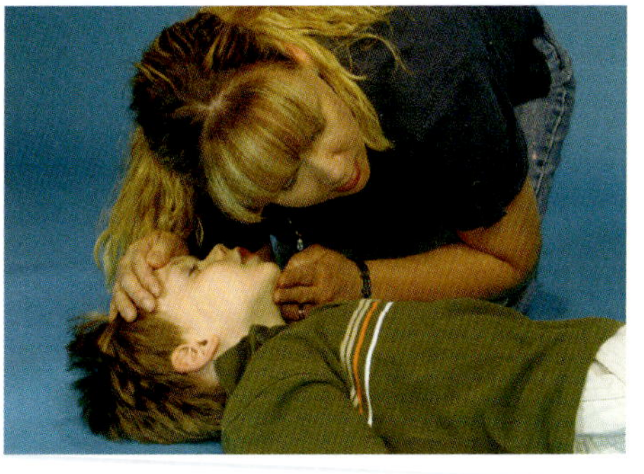

Figure 3.11
Voir, entendre et sentir la respiration.

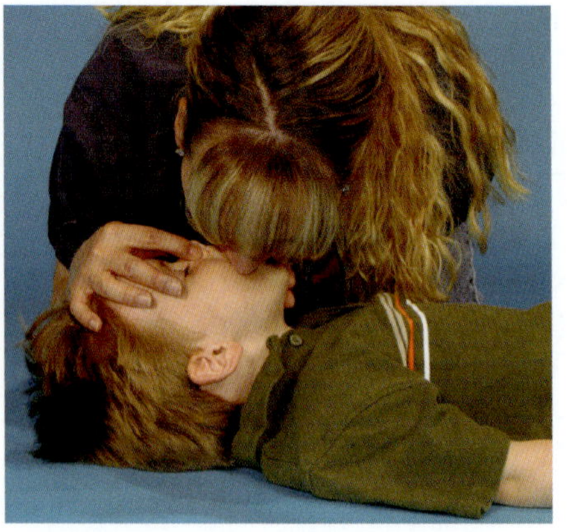

Figure 3-12 B
Chez l'enfant, il vous sera difficile d'appliquer votre bouche sur le nez et la bouche de l'enfant. Pincez-lui le nez et ensuite soufflez dans sa bouche.

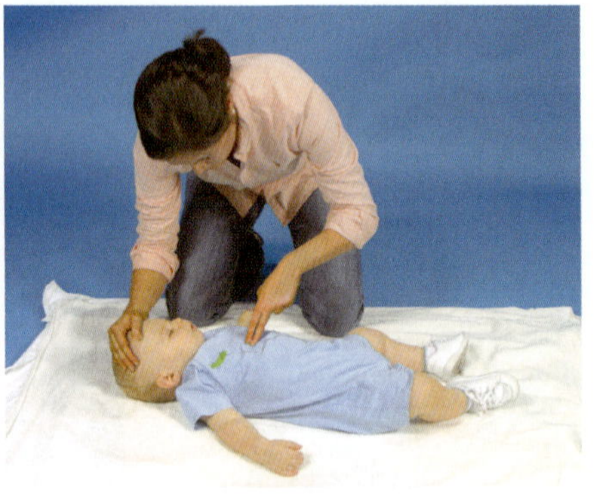

Figure 3-13 A
Comprimez le thorax d'un bébé de 1 à 2,5 cm.

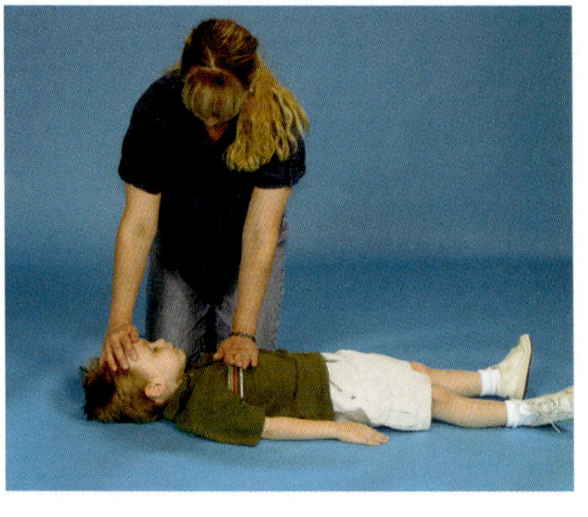

Figure 3-13 B
Comprimez le thorax d'un enfant de 2,5 cm à 3,5 cm.

ARBRES DÉCISIONNELS

Premiers soins à un enfant ou à un nourrisson conscient présentant une obstruction des voies aériennes

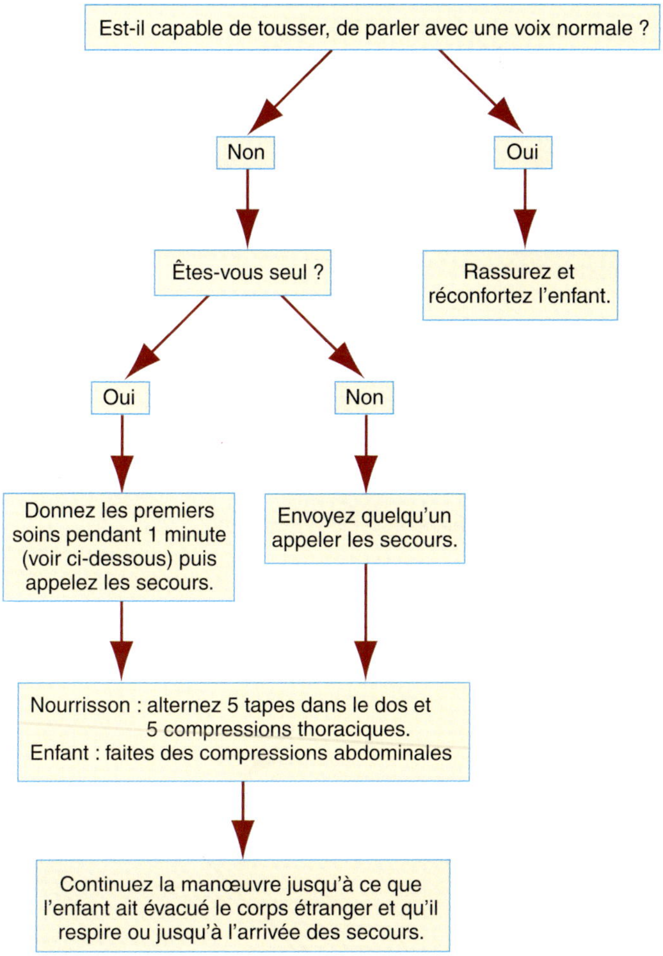

Premiers soins à un enfant ou à un nourrisson inconscient et en arrêt respiratoire

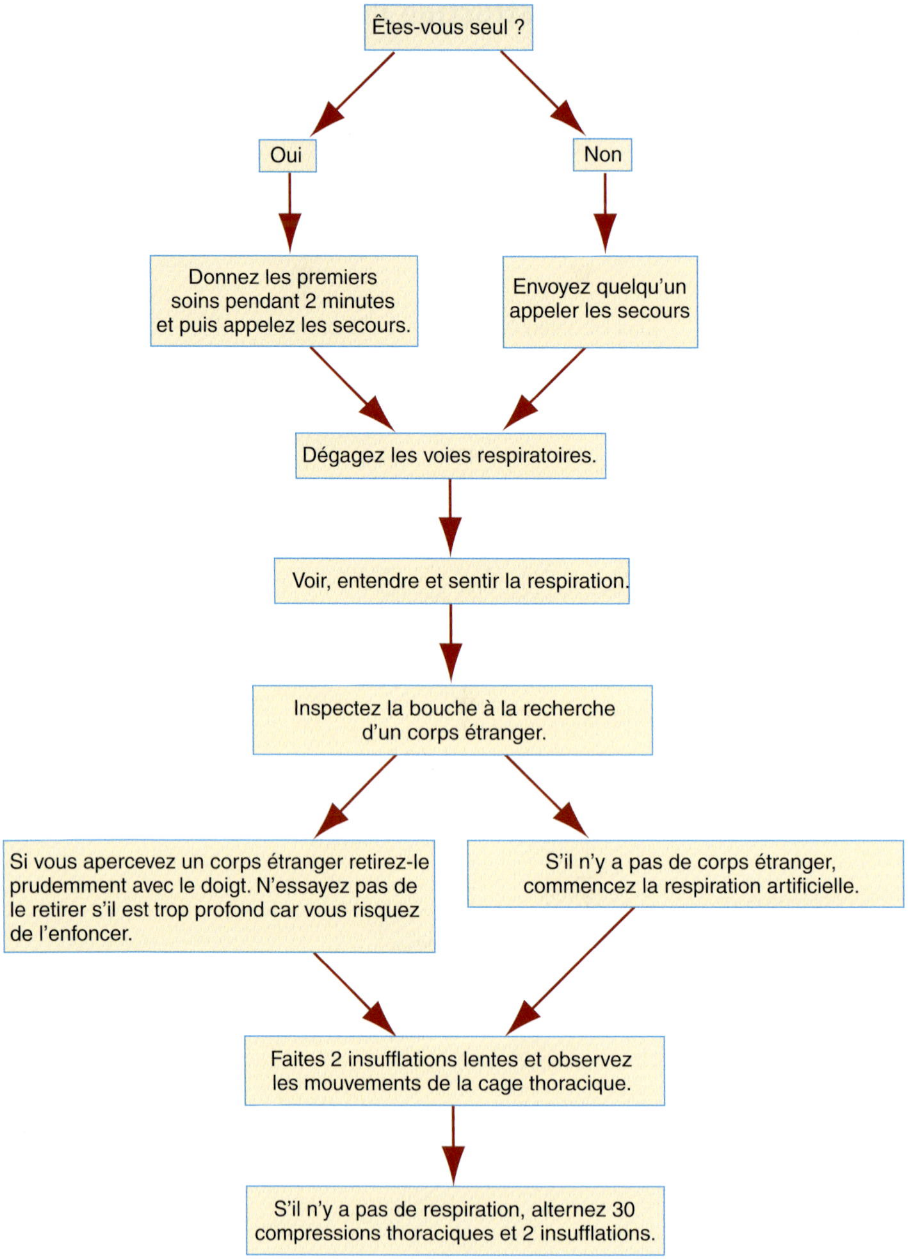

TESTEZ VOS CONNAISSANCES

Entourez la lettre correspondant à la bonne réponse.

1. Si vous êtes seul et que vous devez vous occuper d'un enfant inconscient avec une obstruction des voies aériennes, vous appelez les secours :
   a. Immédiatement.
   b. Dès que le corps étranger est retiré.
   c. Après environ 2 minutes de premiers soins.
   d. Si 30 compressions thoraciques ne font pas disparaître l'obstruction.
2. Pour la respiration artificielle, les insufflations doivent se faire lentement environ toutes les :
   a. 10 secondes.
   b. 6-8 secondes.
   c. 3-5 secondes.
   d. 2 secondes.
3. Les causes habituelles d'obstruction des voies aériennes chez l'enfant sont :
   a. Une pièce de monnaie.
   b. Un bouton.
   c. Un jouet.
   d. Tous les objets précités.
4. Quand un enfant s'étouffe et tousse fort, vous devez :
   a. Lui mettre les mains au-dessus de la tête.
   b. Taper avec votre main entre ses omoplates.
   c. Lui donner à boire.
   d. Ne rien faire, si ce n'est le rassurer et l'observer attentivement.

DÉFINITIONS

Arrêt cardiaque

Quand le cœur a cessé de battre.

Arrêt respiratoire

Quand la respiration s'arrête.

Battements des ailes du nez

Dilatation des narines à chaque inspiration.

Position de reniflement

Position que l'enfant adopte quand il a du mal de respirer ; sa tête est légèrement relevée et il est penché en avant comme si il voulait renifler une fleur.

Position du trépied

L'enfant est assis, les bras en avant et écartés de son thorax, pour permettre un usage optimal de ses muscles respiratoires.

Respiration artificielle

Insuffler de l'air à une personne qui ne respire plus.

Sifflement respiratoire

Bruit émis par un enfant qui a un œdème ou une obstruction des voies aériennes.

Signal universel de détresse en cas d'étouffement

Mettre ses mains autour de sa gorge est un signe universel d'asphyxie.

CHAPITRE

4

Les infections, les saignements et les contusions

Objectifs d'apprentissage

L'encadrant sera capable de :

- décrire les précautions de base et les précautions universelles,
- reconnaître une lésion abrasive, des lacérations et une plaie punctiforme,
- montrer comment réaliser une compression directe sur une plaie hémorragique,
- décrire les premiers soins appropriés en cas d'abrasion, de lacération, d'ampoules, d'ecchymose et de plaie punctiforme,
- montrer comment contrôler une épistaxis (saignement de nez).

Contrôler l'infection

Introduction

Les infections sont causées par des virus, des bactéries et d'autres germes. Elles peuvent se transmettre d'une personne à une autre. La connaissance du mode de transmission et de la manière de se protéger contre les infections quand vous prodiguez les premiers soins vous permettra d'agir sagement et en toute confiance. Pendant que vous soignez une plaie, vous devez savoir comment prévenir la surinfection de celle-ci et comment manipuler les sécrétions corporelles pour vous protéger contre une infection.

Ce que vous devez savoir

Pour contrôler la propagation d'une infection, il faut que vous vous protégiez vous-même contre les germes et que vous limitiez le nombre de germes dans l'environnement. Quand la peau est ouverte lors d'une blessure, des germes peuvent pénétrer par cette ouverture et commencer à se multiplier. En réduisant le nombre de germes dans une plaie, vous éviterez son infection. Vous pouvez réduire le nombre de germes en rinçant la blessure avec de l'eau courante dès que possible. Vous devez d'abord contrôler l'hémorragie et ensuite rincer la plaie pour enlever les saletés et les germes. De manière générale, excepté pour les épistaxis et les plaies hémorragiques, rincer une plaie est un premier soin idéal pour réduire le nombre de germes pouvant l'infecter. L'utilisation de savon n'est pas nécessaire sauf si la saleté entrée dans la plaie est incrustée. Une solution antiseptique est également inutile si vous disposez d'eau courante. Plus vite la plaie sera rincée, mieux ce sera. Les germes se multiplient très rapidement et peuvent vite dépasser les mécanismes de défense de l'organisme contre l'infection.

Quand des sécrétions sont en contact avec un instrument que d'autres personnes pourraient toucher, celui-ci doit être directement écarté, nettoyé avec du détergent et rincé avec de l'eau. Cela participe à l'élimination de la source de l'infection, bien que certains germes puissent persister. Pour réduire encore le nombre de germes laissés sur la surface nettoyée de l'instrument, utilisez un stérilisateur. Ce procédé en deux étapes diminue fortement la probabilité d'une infection par des sécrétions corporelles.

Les **Précautions Standards** et les **Précautions Universelles** décrivent les actions menées par les centres de contrôle et de prévention des maladies et par l'administration de la santé et de la sécurité professionnelle pour participer à la protection contre les infections transmises par les sécrétions. Les Précautions Standards sont les mesures nécessaires pour se protéger du contact avec n'importe quel type de sécrétion sauf la sueur. Les Précautions Universelles sont les moyens de protection qui concernent uniquement le sang et les sécrétions pouvant en contenir.

Se laver les mains après avoir nettoyé et désinfecté est indispensable (figure 4-1). Le port de gants ou d'autres protections ne dispense pas de se laver les mains avec du savon et de l'eau courante après une exposition probable à des sécrétions corporelles. Chacun doit se laver les mains soigneusement après tout contact possible avec des germes, qu'il ait utilisé ou non une protection. L'utilisation d'une protection diminue mais n'élimine pas totalement le contact avec les sécrétions.

Les Précautions Universelles sont des directives mises au point pour protéger les personnes d'une exposition à des maladies potentiellement infectieuses propagées par le sang et les sécrétions corporelles. Il est important de vous protéger vous-même quand vous manipulez un liquide corporel et de considérer toutes les sécrétions comme potentiellement dangereuses. Rappelez-vous que les Précautions Universelles sont conçues pour protéger tant l'enfant que la personne qui s'en occupe.

Classiquement, la précaution universelle minimale est de porter des gants de protection pour soigner tout enfant malade ou blessé. Ces gants sont prévus pour créer une barrière entre votre peau et toute sécrétion potentiellement dangereuse.

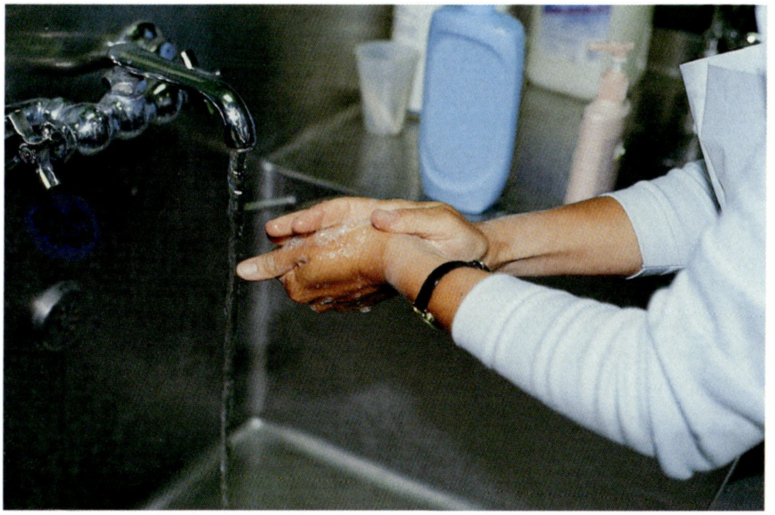

Figure 4.1
Se laver les mains est essentiel.

D'autres précautions concernent la protection des yeux (avec des lunettes spéciales) contre les éclaboussures ou la protection du visage (un masque) en cas de toux et d'éternuement.

La nécessité de telles précautions est apparue avec la sensibilisation croissante aux risques liés au VIH et au sida. Le virus de l'immunodéficience humaine (VIH) est le virus responsable du Syndrome d'Immuno Déficience Acquise. Les enfants porteurs du VIH sont considérés comme séropositifs pour le VIH et ne sont jamais « guéris » mais ne vont pas toujours développer le sida. Les enfants qui sont séropositifs pour le VIH peuvent mener une vie normale et peuvent ne jamais développer le sida ou des complications.

Le VIH est transmis par les sécrétions corporelles, avant tout lors des rapports sexuels, de l'allaitement, de la naissance, du partage de seringues et des transfusions sanguines. Le VIH n'est pas transmis par la salive, les larmes, la sueur, les selles ou l'urine ; il n'est pas transmis par un baiser, ni en se serrant la main, ni par une morsure d'insecte, ni en utilisant les mêmes toilettes qu'un enfant séropositif pour le VIH.

Souvenez-vous de vous protéger avant de soigner un enfant malade ou blessé. Utilisez les Précautions Universelles et vous diminuerez de façon significative le risque d'exposition à des maladies.

Conseil pratique

Réduire le contact avec les germes permet de contrôler la propagation des germes et d'éviter les infections. En utilisant les protections suivantes, vous pourrez réduire l'exposition du personnel et des enfants aux différents germes :

- des gants non poreux (tels que les gants d'examen sans latex ou en vinyle) (figure 4-2) ;
- un drap en papier jetable (exigé pour changer les langes de façon hygiénique) ;
- des serviettes jetables pour le nettoyage et la désinfection des surfaces ;
- des surfaces non poreuses qui peuvent être nettoyées et désinfectées ;
- des vêtements de protection pour éviter le contact de votre peau avec des sécrétions d'une autre personne, en particulier si elles peuvent contenir du sang et que vous n'avez pas de gants ;
- des sachets plastiques pour stocker tout ce qui est contaminé jusqu'à sa destruction ou sa stérilisation.

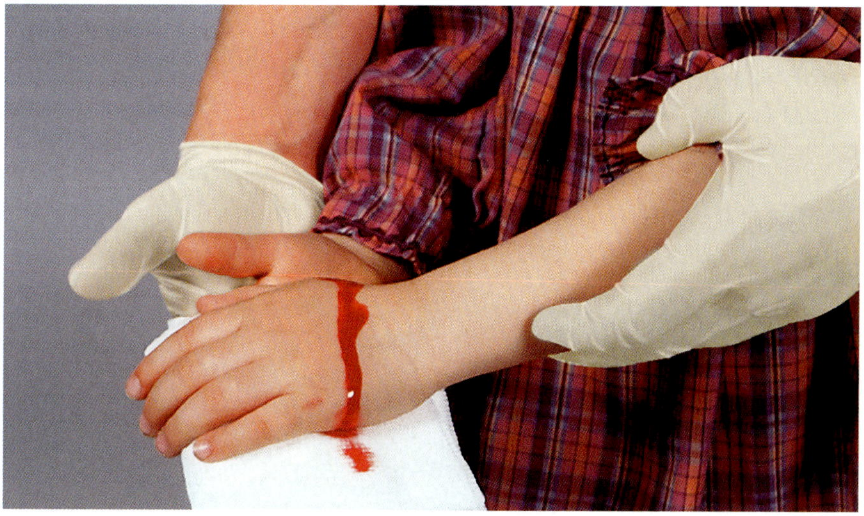

Figure 4.2
Les gants sont une protection contre les germes.

Ce que vous devez rechercher

Quand un enfant est blessé, vous devez rechercher les endroits où la peau a été coupée et où les tissus sont atteints. Les lésions tissulaires se produisent lorsqu'une partie du corps subit une forte pression, une torsion ou un pincement de la peau ou d'autres tissus. Le saignement, les contusions, le gonflement ou la douleur peuvent indiquer une lésion tissulaire. S'il s'agit d'une plaie ouverte, vous pouvez être en contact avec du sang.

Si vous avez des coupures ou des plaies ouvertes sur vos propres mains, vous risquez plus de vous infecter suite au contact avec des germes présents sur la peau ou dans les sécrétions de l'enfant. Si vous avez des coupures ou des plaies aux mains, vous devez les protéger par un pansement propre (par exemple un bandage) et porter des gants non poreux quand vous manipulez les sécrétions.

LE SAVIEZ-VOUS ?

Les Précautions Universelles exigent que les personnes exposées au contact avec le sang soient vaccinées contre le virus de l'hépatite B. Les experts en santé publique recommandent la vaccination contre l'hépatite B de tous les enfants et des adultes qui peuvent être amenés à donner les premiers soins.

Ce que vous devez faire

Précautions Standards pour nettoyer des sécrétions corporelles

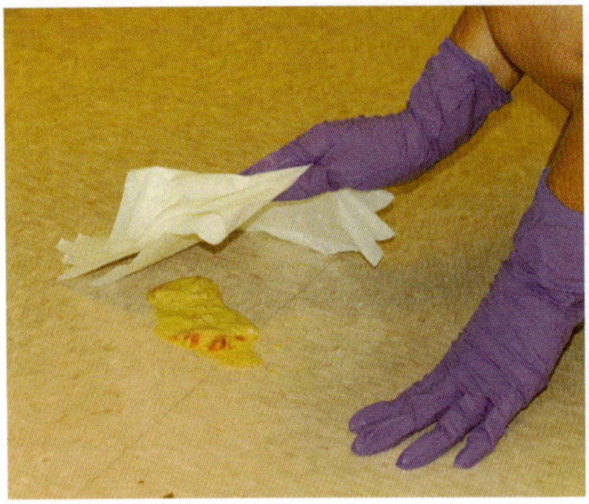

1. Utilisez des gants non poreux, ainsi que ce dont vous disposez pour essuyer les sécrétions (ex. : papiers essuie-tout, mouchoirs en papier, chiffons, lavettes). Essayez d'utiliser du matériel jetable pour éviter de devoir le nettoyer et le stériliser après utilisation. Évitez de disperser les sécrétions répandues.

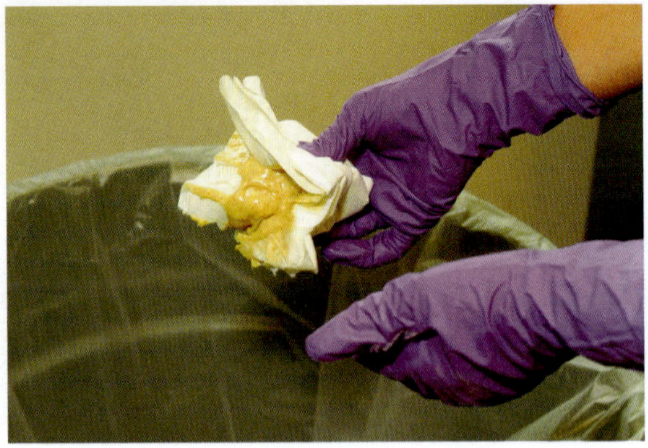

2. Mettez tout ce que vous avez utilisé (papiers essuie-tout, mouchoirs en papier, chiffons, lavettes) pour essuyer les sécrétions dans un sac en plastique pour le jeter ou le nettoyer et le stériliser plus tard.

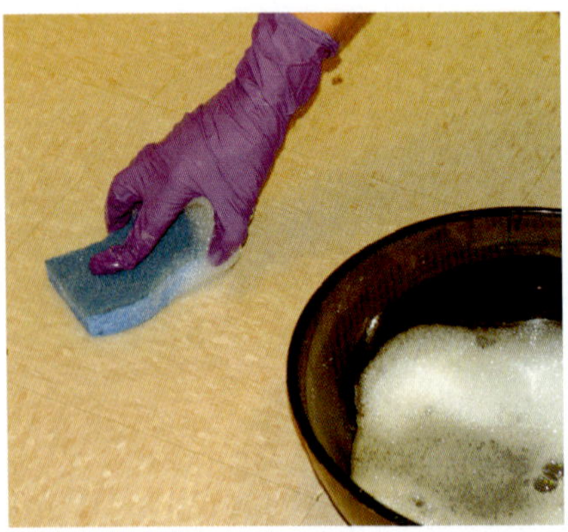

3. Utilisez du détergent pour nettoyer toutes les surfaces en contact avec les sécrétions, y compris les sols et les tapis.

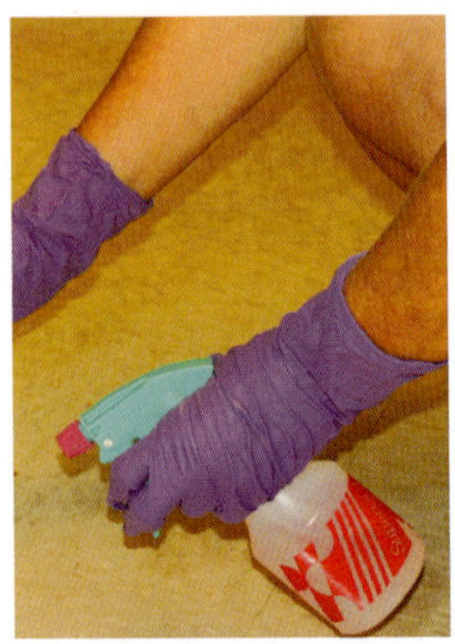

4. Rincez les surfaces nettoyées avec de l'eau.

Précautions Standards pour nettoyer des sécrétions corporelles (suite)

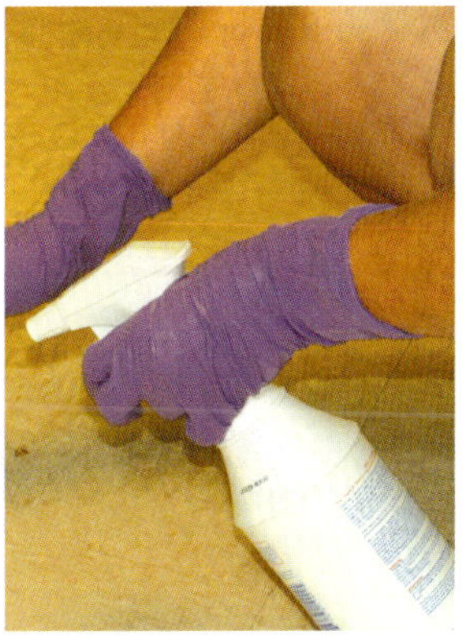

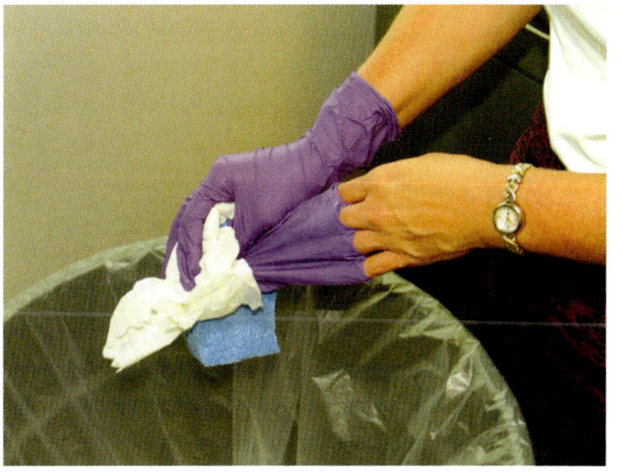

5. Appliquez une solution désinfectante, en suivant les instructions indiquées sur l'étiquette du flacon. (Une solution antiseptique peu coûteuse et efficace peut être obtenue en diluant une cuillère à soupe d'eau de javel dans 1 litre d'eau. Cette solution doit rester en contact avec la surface souillée pendant au moins 2 minutes.)

6. Mettez le matériel de nettoyage contaminé dans un sac en plastique fermé pour enlèvement. Vous pouvez le déposer dans le sac qui vous a servi à mettre ce que vous avez utilisé pour essuyer les secrétions.

Les saignements

Ce que vous devez savoir

Quand la peau est coupée et qu'un vaisseau sanguin, quelle que soit sa taille, est atteint, le sang coule. La gravité de la blessure est déterminée par la profondeur de la coupure, par le type de vaisseau atteint et par la quantité de sang perdu. L'hémorragie la plus grave s'observe lors de l'atteinte d'une **artère**. Les artères sont des vaisseaux de grand diamètre, profondément situés et bien protégés. Une blessure touchant une artère est grave. Une grande quantité de sang peut être perdue en très peu de temps. Si le saignement artériel n'est pas contrôlé, la vie peut être en danger. Comprimez la plaie en poussant avec votre main sur la plaie pour arrêter l'hémorragie. Comprimer une plaie avec sa main ou avec une compresse sur la plaie s'appelle une **compression directe**.

CONSEIL PRATIQUE

La plupart des hémorragies chez l'enfant ne sont pas vitales. Souvent les saignements proviennent de petits vaisseaux et s'arrêtent rapidement. Ne paniquez pas quand vous voyez beaucoup de sang sortir d'une plaie de la tête ou de la face. Comme le sang est rouge vif, la quantité de sang perdue est souvent surévaluée. Une hémorragie qui ne s'arrête pas spontanément après une minute environ nécessite des soins immédiats pour arrêter le saignement avant une trop grande perte de sang.

Les **veines** sont des vaisseaux situés sous la peau. Même si une veine peut saigner abondamment, l'hémorragie peut généralement être contrôlée par des mesures simples. Une compression directe permet souvent de contrôler une hémorragie veineuse.

Les petits vaisseaux disséminés partout dans le corps s'appellent des **capillaires**. Il y en a des centaines et des milliers dans l'organisme. Quand un capillaire est touché, le saignement est facile à contrôler. La compression directe l'arrête rapidement.

Certaines parties du corps contiennent plus de vaisseaux que d'autres. Par exemple, il y a plus de vaisseaux par unité de surface sur le visage ou sur la tête que sur un doigt. C'est pour cela qu'une plaie au visage ou au cuir chevelu saigne plus qu'une plaie du doigt.

Les traumatismes profonds au niveau du thorax, de l'abdomen ou du cerveau peuvent provoquer une hémorragie en profondeur. Ce sont des **hémorragies internes**. Les symptômes varient selon le type de traumatisme et la partie du corps atteinte. En général la personne atteinte d'hémorragie interne a très mal et paraît très malade. Si vous suspectez une hémorragie interne chez un enfant, appelez immédiatement les services médicaux d'urgence. Essayez de garder l'enfant au calme en attendant leur arrivée.

Si la peau est ouverte, la blessure est appelée **plaie ouverte**. Les principales plaies ouvertes rencontrées sont les égratignures (abrasions), les coupures (lacérations), les ampoules ouvertes, les piqûres et les saignements de nez.

Les **abrasions** s'observent quand la couche superficielle de la peau est enlevée avec une petite perte de sang (figure 4-3). Même si les abrasions ne sont pas vitales, elles peuvent toujours s'infecter. Elles peuvent être assez douloureuses. De nombreuses terminaisons nerveuses sont exposées suite à la disparition de la couche superficielle de la peau. Un exemple d'abrasion est un genou éraflé.

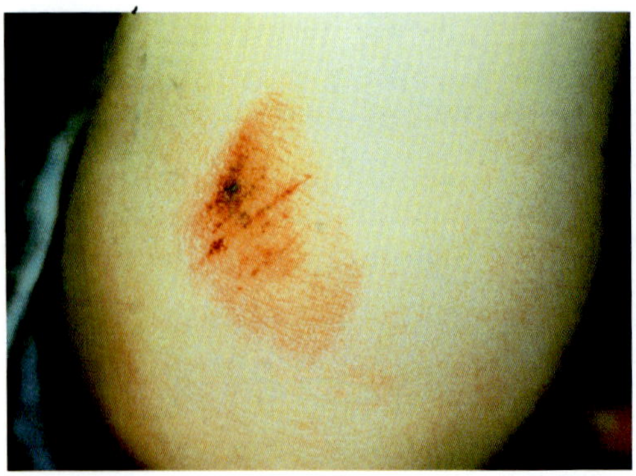

Figure 4.3
Abrasion.

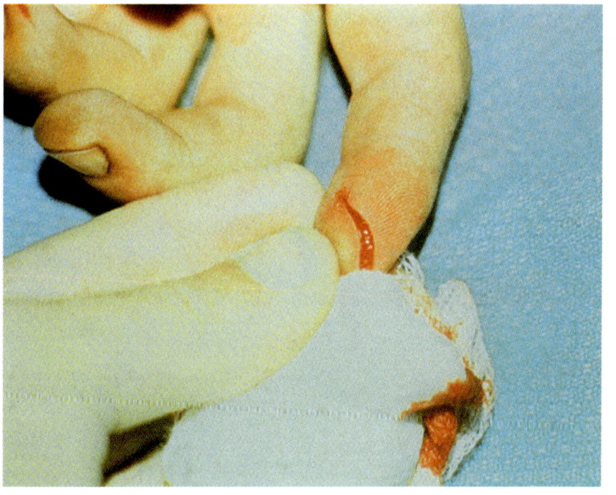

Figure 4.4
Lacération.

Une **lacération** est une coupure, dont les bords sont nets ou déchiquetés (figure 4-4). Elle peut être superficielle ou profonde, grande ou petite. Un exemple de lacération est une coupure provoquée par un couteau, un morceau de verre ou le bord d'une feuille de papier.

Une **ampoule** est une collection liquidienne dans une bulle sous la peau. Elle peut être petite ou grande. En général, si la peau au-dessus de l'ampoule n'est pas percée, le liquide qui se trouve à l'intérieur est stérile.

Une **piqûre** est un petit trou dans la peau qui peut être profond ou superficiel. Souvent les plaies par piqûre saignent très peu. Le risque d'infection est important parce que c'est difficile de faire partir les germes qui se trouvent dans le trou fait par l'objet piquant. Un exemple de plaie par piqûre est une écharde.

Une **avulsion** est un morceau de peau arraché qui pend. Une **amputation** est la section ou l'arrachement d'une partie du corps. Les avulsions et les amputations, bien que rares, peuvent survenir et doivent être traitées comme la plupart des autres plaies hémorragiques. Veillez à utiliser les Précautions Universelles pour réduire le risque d'infection. Appelez les services médicaux d'urgence, contrôlez l'hémorragie et rappelez-vous de vous occuper aussi de la partie arrachée ou amputée.

Une **épistaxis** est un saignement par le nez. On les rencontre plus souvent en hiver quand les allergies, les infections respiratoires et l'air sec entraînent des chatouillements ou des démangeaisons au niveau du nez. Se moucher trop fort ou se cogner le nez peut aussi entraîner une épistaxis.

Si un vaisseau est lésé dans une narine, le sang s'écoulera par cette narine. Pencher la tête de l'enfant en arrière ou le coucher peut stopper l'écoulement par les narines mais n'arrête pas l'hémorragie. Certaines personnes croient à tort qu'on arrête un saignement de nez en penchant la tête en arrière. On voit moins de sang quand l'enfant est couché ou penche la tête en arrière parce que le sang s'écoule dans sa gorge et qu'il l'avale. Le sang avalé s'accumule dans l'estomac et l'enfant peut vomir. L'angoisse provoquée par les vomissements peut aggraver le saignement.

Les plaies ouvertes nécessitent l'utilisation de compresses et de bandages. Une **compresse** est un carré de tissu stérile qui sert à recouvrir une plaie (figure 4-5). Un **bandage** maintient la compresse en place et peut aussi être utilisé pour comprimer une plaie et contrôler

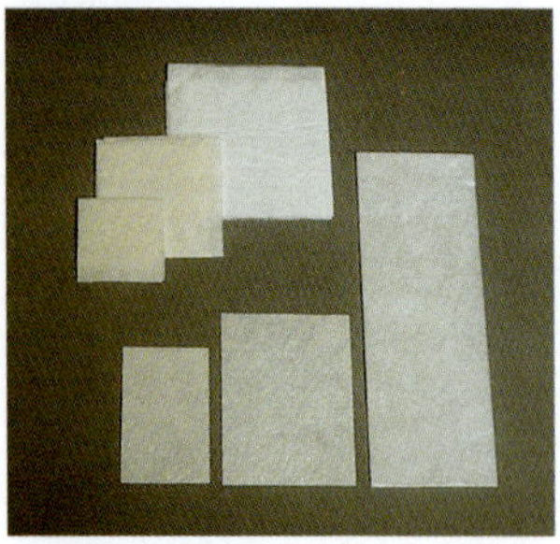

Figure 4.5
Compresses.

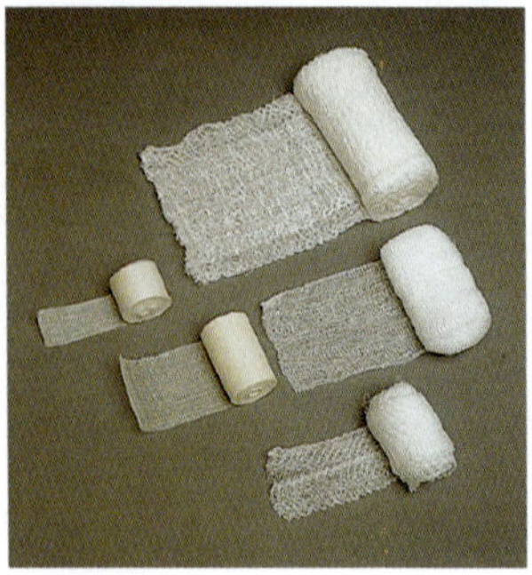

Figure 4.6
Bandages.

une hémorragie (figure 4-6). Un **pansement adhésif** est la combinaison d'une compresse et d'un bandage. Les compresses vendues dans le commerce, comme des compresses de gaze et des compresses non-adhérentes, ainsi que les pansements adhésifs sont disponibles dans plusieurs tailles. Les compresses stériles emballées individuellement ne peluchent pas et sont plus faciles à ranger dans une trousse de secours car elles prennent moins de place. Les rouleaux de gaze peuvent couvrir n'importe quelle partie du corps car ils sont disponibles en différentes largeurs.

Ce que vous devez rechercher

- Regardez prudemment d'où vient le saignement ou cherchez l'endroit où le sang semble s'accumuler sous la peau. Les enfants qui ont simplement une petite plaie de la lèvre supérieure peuvent avoir du sang sur leurs lèvres, sur leur langue et même sur leur tee-shirt. Tant que vous n'avez pas trouvé l'origine du saignement vous pouvez penser qu'il est blessé à la lèvre, à la langue ou au visage.
- Vérifiez si la plaie saigne toujours ou si le sang ne coule plus.
- Observez un enfant qui a fait une grosse chute afin de voir s'il a mal ou s'il a l'air très malade. Si c'est le cas, pensez toujours à une hémorragie interne.

Le saviez-vous ?

Les pansements plastifiés empêchent le sang de s'écouler en dehors de la plaie. Malgré tout, ces petits pansements plastifiés peuvent étouffer accidentellement un enfant de moins de 3 ans. Un jeune enfant peut enlever le pansement de sa blessure et le mettre en bouche. Si le pansement plastifié se bloque dans ses voies aériennes, il ne pourra plus respirer.

Évitez donc les pansements plastifiés chez les enfants de moins de 3 ans et utilisez plutôt une compresse et un bandage tissé.

Ce que vous devez faire

Premiers soins en cas de plaies ouvertes (égratignure, coupure, déchirure, avulsion ou amputation)

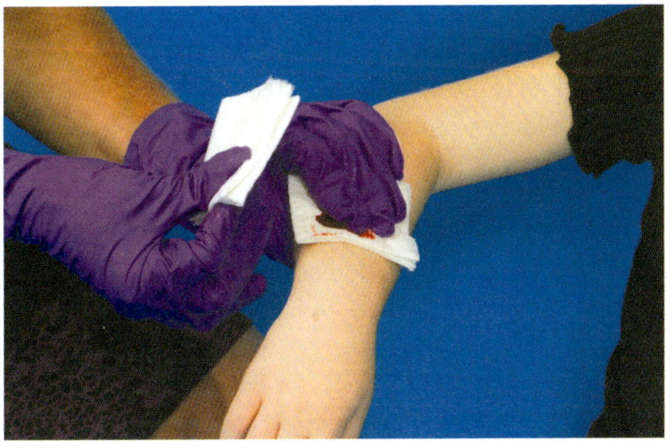

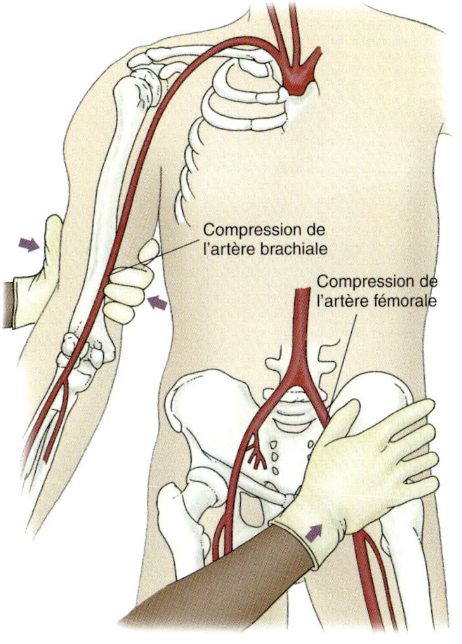

1. Respectez les précautions standards. Utilisez une protection entre la plaie et votre peau. Quand vous comprimez la plaie, protégez vos mains avec des gants, un tampon d'essuies en papier, ou tout autre tissu propre disponible.

2. Comprimez directement l'endroit qui saigne avec vos doigts ou avec la paume de votre main jusqu'à ce que le saignement s'arrête. En général le saignement s'arrête après 1 à 2 minutes de compression directe. Si le saignement est facilement contrôlé, rincez la plaie à l'eau courante, posez un pansement et informez les parents ou le responsable légal de l'enfant. Si l'hémorragie est difficile à contrôler, continuez à comprimer la plaie pendant 5 minutes au moins. Si le sang passe au travers du pansement avec lequel vous comprimez la plaie, n'enlevez pas la partie du pansement qui est en contact direct avec la plaie. Si vous l'ôtez, vous pouvez aussi enlever un caillot en train de se former pour obturer le vaisseau qui saigne. Mettez des pansements supplémentaires si nécessaire. Si l'hémorragie continue, comprimez un des quatre points de pression. Les points de pression se trouvent sur le haut des bras et dans les plis de l'aine. En comprimant un de ces points vous ralentirez l'écoulement du sang hors de la plaie.

Premiers soins en cas de plaies ouvertes (suite)

2a. Les parties arrachées devraient rester telles quelles et être replacées dans leur position normale à moins qu'il n'y ait des saletés ou des débris dans la plaie. Occupez-vous des parties arrachées de la même manière que d'une autre plaie ouverte. Les parties amputées doivent être gardées au sec et placées sur de la glace. Elles ne doivent pas être immergées dans la glace ou l'eau mais doivent être enveloppées dans un pansement sec, propre ou stérile, placées dans un sac en plastic et posées sur la glace.

3. Si l'hémorragie n'est toujours pas contrôlée ou si la plaie recommence à saigner après 5 minutes de compression directe, maintenez la compression et appelez les services médicaux d'urgence.

4. Nettoyez le sang répandu et désinfectez les surfaces souillées en respectant les Précautions Standards.

5. Si la plaie est très sale et si l'enfant n'a pas été vacciné contre le tétanos depuis 5 ans, il devra consulter un médecin et se mettre en ordre de vaccination.

Conseil pratique

- Une plaie devrait être examinée par un médecin si elle ne reste pas fermée d'elle-même ou s'il a fallu une compression directe de 5 minutes pour contrôler l'hémorragie. Elle pourrait nécessiter des points de suture.
- Les bords des plaies de plus de 1 cm de long peuvent s'écarter. Ceci doit être pris en charge par un médecin qui en rapprochera les bords à l'aide de points de suture, de bandelettes de sparadrap ou de colle. Pour éviter l'infection et permettre une bonne cicatrisation, il faut faire cela le plus rapidement possible, en général dans les 6 heures après l'accident.
- Un nettoyage rapide et adéquat, suivi de la fermeture de la plaie, diminue le risque d'infection, favorise la cicatrisation et réduit les cicatrices.
- Un enfant blessé à la lèvre, sous la langue ou aux dents peut sucer une glace à l'eau pour appliquer du froid et faire compression en même temps.

Ce que vous devez faire

Premiers soins en cas d'ampoules

1. Protégez l'ampoule par un pansement. Celui-ci empêchera l'ouverture de l'ampoule aussi longtemps que possible pendant que les tissus sous-jacents cicatrisent.
2. Conseillez aux parents ou au responsable légal de faire examiner par un médecin les ampoules dont la dimension est supérieure à celle d'une pièce de 2 euros.

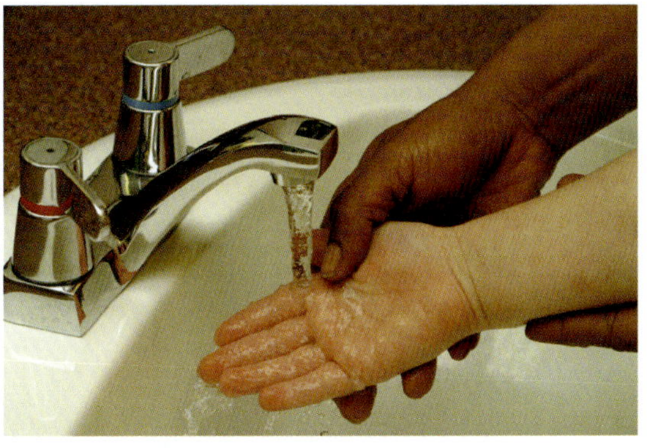

3. Si l'ampoule s'ouvre, nettoyez-la avec de l'eau et soignez-la comme une plaie ouverte.

Ce que vous devez faire

Premiers soins en cas de plaies punctiformes, y compris en cas d'échardes

1. Avec l'accord des parents, retirez les petits corps étrangers que vous pouvez attraper facilement (exemple : une écharde de bois ou une agrafe) au moyen d'une pince à épiler propre. Si vous ne parvenez pas à retirer l'objet facilement, ou s'il est trop grand ou enfoncé trop profondément, l'aide d'un médecin s'impose. Appelez les services médicaux d'urgence s'il s'agit d'un grand corps étranger (par exemple un couteau, un bâton ou un objet profondément enfoncé sous la peau). Ne retirez surtout jamais un tel objet. Ne le mobilisez pas non plus. Si nécessaire, fixez l'objet avec un bandage pour éviter qu'il bouge et qu'il provoque d'autres lésions.

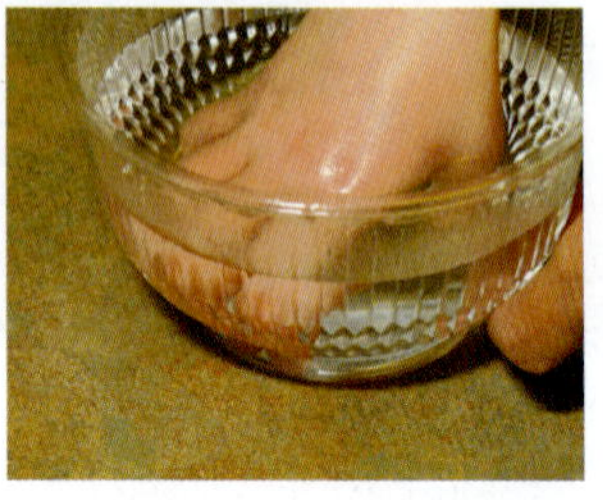

2. Faites tremper la plaie dans de l'eau claire.
3. Pour les plaies dont le corps étranger a été enlevé, faites-les trempez à nouveau dans de l'eau claire et ensuite couvrez la plaie par un pansement non compressif ou laissez-la à l'air.
4. Si le corps étranger était vraiment sale et si l'enfant n'a pas reçu de vaccin antitétanique depuis plus de 5 ans, voyez un médecin pour un rappel éventuel.

Ce que vous devez faire

Premiers soins en cas de saignement de nez

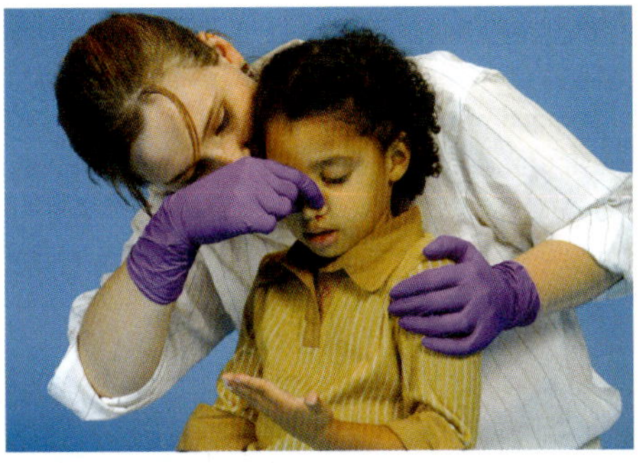

1. Gardez l'enfant assis.

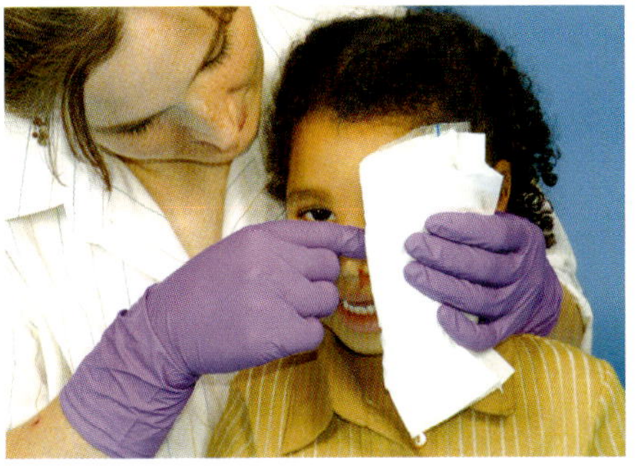

2. Suivez les Précautions Standards. Utilisez le pouce et un doigt pour comprimer les narines ensemble.

3. Appuyez délicatement le nez pincé contre les os de la face.
4. Maintenez cette position pendant 5 minutes. Ne relâchez pas pour voir si le saignement s'est arrêté.
5. Si c'est possible, appliquez de la glace sur le nez et les joues de l'enfant au moyen d'un sac plastique rempli de glaçons ou d'un sac de légumes congelés emballé dans un linge pendant que vous pincez le nez.
6. Après 5 minutes, relâchez doucement la pression pour éviter une reprise du saignement. Un retour brutal de sang dans le vaisseau endommagé pourrait déloger le caillot formé grâce à votre compression. Si le saignement réapparaît, appuyez à nouveau mais plus longtemps.
7. Gardez l'enfant au calme au moins pendant une demi-heure afin d'éviter une reprise du saignement.
8. Ne laissez pas l'enfant se moucher après l'arrêt du saignement. Le fait de se moucher pourrait déloger le caillot. Si l'enfant en est capable, demandez-lui de se moucher juste avant que vous comprimiez ses narines de façon à laisser moins de sang dans celles-ci après l'arrêt de l'hémorragie. Si les croûtes de sang peuvent démanger l'enfant, une quantité importante de sang laissée dans le nez peut amener l'enfant à se gratter, ce qui relancerait l'hémorragie.
9. Appelez les services médicaux d'urgence ou un médecin si vous n'arrivez pas à contrôler l'hémorragie.

LE SAVIEZ-VOUS ?

Le tétanos est une maladie appelée parfois « trismus (mâchoires bloquées) ». Les bactéries qui peuvent causer le tétanos vivent dans la terre et la poussière et se retrouvent dans les déjections humaines et animales. Elles pénètrent dans l'organisme par une plaie souillée et le tétanos provoque des contractures du dos, des jambes, des bras et de la mâchoire (trismus). Cette maladie est généralement fatale mais une vaccination périodique régulière permet que la majorité de la population soit immunisée. La vaccination apprend au système immunitaire à se protéger contre une exposition future au tétanos. Les enfants reçoivent normalement une injection à 2 mois, 4 mois, 6 mois et entre 12 et 15 mois. Puis entre 4 et 6 ans et ensuite tous les 10 ans toute leur vie. Une dose supplémentaire est administrée au moment d'une blessure si la plaie est très souillée et si la dernière injection date de plus de 5 ans.

Les contusions

Ce que vous devez savoir

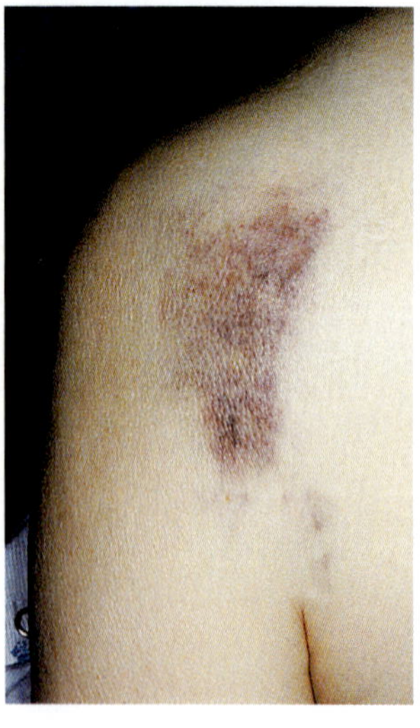

Figure 4.7
Ecchymose.

En cas de **plaie fermée**, la peau n'est pas ouverte mais les tissus et les vaisseaux sanguins sous la peau sont déchirés, provoquant un saignement localisé. Les ecchymoses sont des blessures fermées. Les enfants actifs, en particulier ceux qui jouent à des jeux pleins d'énergie, auront souvent des ecchymoses (figure 4-7). Un gonflement peut accompagner une plaie fermée.

Au départ la zone atteinte est rouge et gonflée et devient ensuite progressivement bleue ou pourpre. Au fur et à mesure que le sang est résorbé dans les jours qui suivent, cette zone devient jaune et pâlit en cicatrisant.

LE SAVIEZ-VOUS ?

L'air peut être très sec pendant les mois d'hiver dans les régions froides, dans les endroits où l'air est conditionné et dans certaines régions désertiques. Augmenter l'humidité de l'air grâce à un vaporisateur ou à un humidificateur va diminuer le risque de saignements de nez. En cas de saignements répétés, certains médecins préconisent de vaporiser du sérum physiologique dans les narines de l'enfant ou de tapisser l'intérieur de ses narines avec de la vaseline pour protéger sa muqueuse nasale de la sécheresse de l'air. Ceci ne peut être fait qu'avec l'autorisation des parents ou du responsable légal.

CONSEIL PRATIQUE

Lorsqu'une partie du corps a été écrasée, les lésions peuvent être plus graves que ce qui est directement apparent. Le gonflement qui fait suite à un écrasement peut écraser les parois des vaisseaux sanguins, les obstruer et empêcher ainsi l'apport de sang nécessaire aux tissus. Si cette situation perdure, les tissus vont se nécroser (mourir). Un médecin doit toujours examiner une lésion par écrasement même si elle n'a pas l'air grave.

Ce que vous devez rechercher

- Recherchez la cause de la lésion.
- Comparer la partie du corps atteinte avec la même partie du corps du côté opposé pour voir s'il y a un gonflement.
- Palpez la peau pour voir si elle semble tendue.
- Recherchez une coloration anormale au niveau de la région atteinte.
- Si une partie du corps a été prise, écrasée ou tordue entre deux plans durs, il est possible d'avoir une lésion par écrasement. Si vous suspectez une lésion par écrasement, prenez-la toujours au sérieux et veillez à ce que l'enfant soit examiné par un médecin.

Ce que vous devez faire

Premiers soins devant une ecchymose ou un gonflement

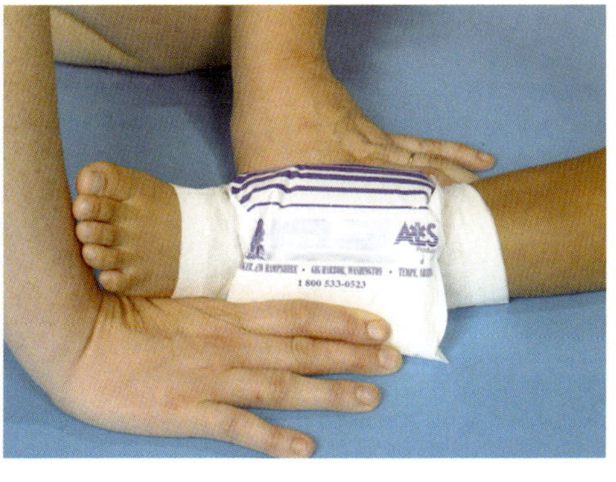

1. Pour limiter le gonflement, appliquez-y du froid sous forme de glace, d'un sac de légumes congelés ou d'un cold pack (compresse

froide) emballé dans un linge. N'appliquez pas de glace directement sur la peau car le froid intense pourrait provoquer une autre lésion.

2. Appelez les services médicaux d'urgence ou contactez un médecin si la douleur ou le gonflement persiste ou si l'enfant présente une lésion par écrasement.

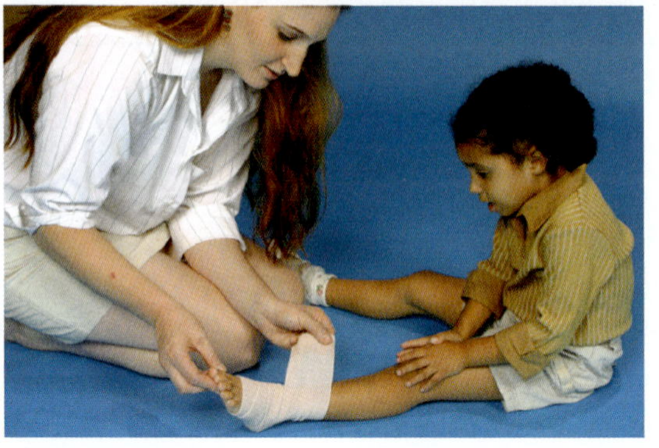

3. Un bandage élastique ou un bandage de gaze extensible peut être appliqué pour assurer une contention de la région meurtrie ou gonflée. Le bandage peut également aider à maintenir la compresse froide en place. Si vous utilisez un bandage, laissez l'extrémité des doigts ou des orteils apparente afin de vérifier si votre bandage n'est pas trop serré. Vérifiez s'il y a un changement de couleur ou de température et si les doigts ou les orteils perdent leur couleur habituelle. Les doigts ou les orteils doivent garder leur couleur normale et être chauds au toucher.
4. Surélevez le membre blessé sauf si vous suspectez une fracture ou une lésion de la moelle épinière. Déplacer un enfant qui présente une fracture ou une lésion de moelle épinière peut aggraver la lésion (voir les lésions musculo-squelettiques).

ARBRE DÉCISIONNEL

Premiers soins lors d'un saignement

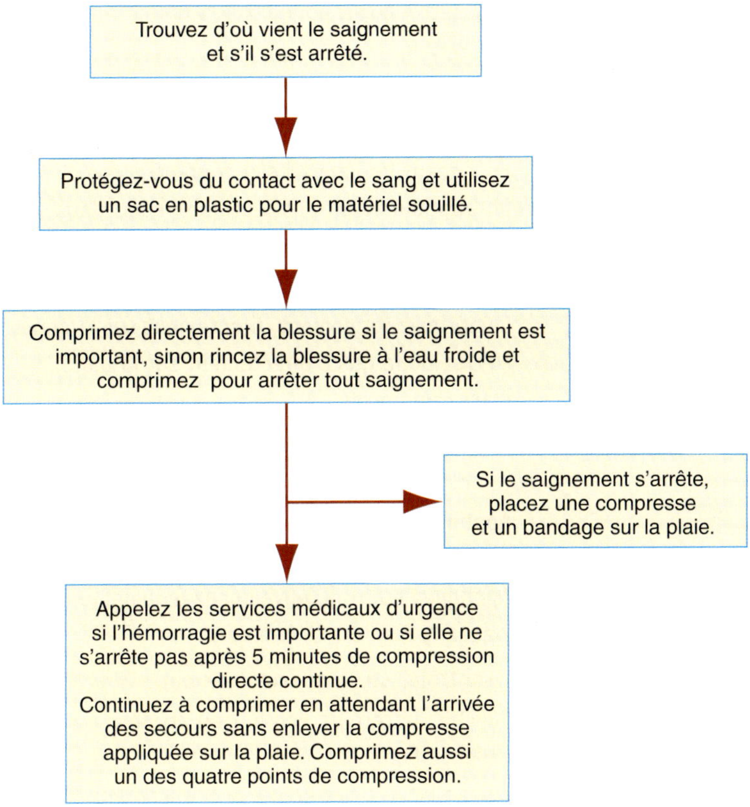

TESTEZ VOS CONNAISSANCES

Entourez la lettre correspondant à la bonne réponse.

1. Pour réduire le risque d'infection, nettoyez les petites plaies :
   a. En enlevant la saleté avec du savon sur une éponge.
   b. En versant de l'alcool sur la blessure.
   c. En rinçant la plaie à l'eau courante.
   d. En appliquant un antiseptique vendu dans le commerce sur la plaie.
2. Pour contrôler un saignement important :
   a. Comprimez fermement directement sur la plaie.
   b. Mettez de la glace directement sur la plaie.
   c. Placez un garrot.
   d. Maintenez le membre blessé en l'air.
3. Pour contrôler le gonflement d'un membre blessé :
   a. Appliquez de la glace directement sur la blessure.
   b. Appliquez des compresses chaudes sur le membre blessé.
   c. Appliquez du froid, enveloppez le membre blessé et surélevez-le.
   d. Placez le membre blessé dans une attelle.
4. Pour contrôler un saignement de nez :
   a. Penchez la tête de l'enfant en arrière.
   b. Couchez l'enfant.
   c. Demandez à l'enfant de se moucher jusqu'à ce que le saignement s'arrête.
   d. Pincez les narines et poussez-les contre les os de la face.

DÉFINITIONS

Abrasion

Plaie ouverte qui survient quand la couche superficielle de la peau est enlevée, avec un petit saignement.

Ampoule

Une collection de liquide sous forme d'une bulle sous la peau.

Artères

Vaisseaux sanguins de gros volume, profonds et bien protégés ; elles transportent le sang du cœur vers tous les organes.

Bandage

Maintient une compresse en place et peut aussi servir à comprimer pour contrôler une hémorragie.

Bandage adhésif

Combinaison d'une compresse et d'un bandage.

Blessure ouverte

Lésion ou la peau est ouverte.

Capillaires

Très petits vaisseaux sanguins répartis dans tout l'organisme.

Compresse

Pansement propre posé sur une blessure.

Compression directe

Pression appliquée directement sur la plaie avec votre main ou avec une compresse.

Hémorragie interne

Lésion profonde du thorax, de l'abdomen ou du cerveau qui peut être associée à un saignement des tissus en profondeur.

Lacération

Coupure dont les bords peuvent être déchiquetés.

Plaie fermée

Type de blessure où la peau n'est pas ouverte mais où les tissus et les vaisseaux sanguins sous la peau sont atteints, entraînant un saignement dans une petite zone du corps.

Plaie punctiforme

Petit trou dans la peau, de profondeur variable.

Précautions Standards

Mesures nécessaires pour se protéger de toute sécrétion pouvant contenir du sang. Ces précautions comprennent le nettoyage et la désinfection des surfaces en contact avec tout type de sécrétion corporelle (sauf la sueur) et le lavage des mains.

Précautions Universelles

Mesures de protection contre le sang, les sécrétions pouvant contenir du sang et les sécrétions sexuelles. Elles ne s'appliquent pas aux excréments, aux sécrétions nasales, aux expectorations, à la sueur, aux larmes, à l'urine et aux vomissures.

Veines

Vaisseaux sanguins qui ramènent le sang vers le cœur.

CHAPITRE

5

Les lésions des os, des articulations et des muscles

Objectifs d'apprentissage

L'encadrant sera capable de :

- définir une fracture ouverte et une fracture fermée,
- décrire comment évaluer une lésion musculo-squelettique,
- décrire comment soigner une lésion musculo-squelettique mineure,
- connaître la bonne attitude devant :
  a) une fracture
  b) une luxation
  c) une entorse
  d) une lésion de la moelle épinière.

Lésions des os, des articulations et des muscles

Introduction

Les os et les articulations des jeunes enfants sont en général plus souples que ceux des adultes. À l'inverse des adultes, les enfants ont rarement des entorses ou des déchirures musculaires et ligamentaires quand ils s'étirent, se penchent ou courent. Malgré cela les enfants sont plus sujets aux luxations, en particulier de l'épaule, que les adultes. Étant donné leur comportement impulsif, les enfants présentent souvent des fractures et des contusions. Les lésions de la colonne vertébrale atteignent les os et les articulations, les muscles qui les entourent ou la moelle épinière et les nerfs. Les os, les muscles et les articulations forment le **système musculo-squelettique**.

Ce que vous devez savoir

Une **fracture** est un os cassé. Tous les os de notre corps peuvent se fracturer y compris ceux du bassin, du tronc et de la colonne vertébrale. Une fracture peut être partielle ou complète. Lors d'une fracture, les muscles, les vaisseaux et les nerfs situés autour de l'os peuvent aussi être endommagés.

Les fractures sont fréquentes chez les enfants. Heureusement elles guérissent plus vite chez les enfants que chez les adultes. Bien qu'en général la guérison soit complète, on peut parfois observer des séquelles comme un trouble de la croissance ou une limitation de mouvement dans la zone de la fracture.

On parle de **fracture fermée** quand la peau reste intacte au niveau de la fracture. Une **fracture ouverte** s'observe quand il y a une plaie ouverte face de la fracture. La plaie peut être causée par l'extrémité de l'os qui traverse les tissus y compris la peau, ou par la force qui a cassé l'os (figure 5-1). La perte de sang est équivalente dans les fractures fermées et les fractures ouvertes mais elle est plus visible en cas de fracture ouverte et le risque d'infection est plus grand.

Une **luxation** est la sortie d'un os de son articulation. Chez les enfants, les luxations les plus fréquentes sont celles des doigts et des coudes mais elles ne sont pas toujours évidentes. Il ne faut pas beaucoup de force pour luxer l'os d'un enfant. Une traction rapide de la main d'un enfant pour lui éviter d'aller sur la rue ou de trébucher peut suffire pour lui luxer le coude. Il ne faudrait pas tirer un jeune enfant ou un nourrisson par les mains ou par les poignets (figure 5-2).

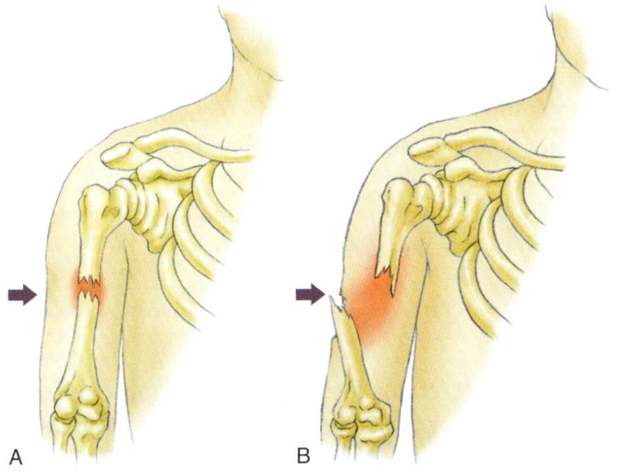

Figure 5.1
Fracture fermée (A), fracture ouverte (B).

Parfois un os luxé retrouve spontanément et rapidement son emplacement mais il faut souvent qu'un médecin le remette en place. La perte de mobilité de l'articulation est douloureuse si l'os reste luxé.

Une **entorse** est une lésion qui survient quand les tissus qui maintiennent les parties de l'articulation ensemble (ligaments) sont étirés au-delà de leurs limites. Une **élongation musculaire** se produit lorsqu'un ou des muscles sont étirés au-delà de leurs limites. Les entorses sont rares chez les petits enfants et commencent à se produire au fur et à mesure qu'ils grandissent et que leurs articulations ressemblent de plus en plus à celles des adultes.

Au moment de l'accident, l'enfant refusera souvent de bouger le membre fracturé, luxé ou le muscle déchiré. La lésion est douloureuse

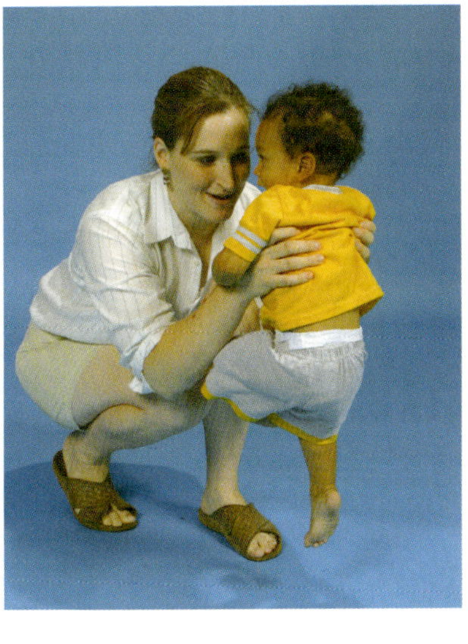

Figure 5.2
Soulevez un enfant en le tenant sous les bras, et non par les mains ou les poignets.

et entraîne une contracture musculaire. L'enfant ne mobilise pas le membre lésé, soit en le maintenant contre son corps ou en ne le bougeant vraiment pas du tout.

Il n'est pas indispensable que celui qui donne les premiers soins reconnaisse qu'il s'agit d'une fracture, d'une luxation, d'une entorse ou d'une contracture. Les premiers soins seront les mêmes dans tous les cas de figure. Son rôle est de reconnaître une blessure potentiellement grave et d'immobiliser le membre lésé en attendant un examen médical.

Ce que vous devez rechercher

Vous devriez suspecter une lésion du système musculo-squelettique chez un enfant dès votre première observation des lieux de l'accident. Si un enfant est tombé ou a reçu un coup violent, il est probable qu'il a des lésions au niveau des os, des muscles ou des articulations. Lorsque vous réalisez un ARC, vous pouvez observer si l'enfant a mal ou si un de ses membres reste immobile dans une position inhabituelle. Si un os, une articulation ou un muscle est touché, l'enfant se plaint de douleur au niveau de la lésion. Même si l'enfant pleure, vous pouvez essayer qu'il vous montre où il a mal. Demander à l'enfant de vous montrer l'endroit douloureux va lui faire oublier l'intensité de sa douleur et vous empêchera de vous tromper sur la localisation des lésions. Il peut être très difficile de localiser une lésion chez un enfant qui pleure et qui refuse de bouger. L'enfant peut tenir un endroit non atteint pour immobiliser l'endroit douloureux. Les enfants comprennent en quelques secondes que, s'ils évitent de mobiliser la zone lésée, la douleur est moins intense.

Lorsque vous êtes devant des lésions musculaires, osseuses ou articulaires, utilisez le moyen mnémotechnique suivant : **DOGS** (Déformation, lésion Ouverte, Gonflement, Sensibilité).

- Une **D**éformation s'observe lorsqu'un os est fracturé et donne une forme anormale au membre.
- Les lésions **O**uvertes ou plaies correspondent à une déchirure de la peau.
- Le **G**onflement est une réaction de l'organisme à la lésion et le membre atteint paraît plus gros.
- La **S**ensibilité se recherche par la palpation de la zone atteinte.

Lorsque des muscles, des os ou des articulations sont atteints, du sang ou d'autres liquides s'accumulent autour de la lésion. C'est ce qui est responsable du gonflement. Parfois, une fracture entraîne une forme ou une courbure anormale du membre. Cet aspect anormal est appelé déformation. Vous pouvez observer une déformation en pratiquant l'ARC sans les mains et l'ARCIE avec les mains. Pour reconnaître une déformation, comparez le membre lésé avec le membre opposé sain. Rappelez-vous que l'absence de mouvement doit toujours vous faire penser à une lésion osseuse, musculaire ou articulaire. L'enfant peut être capable de mobiliser un peu le membre atteint mais ses mouvements seront toujours limités. Dans l'ARCIE, cette perte de fonction est représentée par le 'I' (incapacité).

Ce que vous devez faire

Premiers soins en cas de lésions des os, des articulations et des muscles

Les premiers soins et le traitement des lésions musculo-squelettiques peuvent se retenir grâce au moyen mnémotechnique suivant : **RGCE** (Repos, Glace, Compression et Élévation). Si l'enfant peut mobiliser le membre atteint et que la douleur est modérée, la lésion est souvent mineure. Sinon, un médecin devrait examiner l'enfant pour décider des soins appropriés. Les traumatismes mineurs pourront être soignés en respectant les mesures reprises dans RGCE.

1. **Repos.** Laissez l'enfant prendre une position confortable (assis ou couché). Le corps signale l'existence d'un problème par la douleur ressentie. Si les mouvements d'une partie du corps sont douloureux, il ne faut pas obliger l'enfant à la mobiliser.

2. **Glace.** Couvrez la lésion avec un linge et posez dessus de la glace ou un cold pack pendant 20 à 30 minutes toutes les 2-3 heures pendant 24 à 48 heures. Cela diminue la douleur, le saignement et le gonflement. Le linge entre la peau et la glace protège la peau contre le froid extrême. Un bandage élastique est un bon moyen pour maintenir la glace ou le cold pack en place. Laisser la glace en permanence ou directement au contact de la peau peut abîmer celle-ci (figure 5-3A).

3. **Compression.** Vous pouvez utiliser un bandage élastique pour comprimer la zone blessée. Cela va limiter l'accumulation de sang et d'autres liquides. Commencez à poser le bandage quelques centimètres en-dessous de la lésion et terminez-le quelques centimètres au-dessus de celle-ci. Enroulez la bande en spirale de bas en haut vers le cœur. Serrez de façon égale tout en veillant à ne pas trop comprimer. Si l'enfant se plaint d'avoir les orteils ou les doigts froids, qu'ils picotent ou qu'ils s'engourdissent, desserrez le bandage. Ne l'enlevez qu'au moment d'appliquer la glace (figure 5-3 B).

4. **Élévation.** Surélevez la zone atteinte plus haut que le cœur en posant le membre lésé sur plusieurs coussins. Cela va limiter l'afflux de sang au niveau de la blessure et réduire le gonflement.

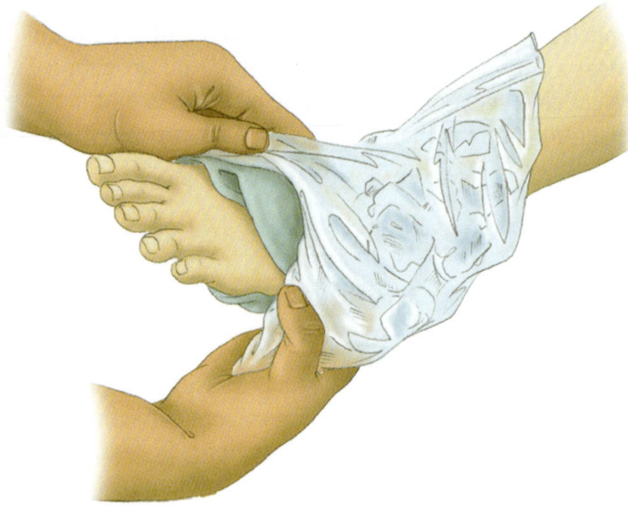

Figure 5.3 A
RGCE. A. Glace.

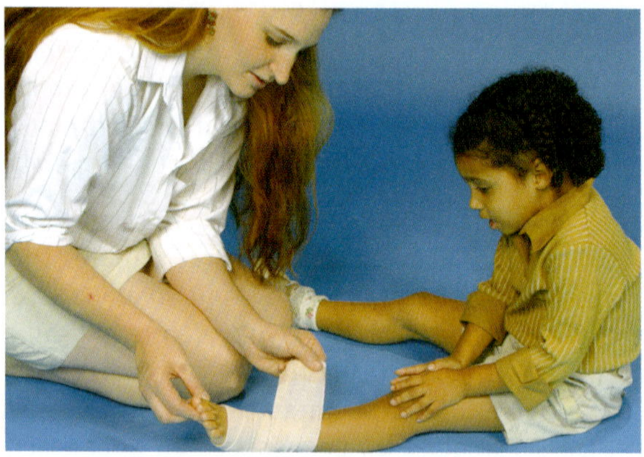

Figure 5.3 B
RGCE B. Compression.

Conseil pratique

- Ne serrez pas trop le bandage.
- Vérifiez la couleur de la peau en dessous du bandage pour voir s'il n'est pas trop serré.
- Protégez toujours la peau en emballant la glace dans un linge fin.
- N'appliquez pas la glace plus de 20 à 30 minutes à la fois car elle pourrait occasionner des lésions de la peau.

LE SAVIEZ-VOUS ?

Pose d'une contention sur les lieux de l'accident

Une contention peut être nécessaire pour limiter autant que possible les mouvements d'un membre blessé. Savoir comment immobiliser une fracture, une lésion musculaire ou une luxation peut être utile dans de nombreuses situations. Cependant les enseignants et les personnes qui s'occupent d'enfants ne devraient pas immobiliser un jeune enfant à moins qu'une compression directe ne soit nécessaire pour contrôler une hémorragie ou si l'enfant doit être déplacé avant l'arrivée des secours. C'est le personnel des services médicaux d'urgence qui doit poser une contention si nécessaire.

Les raisons pour lesquelles il faut attendre les secours sont :

- Il ne faut pas s'attendre à ce qu'un jeune enfant qui a mal soit coopérant.
- Une personne qui n'a qu'une formation en premiers secours risque de mal poser la contention. Si elle est trop serrée ou si elle maintient le membre dans une mauvaise position, cela peut gêner la circulation sanguine et aggraver la douleur ou provoquer d'autres lésions.
- Le personnel des services médicaux d'urgence a été formé à poser des contentions facilement et en toute sécurité.
- Des mouvements intempestifs de la zone blessée lors de la pose de la contention peuvent aggraver la douleur et les lésions des os, des tissus mous, des vaisseaux et des nerfs.
- En général l'enfant va de lui-même immobiliser son membre blessé en ne le bougeant pas pour éviter la douleur.

CONSEIL PRATIQUE

Contention

Il est souvent préférable d'attendre l'arrivée des secours pour immobiliser un membre blessé. Vous pouvez néanmoins être amenés à immobiliser un membre pour contrôler une hémorragie ou si vous devez déplacer l'enfant. Pour immobiliser un membre blessé vous pouvez :

- Le fixer contre le membre indemne. Par exemple, vous pouvez attacher un doigt blessé au doigt adjacent.
- Utiliser un objet rigide suffisamment grand pour dépasser les articulations situées au-dessus et en-dessous de la lésion. Placez l'objet rigide contre le membre blessé et maintenez-le par une bande ou un linge. Cela évitera les mouvements de l'os fracturé.

S'il y a une plaie, suivez les Précautions Standards. Pour contrôler une hémorragie en cas de suspicion de fracture, comprimez les tissus au-dessus ou en dessous de la lésion, ou directement sur l'extrémité de l'os qui saigne. Vérifiez que les extrémités de l'os fracturé ne bougent

Conseil pratique

- Ne pas essayer de nettoyer une plaie si vous suspectez une fracture.
- Ne rien donner à boire ou à manger à un enfant qui pourrait avoir une fracture.
- Ne déplacez pas une personne qui pourrait avoir une lésion du cou ou de la colonne vertébrale.

pas lors de la compression pour arrêter l'hémorragie. Si elles bougent, cela pourrait aggraver la lésion. Si vous devez contrôler une hémorragie, immobilisez la zone blessée pour prévenir tout déplacement.

Après avoir contrôlé le saignement, couvrez la plaie avec une compresse stérile ou avec un grand linge propre pour maintenir la plaie aussi propre que possible.

Appliquez de la glace ou un cold pack emballé dans un linge pour réduire la douleur et le gonflement. Surélevez le bras ou la jambe immobilisée pour autant que cela n'augmente pas la douleur. Cela va également aider à réduire le gonflement et la douleur. Surtout ne déplacez pas la personne si vous suspectez une lésion du cou ou de la colonne vertébrale.

Le saviez-vous ?

Accidents liés à la pratique sportive

Les enfants, dès 4 ans parfois, pratiquent des sports individuels ou collectifs. Chaque année, aux États-Unis, environ 4 millions d'enfants arrivent dans un service d'urgence hospitalier suite à un accident sportif et environ 8 millions d'autres sont traités pour ce genre de lésion.

Suivez ces quelques recommandations pour prévenir de telles blessures :

- Les entraîneurs doivent être formés et conscients des risques pour la santé de l'enfant si l'entraînement est trop intensif.
- Tous les entraîneurs, qu'ils soient volontaires ou rémunérés, doivent avoir des notions de secourisme.
- Les enfants doivent subir un examen médical complet et avoir un certificat d'aptitude au sport avant de pratiquer ce sport.
- Les enfants doivent être en possession de tout l'équipement nécessaire à leur sécurité. Ils doivent l'utiliser scrupuleusement et l'entretenir régulièrement. Cet équipement doit être adapté à leur taille et à leur âge.
- Les terrains de jeu ne doivent pas contenir d'objets dangereux.
- Tout entraînement sportif doit inclure une phase d'échauffement et une phase de décrassage.
- La douleur est un bon indicateur d'un problème, ne jamais dire à l'enfant qu'il doit continuer malgré sa douleur !

Adapté de « Sports and Injuries », The National Youth Sports Foundation for The Prevention of Athletic Injuries, Inc. (fondation nationale américaine des jeunes sportifs pour la prévention de lésions sportives)

Lésions de la colonne vertébrale

Ce que vous devez savoir

La colonne vertébrale est une colonne osseuse qui entoure et protège la moelle épinière et les nerfs adjacents. Une lésion médullaire est une lésion qui endommage la moelle épinière. Ces nerfs assurent la sensibilité et la motricité dans tout le corps. Toute lésion de la moelle ou d'un de ses nerfs peut provoquer une paralysie sous le niveau de la lésion. Une paralysie est une perte définitive de la sensibilité et de la motricité.

Les fractures de la colonne sont rares chez l'enfant. Cependant tout enfant inconscient suite à un accident qui pourrait avoir entraîné une lésion de la colonne doit être traité comme s'il avait une lésion médullaire (figure 5-4). En laissant l'enfant s'asseoir ou en le manipulant de façon inadéquate, on peut endommager des nerfs et provoquer une paralysie ou le décès de l'enfant.

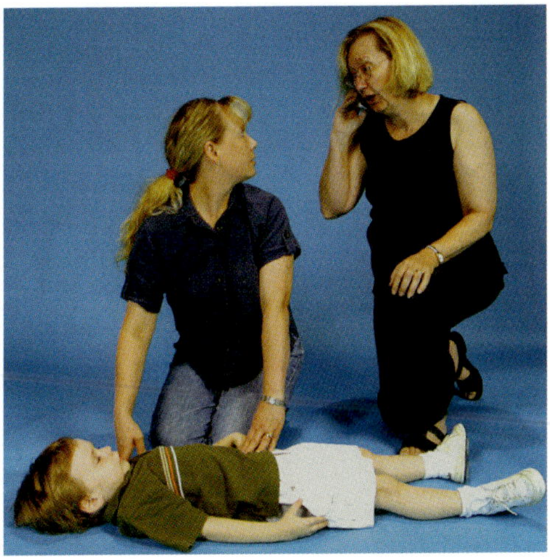

Figure 5.4
Ne mobilisez pas un enfant suspect de lésion médullaire. Un enfant inconscient après un accident doit être pris en charge comme s'il avait une lésion médullaire.

Ce que vous devez rechercher

- Une perte de connaissance.
- L'enfant est incapable de marcher ou se plaint de crampes musculaires.
- Douleur dans la nuque ou dans le dos.
- Sensibilité, gonflement ou contusion localisée.
- Maux de tête : l'enfant se plaint d'une douleur irradiant vers les épaules.
- L'enfant est incapable de bouger les bras ou les jambes.
- Perte de mobilité : l'enfant ne veut plus bouger le cou.

Ce que vous devez faire

Premiers soins en cas de lésion médullaire

1. Veillez à ce que l'enfant reste immobile et que personne ne le déplace. Ne luttez pas avec l'enfant pour le maintenir couché. Un enfant avec une lésion de la colonne sera incapable de bouger ou se rendra compte que le moindre mouvement est douloureux, et il ne voudra pas bouger.

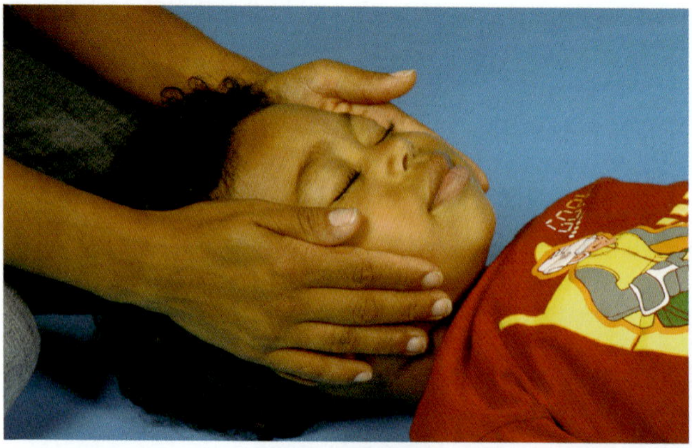

2. Appelez les services médicaux d'urgence pour transporter l'enfant en milieu hospitalier.

ARBRE DÉCISIONNEL

Premiers soins lors d'une lésion des os, des articulations et des muscles

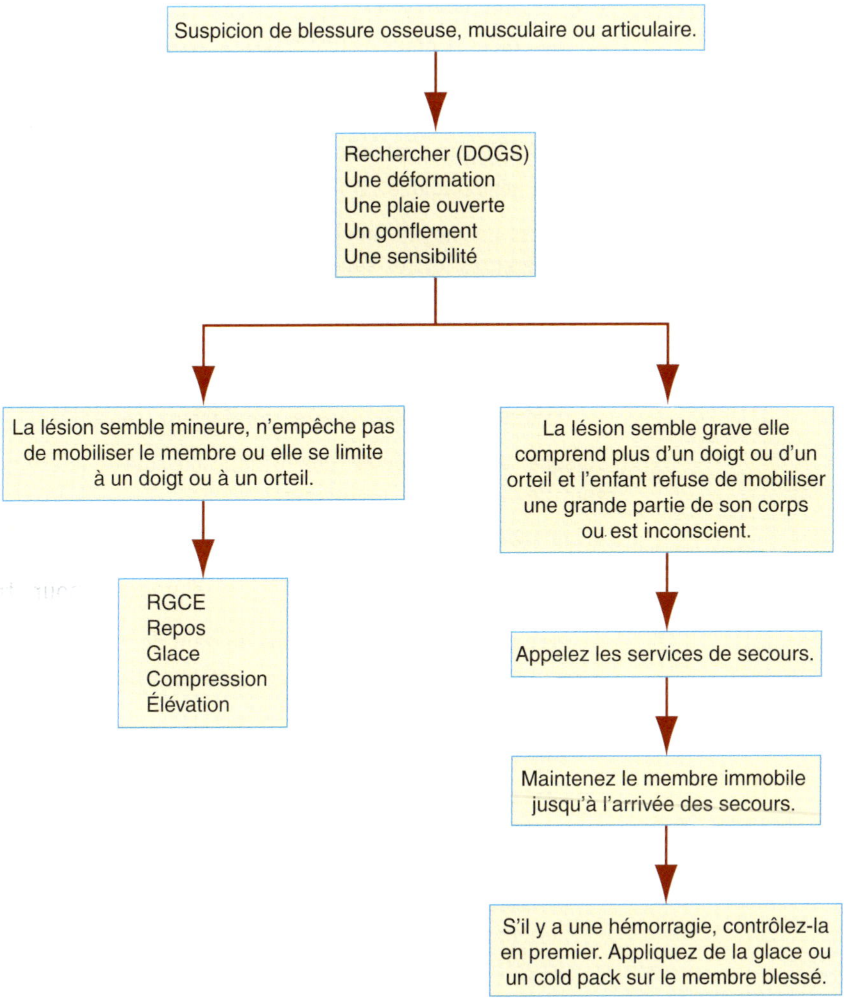

TESTEZ VOS CONNAISSANCES

Entourez la lettre correspondant à la bonne réponse.

1. Une fracture ouverte est :
   a. plus facile à gérer qu'une fracture fermée
   b. une situation dans laquelle les 2 morceaux de l'os sont séparés l'un de l'autre
   c. plus à risque d'infection qu'une fracture fermée
   d. non hémorragique car l'os cassé comprime les vaisseaux sanguins.
2. DOGS est un moyen mnémotechnique pour décrire une blessure ; les différentes lettres signifient :
   a. déplacement, occlusion, grosseur, surélévation
   b. déformation, occlusion, gonflement, soutien
   c. déformation, plaie ouverte, grosseur, surélévation
   d. déformation, plaie ouverte, gonflement, sensibilité.
3. Lorsque vous suspectez une lésion musculo-squelettique grave, vous devriez :
   a. immobiliser le membre blessé immédiatement
   b. essayer de maintenir le membre blessé immobile et appeler les secours
   c. mettre le membre blessé dans un bain de glace
   d. nettoyer le membre blessé en le passant sous l'eau courante.
4. Si l'enfant peut être blessé au dos ou au cou, vous devriez :
   a. éviter de mobiliser l'enfant et maintenir le cou et le dos dans l'axe initial où vous avez trouvé l'enfant
   b. corriger toute position bizarre adoptée par l'enfant de façon à ce que le dos et le cou semblent droits
   c. pousser la tête de l'enfant en arrière de façon à libérer les voies aériennes
   d. asseoir l'enfant pour diminuer la pression cérébrale.

DÉFINITIONS

Colonne vertébrale
Colonne osseuse entourant et protégeant la moelle épinière.

Contention
Maintien du membre blessé immobile.

Déchirure musculaire
Lésion qui survient lorsqu'une force étire un ou plusieurs muscles au-delà de leurs limites.

DOGS
Moyen mnémotechnique pour décrire une lésion du système musculo-squelettique : Déformation, plaie Ouverte, Gonflement, Sensibilité.

Entorse
Survient lorsque les ligaments sont étirés au-delà de leur limite.

Fracture
Os cassé.

Fracture fermée
Lorsque la peau en regard de la fracture est intacte.

Fracture ouverte
Quand il y a une plaie en regard de la fracture, plaie causée soit par l'os qui a déchiré la peau, soit par la force du choc qui a entraîné la fracture.

Lésion médullaire
Lésion de la colonne vertébrale (et donc probablement de la moelle épinière).

Ligament
Tissu maintenant les articulations ensemble.

Luxation
L'os est sorti de son articulation.

Paralysie
Perte définitive de sensibilité et de motricité.

RGCE
Moyen mnémotechnique pour les premiers soins des blessures du système musculo-squelettique : repos, glace, compression, élévation.

Système musculo-squelettique
Comprend les os, les articulations et les muscles.

CHAPITRE

6

Perte de connaissance, syncope et lésions cérébrales

Objectifs d'apprentissage

L'encadrant sera capable de :

- reconnaître les causes, les signes et les symptômes d'une syncope,
- décrire les premiers soins en cas de syncope,
- connaître quelques causes de perte de connaissance,
- connaître la différence entre une hypoglycémie et une hyperglycémie,
- connaître les facteurs de risque d'une lésion à la tête chez un enfant,
- décrire les signes et les symptômes d'une commotion cérébrale,
- connaître les signes d'une lésion cérébrale interne nécessitant des soins immédiats par un médecin,
- décrire les premiers soins en cas de lésion à la tête.

Introduction

Une perte de connaissance peut survenir suite à de multiples causes. Une blessure, une baisse du taux de sucre dans le sang, un stress, une réaction allergique grave et même le fait de retenir sa respiration peut entraîner une perte de connaissance chez un enfant. Une syncope est une perte de connaissance qui n'est pas causée par une blessure. Les enfants peuvent présenter des lésions cérébrales suite à une syncope.

Les blessures à la tête sont fréquentes durant l'enfance. Sur 100.000 enfants de moins de 3 ans, 82 vont souffrir d'un traumatisme cérébral chaque année. La majorité de ces lésions font suite à des chutes. Le poids relatif de sa tête est responsable de lésions plus fréquentes chez l'enfant (figure 6-1). Après les chutes, les accidents de la route sont la deuxième cause en fréquence de lésions à la tête.

La plupart des blessures à la tête n'endommagent pas le cerveau, mais peuvent causer une ecchymose superficielle et/ou un gonflement de la peau appelé « **œuf de pigeon** ». La taille de la bosse n'est pas proportionnelle à la gravité de la blessure à la tête.

La crainte principale en cas de blessure à la tête concerne une hémorragie ou un gonflement à l'intérieur du crâne. Ceci peut se produire même si la boite crânienne n'est pas endommagée. Certaines lésions cérébrales peuvent être suffisamment graves pour entraîner des dommages cérébraux définitifs ou même la mort.

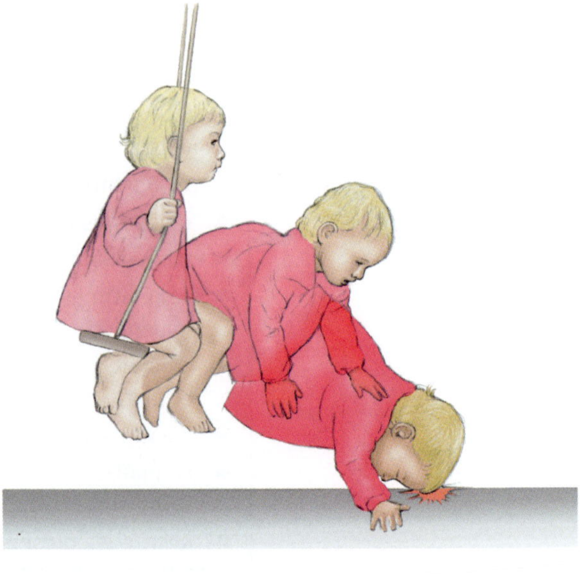

Figure 6.1
La lourdeur relative de la tête d'un enfant augmente la fréquence des lésions à la tête.

La syncope

Ce que vous devez savoir

Une **syncope** est une perte de connaissance soudaine et temporaire, causée par un bref manque d'apport de sang et d'oxygène au cerveau. La syncope ne fait pas suite à une blessure ; c'est une réaction du système nerveux à certaines situations comme la peur, la douleur ou une grande émotion. Parfois rester longtemps debout dans un environnement chaud peut provoquer une syncope. Normalement les syncopes ne sont pas graves. Souvent les enfants récupèrent en quelques minutes sans aucun soin particulier.

En plaçant la tête plus bas que le cœur ou en soulevant les pieds plus haut que le cœur, on peut éviter une syncope en apportant plus de sang au cerveau. Certains enfants qui font une syncope peuvent adopter une position inhabituelle pendant qu'ils sont inconscients. Ils peuvent fléchir leurs mains au niveau des poignets et raidir leurs jambes. Mais on n'observe pas de mouvements saccadés comme dans une crise d'épilepsie.

Ce que vous devez rechercher

- Un étourdissement.
- Des vertiges.
- Des nausées.
- Une pâleur de la peau.
- Des sudations.

Ce que vous devez faire

Premiers soins lors d'une syncope

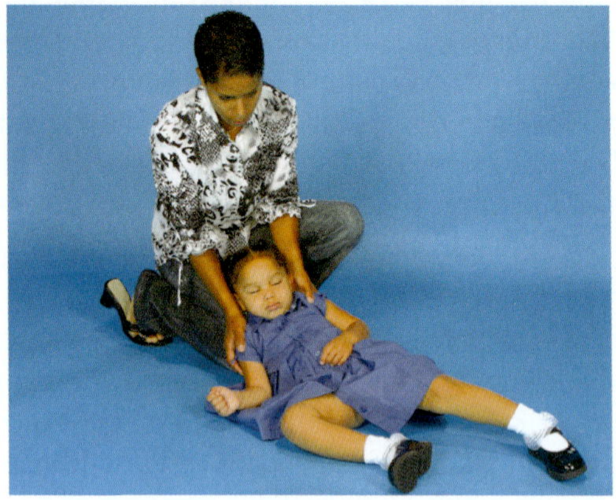

1. Couchez l'enfant sur le dos pour éviter toute chute. Si l'enfant est déjà en syncope, mettez-le sur son dos et vérifiez s'il respire. Si l'enfant ne respire pas, suivez les instructions de la page 47.

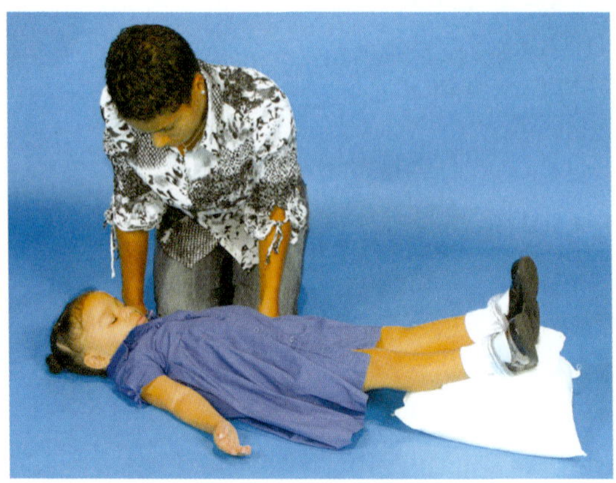

2. Surélevez ses jambes de 20 à 30 cm pour augmenter l'arrivée de sang au cerveau.

3. Desserrez tout vêtement serrant.

Premiers soins lors d'une syncope (suite)

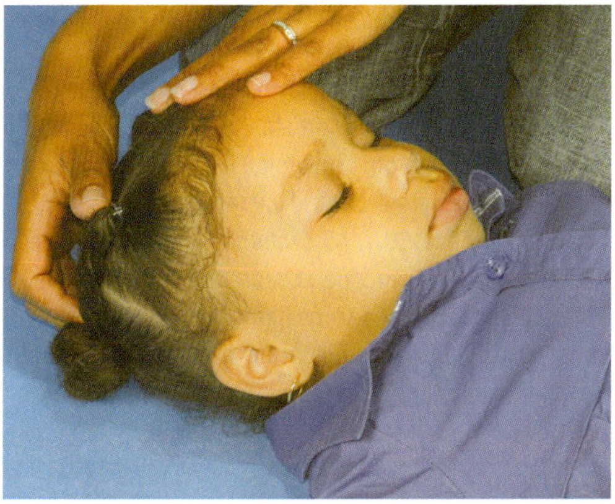

4. Appelez les secours si l'enfant reste inconscient plus d'une minute après lui avoir surélevé les jambes.
5. Recherchez la cause éventuelle de la perte de connaissance. Pensez aux possibilités suivantes :
   - Blessure
   - Perte de sang
   - Ingestion de médicaments ou empoisonnement
   - Réaction allergique
   - Températures extrêmes
   - Épuisement
   - Maladie
   - Stress
   - Être à jeun
   - Être resté debout longtemps
   - Spasme du sanglot
6. Notez les détails de l'incident. Cela comprend la durée de la période d'inconscience, la cause possible, les signes et les symptômes (ex. : nausées, vomissements, diminution du niveau de vigilance, absence de réaction, transpiration), cause de la chute et durée de chaque symptôme.
7. Prévenez les parents ou le responsable légal que l'enfant a fait une syncope et qu'il serait utile qu'il soit vu par un médecin.

Le saviez-vous ?

Spasme du sanglot

Certains jeunes enfants se mettent en syncope en bloquant leur respiration. Chez l'enfant en bas âge, la frustration, la colère ou la peur peuvent parfois l'amener à bloquer sa respiration. Souvent, il pleure de façon incontrôlable avant l'arrêt respiratoire. Comme dans d'autres types de syncope, l'enfant va perdre connaissance pendant 20 à 45 secondes. Les enfants recommencent à respirer normalement après la syncope et reprennent conscience. Il n'y a aucun traitement spécifique si ce n'est les soins habituels en cas de syncope. Les encadrants peuvent essayer d'apprendre à l'enfant à contrôler ses émotions et ainsi à réduire les épisodes syncopaux. Le problème disparaît souvent lorsque l'enfant grandit et apprend à se maîtriser.

Diabète

Ce que vous devriez savoir

Le diabète est une maladie qui affecte des millions de personnes dans le monde. L'organisme ne peut pas contrôler le taux de sucre dans le sang, parce qu'il ne peut pas produire d'insuline ou réagir à l'insuline.

Il y a deux types de diabète :

- **Le diabète de type I** (appelé auparavant « diabète juvénile »)

  Les enfants qui présentent ce type de diabète ne produisent pas suffisamment d'insuline pour contrôler leur taux de sucre. Ils doivent recevoir de l'insuline par injection ou par une pompe à insuline.

- **Le diabète de type II** (appelé auparavant « diabète de la maturité »)

  C'est la forme la plus fréquente de diabète. Elle est due à une incapacité de produire suffisamment d'insuline ou de réagir adéquatement à l'insuline.

Il est important de connaître la différence entre une hypoglycémie et une hyperglycémie quand on parle de diabète. En **hypoglycémie**, le corps n'a pas suffisamment de sucre. Sans sucre, l'organisme ne peut pas travailler puisque le sucre est nécessaire pour fournir de l'énergie. Cette situation peut survenir quand l'enfant ne mange pas assez, prend trop d'insuline, fait trop d'exercice physique, a trop chaud ou éventuellement quand il est malade.

L'hyperglycémie est l'inverse de l'hypoglycémie. Elle survient quand il y a trop de sucre dans le sang. Elle peut être due à un manque d'insuline, à une alimentation trop copieuse, à l'inactivité, à une maladie, à un stress ou à la combinaison de ces facteurs.

Ce que vous devez rechercher

Les signes d'hypoglycémie comprennent :

- Des difficultés à parler.
- De la somnolence.
- De la pâleur.
- De la confusion.
- Des tremblements.
- Une démarche chancelante.
- Des difficultés de coordination des mouvements.
- De l'irritabilité.
- Une transpiration excessive.
- Et finalement une perte de conscience.

Les signes d'hyperglycémie comprennent :

- Une soif extrême.
- De la somnolence.
- Une haleine à l'odeur fruitée.
- Une respiration rapide.
- Une peau chaude et sèche.
- Aller uriner fréquemment.
- Des vomissements.
- Et finalement une perte de conscience.

Ce que vous devez faire

En cas d'hypoglycémie, il faut donner du sucre (du sucre fin déposé sur ou sous la langue avec une cuiller ou un jus d'orange). Si l'enfant ne commence pas à aller mieux, appelez les services médicaux d'urgence et donnez encore du sucre.

En cas d'hyperglycémie, il faut appeler les services médicaux d'urgence.

Si vous ne savez pas s'il s'agit d'une hypoglycémie ou d'une hyperglycémie, vous pouvez donner du sucre à condition que l'enfant soit conscient et voir dans quelle mesure c'est utile.

Blessures à la tête

Ce que vous devez savoir

Les blessures à la tête concernent souvent le cuir chevelu. Celui-ci est très vascularisé et une petite plaie peut entraîner une perte de sang importante. Après un coup, le gonflement peut prendre l'aspect d'un œuf de pigeon. Ces lésions peuvent metttre des jours ou des semaines à guérir.

On parle de lésion cérébrale en cas de lésion du cerveau. En cas de choc violent à la tête, le cerveau heurte la face interne de la boite crânienne, ce qui entraîne des lésions cérébrales diverses. De plus, du sang et d'autres liquides peuvent s'accumuler dans la boite crânienne et comprimer le cerveau.

Le saviez-vous ?

Les jeunes enfants ont des ouvertures sur le crâne, appelées **fontanelles**. Ces zones sont communément connues comme des « zones molles » (figure 6-2). Bien que le crâne ne soit pas encore tout à fait formé, une couche de tissu très dur sépare le cerveau de ces « zones molles ». Une lésion cérébrale dans la zone des fontanelles est rare, mais le bombement des fontanelles signale une pression cérébrale anormalement élevée.

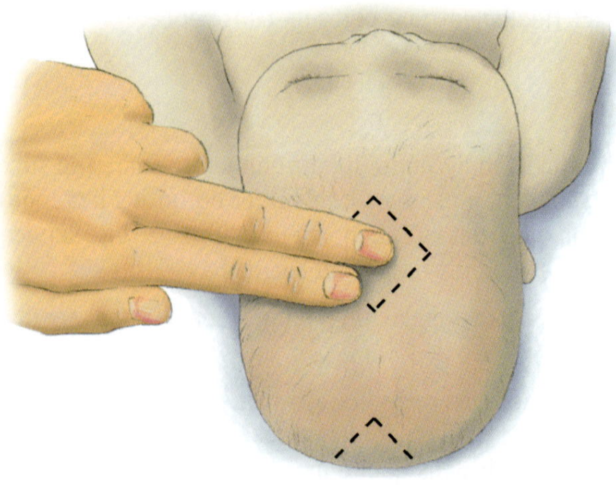

Figure 6.2
Fontanelles

Une **commotion** est un terme qui fait souvent référence à des symptômes comme les vertiges et les nausées, avec ou sans perte de connaissance, après une violente secousse du cerveau.

Ce que vous devez rechercher

- Un saignement n'importe où sur la tête.
- Une perte de connaissance. L'air étourdi quelques secondes après un coup sur la tête n'est pas à une perte de connaissance. L'inconscience peut durer de quelques secondes à quelques jours. Si l'enfant pleure immédiatement après le choc, c'est bon signe.
- Des signes de confusion ou de perte de mémoire. Un enfant devrait savoir où il se trouve et se rappeler les événements même s'il est perturbé après l'accident.
- Une peau pâle, moite.
- Des maux de tête importants.
- Des nausées et des vomissements (plus d'un épisode).
- Une perte d'urines ou de selles (si l'enfant est déjà propre).
- Une vision floue.
- Une somnolence inhabituelle, un manque d'énergie anormal ou une fatigue excessive.
- De l'agitation, de l'agressivité, de l'irritabilité, de l'énervement.
- Des pupilles de diamètre différent. Vérifiez si les pupilles se contractent (deviennent plus petites) quand elles sont exposées à la lumière (figure 6-3).
- Des troubles de la marche, de la parole ou de l'équilibre.

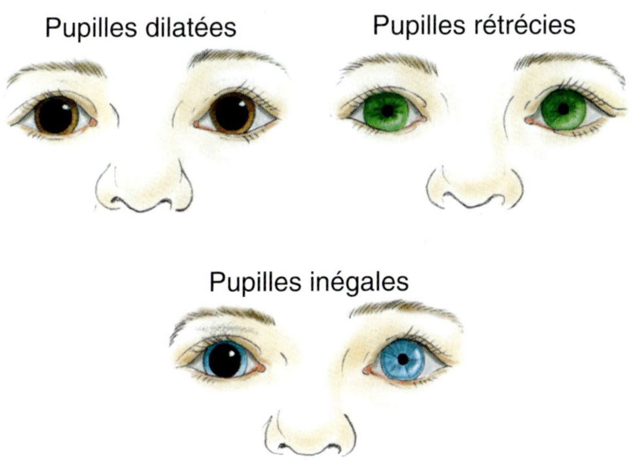

Figure 6.3
Vérifiez les pupilles de l'enfant.

- Des convulsions.
- Un bombement des fontanelles chez un nourrisson.
- Du liquide (sanglant ou clair) coulant du nez ou d'une oreille.
- Une modification des habitudes alimentaires, des troubles du sommeil, ou un changement de comportement (par exemple absence d'intérêt pour son jouet préféré ou son activité favorite).
- Perte d'une compétence récemment apprise, comme le langage, la marche ou la propreté.

LE SAVIEZ-VOUS ?

Si l'enfant vomit avant de reprendre totalement conscience, vous devez le tourner en un bloc (corps et tête) sur le côté gauche. Le mettre sur le côté gauche aide à diminuer les vomissements. Le mettre sur le côté évite qu'il ne s'étouffe avec ses vomissements. Le tourner d'un bloc (tête et corps ensemble) évite d'aggraver une éventuelle lésion du cou ou de la colonne vertébrale.

Ce que vous devez faire

Premiers soins en cas de lésion cérébrale (ou de suspicion de lésion cérébrale)

1. Si l'enfant a perdu connaissance, le traiter comme s'il avait aussi une lésion médullaire.

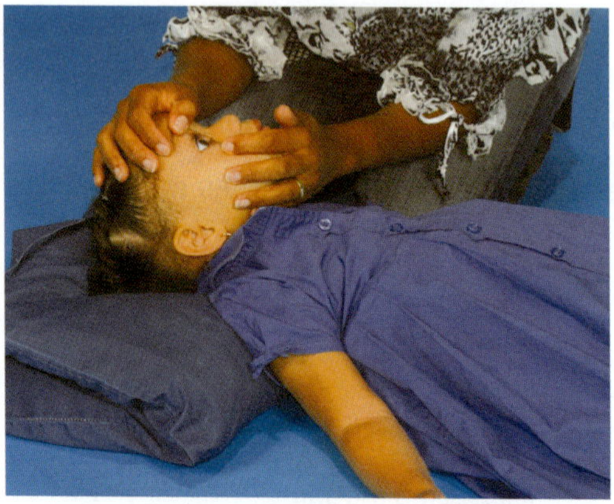

2. Si l'enfant est conscient, regardez ses pupilles. Les pupilles s'élargissent dans l'obscurité et se contractent à la lumière. Vérifiez si les pupilles sont rondes, ont le même diamètre et ont plus ou moins la même taille que celles d'autres personnes exposées à la même lumière.

3. Appelez les services médicaux d'urgence si l'enfant présente le moindre signe ou symptôme de lésion cérébrale cité ci-dessus ou s'il perd conscience.

4. S'il n'y a pas de problème lors de la première évaluation, l'enfant devra rester en observation pendant 6 heures après l'accident et il faudra continuer à le surveiller les jours suivants afin de détecter un éventuel changement de comportement. Les parents ou le responsable légal devront consulter un médecin et être informés des signes et symptômes qu'ils pourraient observer chez l'enfant, ainsi que de l'attitude à avoir en cas d'apparition d'un d'entre eux.

Ce que vous devez faire

Premiers soins en cas de plaies à la tête

1. Respectez les Précautions Standards.

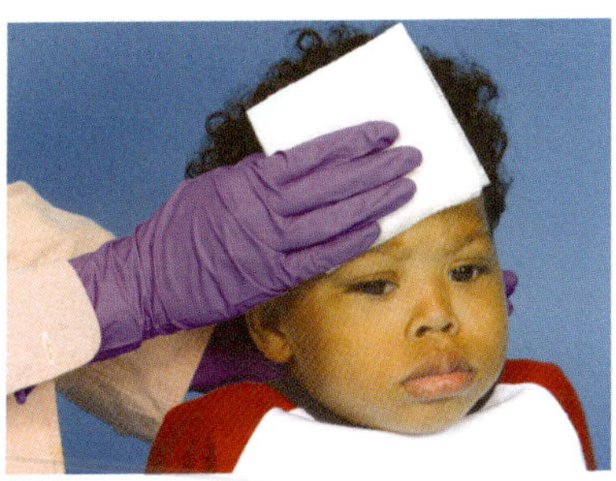

2. Comprimez doucement la plaie pour contrôler tout saignement. Une pression douce est plus appropriée qu'une forte pression si le crâne est fracturé.

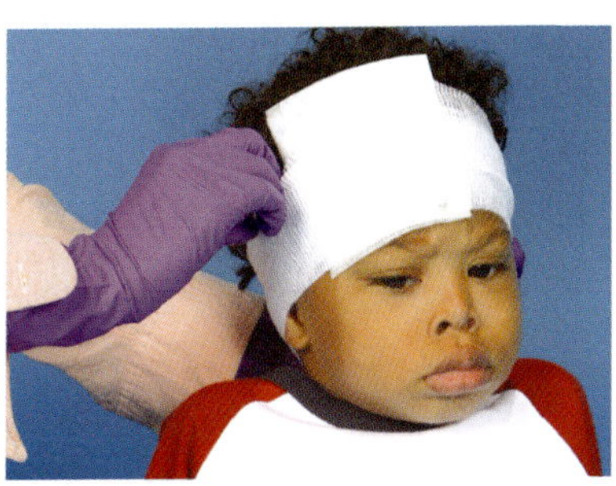

3. Poser un pansement propre sur la plaie lorsque l'hémorragie est contrôlée. Si le saignement ne s'arrête pas malgré une pression continue sur la plaie, appelez les services médicaux d'urgence.

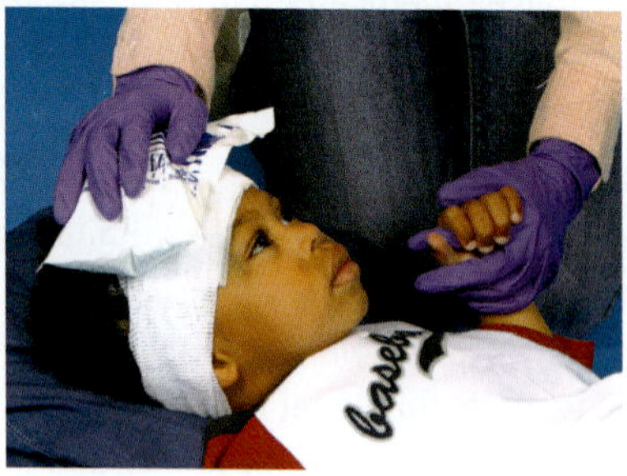

4. Posez un cold pack sur la zone blessée pendant 10 à 15 minutes. (Emballez la glace ou l'objet congelé que vous utilisez dans un linge propre de façon à ce que le contact direct avec la peau n'entraîne aucune lésion.)

CONSEIL PRATIQUE

Dormir après une blessure à la tête

- Autorisez l'enfant à dormir s'il ne montre aucun signe ou symptôme de lésion cérébrale et si c'est l'heure du coucher ou de la sieste.
- Si l'enfant est dans son état normal avant l'heure prévue du coucher, laissez-le dormir 2 heures sans le réveiller. Après 2 heures de sommeil, lorsque vous réveillerez l'enfant, observez s'il se réveille aussi facilement que d'habitude. Si ce n'est pas le cas consultez un médecin.
- Remarquez que le sommeil n'aggrave pas une lésion cérébrale. Mais il n'est pas possible d'observer un éventuel changement de comportement ou une diminution de l'état de conscience d'un enfant qui dort.

ARBRES DÉCISIONNELS

Premiers soins lors d'une syncope

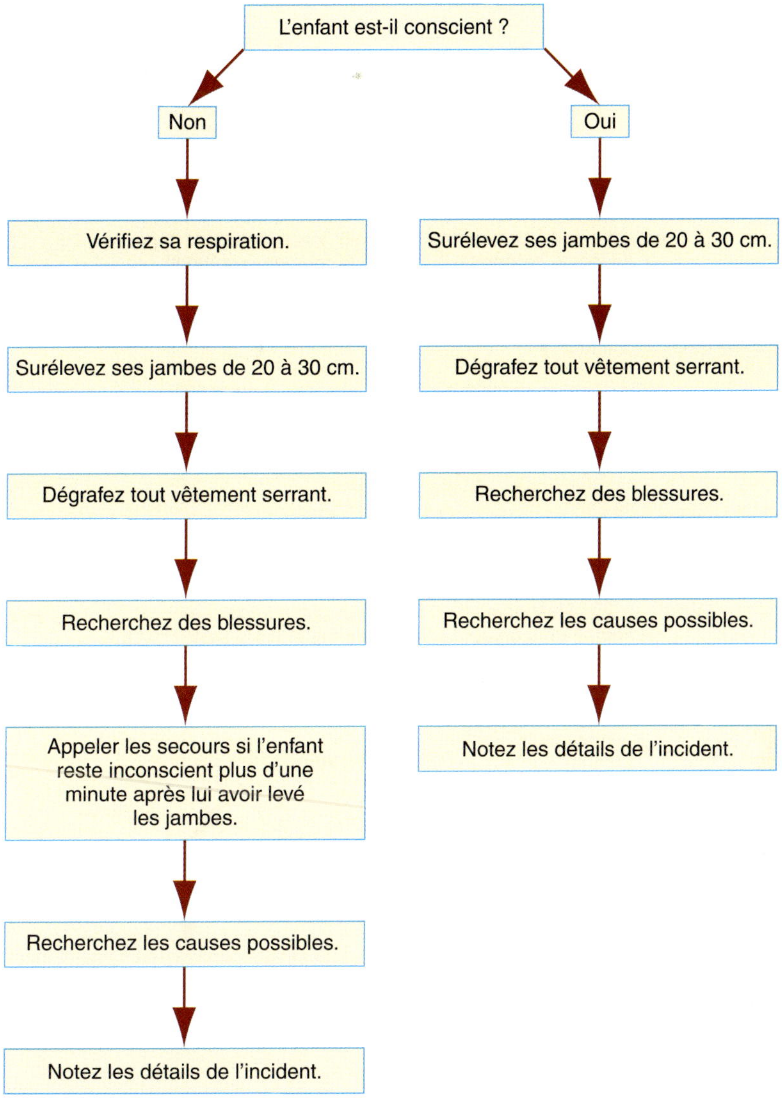

Premiers soins lors d'une lésion cérébrale

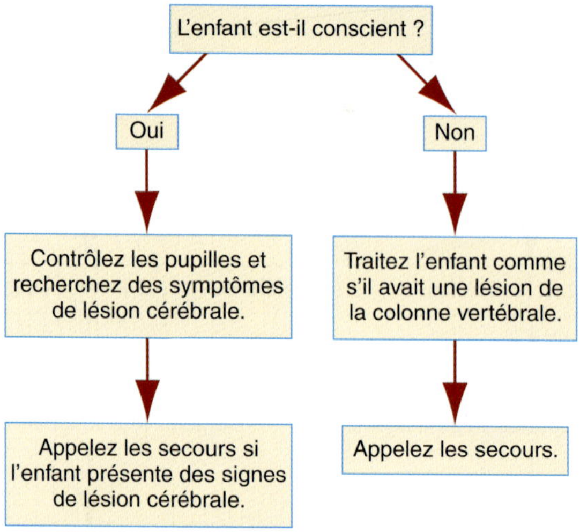

Premiers soins en cas de plaies ouvertes de la tête

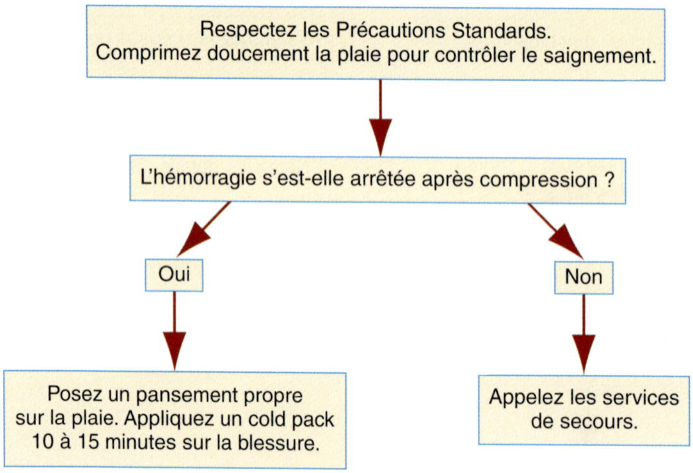

TESTEZ VOS CONNAISSANCES

Entourez la lettre correspondant à la bonne réponse.

1. Quelle proposition n'est pas correcte dans la prise en charge d'une syncope ?
   a. Surélevez les jambes de l'enfant à environ 30 cm du sol.
   b. Desserrez tout vêtement serrant.
   c. Appliquez un cold pack sur le visage de l'enfant.
   d. Recherchez des lésions.
2. Parmi les situations suivantes, laquelle n'entraîne pas de perte de connaissance ?
   a. Empoisonnement ou surdosage de médicaments.
   b. Retenir sa respiration.
   c. Position debout prolongée.
   d. Excès de nourriture.
3. Quelle est l'affirmation correcte à propos de commotion ?
   a. On ne peut pas dire qu'un enfant a une commotion s'il n'a pas perdu conscience au moins un instant.
   b. Une grosse bosse comme un œuf de pigeon après une chute est un signe de commotion probable.
   c. Les enfants qui ont beaucoup de sang dans les cheveux après une lésion de la tête ont probablement une commotion.
   d. La confusion et la perte de mémoire sont des symptômes de commotion après une chute.
4. Quel symptôme n'est pas typique d'une commotion ?
   a. Confusion.
   b. Amnésie d'événements qui se sont passés après la lésion à la tête.
   c. Maux de tête, nausées et plusieurs épisodes de vomissements.
   d. Silence les premiers moments après une chute, suivi de pleurs.

DÉFINITIONS

Commotion

En général reprend des symptômes comme les vertiges, les nausées, avec ou sans perte de connaissance, après un violent choc au cerveau.

Diabète

Une maladie où l'organisme n'est pas capable de contrôler normalement le taux de sucre en raison d'une carence ou d'une absence d'insuline ou d'une incapacité de réagir à l'insuline.

Fontanelles

Ouvertures dans le crâne observées chez les jeunes enfants, souvent appelées « zones molles ».

Hyperglycémie

Taux de sucre dans le sang anormalement élevé.

Hypoglycémie

Taux de sucre dans le sang anormalement bas.

Lésion cérébrale

Dégât cérébral. Lorsque la tête reçoit un choc violent, le cerveau heurte l'intérieur du crâne, ce qui entraîne des lésions cérébrales diverses.

Œuf de pigeon

Contusion superficielle et/ou gonflement de la peau sur la tête.

Syncope

Perte de connaissance temporaire brutale causée par un manque d'apport de sang et d'oxygène au cerveau pendant un court moment.

CHAPITRE

7

Convulsions et épilepsie

Objectifs d'apprentissage

L'encadrant sera capable de :

- reconnaître les crises d'épilepsies convulsives et non convulsives,
- donner les premiers soins adéquats en cas de crise d'épilepsie convulsive et non convulsive.

Épilepsie

Introduction

L'épilepsie est causée par une perturbation des influx électriques dans le cerveau. Ces perturbations peuvent se manifester de différentes façons. Cela peut être très léger, le regard fixe pendant un moment, ou beaucoup plus grave, une crise convulsive avec perte de conscience.

Une crise d'épilepsie peut s'accompagner ou non de convulsions. Une **crise d'épilepsie convulsive** se manifeste par des contractions musculaires involontaires et des mouvements de tout le corps. Une crise d'épilepsie non convulsive se manifeste par de la confusion et une perte de conscience.

Ce que vous devez savoir

Une multitude de causes peuvent provoquer des convulsions, notamment une affection héréditaire, une fièvre élevée, un traumatisme crânien, une maladie grave ou un empoisonnement. Un enfant qui présente des convulsions pour la première fois devrait toujours recevoir des soins immédiats.

Parfois une cause bien précise de convulsion peut être identifiée. Mais bien souvent elle reste inconnue. Même sans connaître la cause exacte, un médecin peut généralement traiter l'enfant avec des médicaments pour contrôler les crises ou réduire leur fréquence.

La crise la plus facile à reconnaître est celle qui atteint l'entièreté du corps et est appelée **crise grand mal**. Lorsqu'une crise s'annonce, un enfant plus âgé peut s'en rendre compte en reconnaissant une sensation particulière qui se produit juste avant le début de la crise et qu'on appelle **aura**. C'est une sorte de système d'avertissement interne, qui peut être un bruit, une modification de la vision, un drôle de goût, un engourdissement, ou une autre sensation. Certains enfants n'ont pas d'aura ou ne la reconnaissent pas, donc ils ne savent pas qu'une crise va se produire.

Les **crises petit mal** sont caractérisées par une brève perte de connaissance. L'enfant semble être ailleurs pendant quelques secondes et puis reprend immédiatement conscience.

Une **crise convulsive fébrile** est une crise convulsive causée par une élévation rapide de la température corporelle. Cette température ne doit pas être nécessairement très élevée mais l'élévation est rapide. Chez un petit nombre d'enfants, une fièvre d'apparition rapide peut provoquer des convulsions. Une crise convulsive fébrile n'entraîne pas une épilepsie à vie. Elle n'a en général aucun retentissement sur le système nerveux de l'enfant, sur son développement ou sur son fonctionnement cérébral. Les crises convulsives fébriles surviennent souvent entre 6 mois et 6 ans. Un enfant ayant eu ce type de convulsions sera plus sujet à en refaire qu'un autre qui n'en a jamais fait. Ces convulsions s'arrêtent en général spontanément après quelques minutes sans soins particuliers. Une crise qui dure plus de 15 minutes n'est probablement pas une crise convulsive fébrile et il faut appeler les services médicaux d'urgence.

Un enfant qui présente une crise convulsive fébrile pour la première fois doit être examiné par un médecin aussi rapidement que possible. Si l'enfant a déjà présenté une crise, ses parents ou son responsable légal devraient en parler au médecin de l'enfant afin de recevoir les instructions pour gérer une nouvelle crise éventuelle.

Ce que vous devez rechercher

Les signes et les symptômes d'épilepsie comprennent un ou plusieurs des symptômes suivants :

- Une perte de conscience ou de réactivité.
- Un arrêt transitoire de la respiration.
- Une rigidité du corps avec mouvements de type secousses ou tremblements de l'entièreté du corps.
- Le cou et le dos arqués.
- Une révulsion des yeux.
- Une augmentation de la production de salive, amenant de la bave ou de l'écume autour de la bouche.
- Une perte d'urines et/ou de selles.

Ce que vous devez faire

Premiers soins lors d'une crise d'épilepsie convulsive

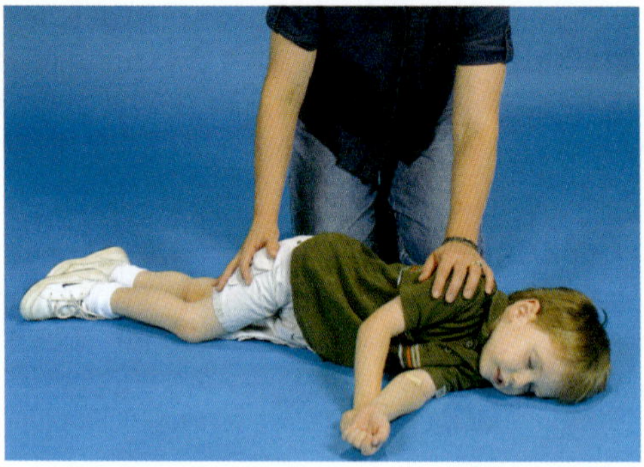

1. Couchez l'enfant sur le côté pour que sa salive s'écoule vers l'extérieur et que sa langue n'obstrue pas ses voies aériennes. Placer l'enfant sur son côté gauche diminue le risque d'obstruction des voies aériennes s'il vomit.
2. Desserrez tout vêtement serrant. Pratiquez la respiration artificielle si l'enfant est bleu ou s'il ne respire plus.
3. Ne jamais rien mettre dans la bouche de l'enfant.
4. Éloignez tout objet ou jouet qui pourrait blesser l'enfant. Confiez la supervision des autres enfants à un autre adulte et expliquez-leur que vous aidez l'enfant.

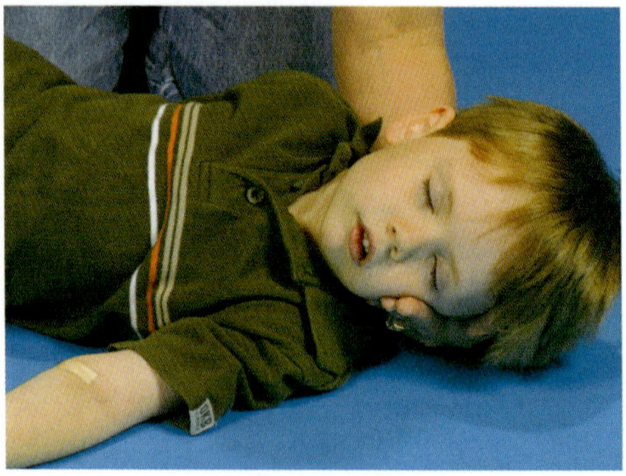

5. Glissez la paume de votre main sous la tête de l'enfant pour éviter autant que possible une blessure à la tête. Vous pouvez également protéger la tête de l'enfant avec une couverture, un drap ou un autre vêtement.

6. Notez l'heure du début et de la fin des convulsions et observez quelles sont les parties du corps atteintes. Une crise peut vous paraître plus longue qu'en réalité surtout si vous êtes effrayé. Il est important de remettre au médecin de l'enfant votre description détaillée de ce qui s'est passé juste avant, pendant et après la crise.
7. Appelez les services médicaux d'urgence si l'enfant n'a pas d'antécédent d'épilepsie et que vous n'avez aucune instruction quant à la prise en charge de l'enfant en crise. Vous devez toujours signaler la survenue d'une crise aux parents ou au responsable légal même si l'enfant est un épileptique connu.

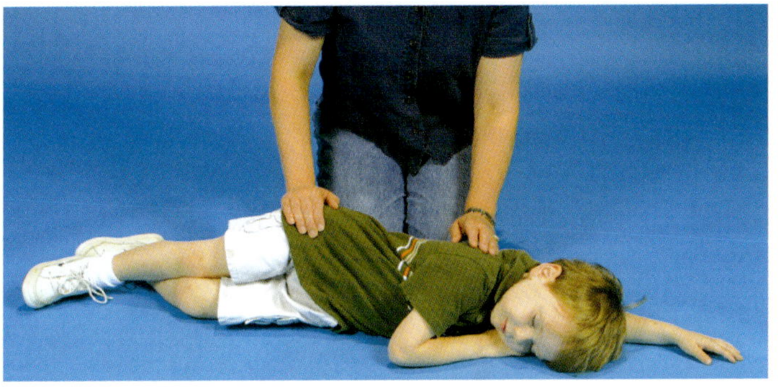

8. Laissez l'enfant se reposer, couché sur le côté (position de récupération), après la crise. La récupération après une crise est souvent lente. L'enfant va dormir ou être somnolent pendant quelque temps. Parfois l'enfant est plutôt hyperactif après une crise.
9. Si l'enfant qui a convulsé est fébrile, et que vous avez l'autorisation du médecin, des parents ou du responsable légal de l'enfant de lui donner un médicament pour faire tomber la fièvre (paracétamol ou ibuprofène), donnez-lui ce médicament dès qu'il peut l'avaler en toute sécurité.
10. Un enfant qui est un épileptique connu, devrait avoir une stratégie médicale de prise en charge. Suivez ces instructions et prévenez les parents ou le responsable légal.

> **CONSEIL PRATIQUE**
>
> - N'introduisez rien de force entre les dents de l'enfant.
> - N'empêchez pas l'enfant de bouger.
> - Protégez l'enfant de son environnement.
> - Ne donnez rien à boire ou à manger tant que l'enfant n'est pas complètement réveillé.

Ce que vous devez faire

Premiers soins lors d'une crise d'épilepsie non convulsive

1. Notez l'heure et la durée de la crise et observez quelles sont les parties du corps concernées s'il y a eu des mouvements.
2. Veillez à ce que l'enfant soit dans un endroit ou il ne risque pas de se blesser s'il bouge pendant la crise.
3. Laissez l'enfant se reposer si c'est nécessaire.
4. Un enfant épileptique connu devrait avoir une stratégie médicale de prise en charge. Suivez ces instructions et prévenez les parents ou le responsable légal.

ARBRE DÉCISIONNEL

Premiers soins lors d'une crise d'épilepsie

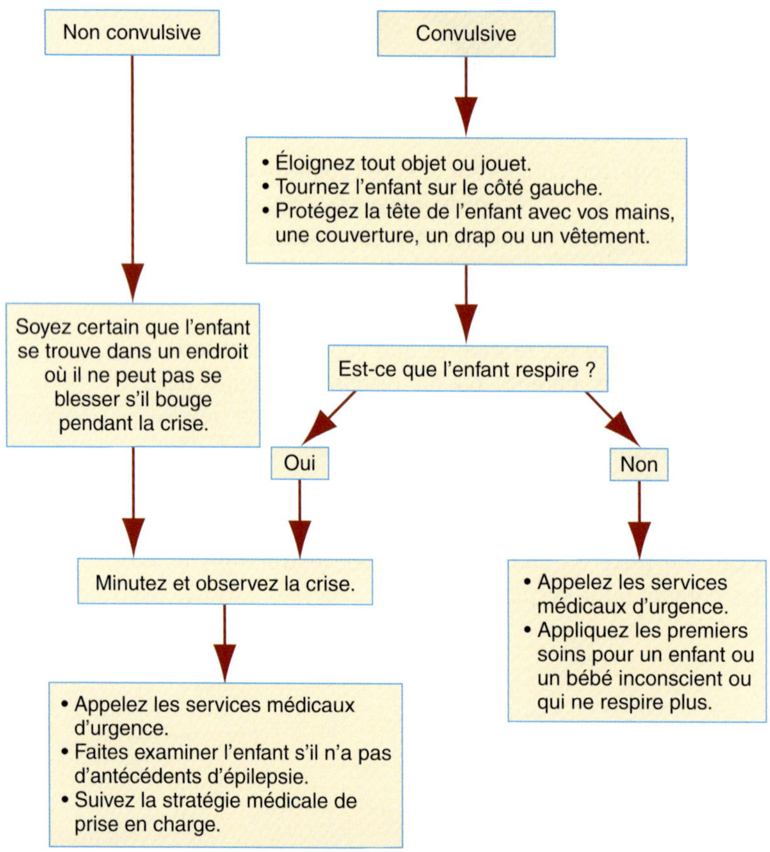

TESTEZ VOS CONNAISSANCES

Entourez la lettre correspondant à la bonne réponse.

1. Quand vous vous occupez d'un enfant qui fait une crise d'épilepsie, vous devez :
   a. Mettre un objet de force dans la bouche de l'enfant.
   b. Protéger l'enfant d'une blessure.
   c. Mettre l'enfant à plat sur le dos.
   d. Lui donner de l'eau à boire.
2. Une fièvre qui s'élève rapidement peut entraîner des convulsions chez un enfant :
   a. Faux.
   b. Vrai.
3. Si un enfant sans antécédents épileptiques présente une crise d'épilepsie convulsive, la première chose à faire est :
   a. D'appeler les services médicaux d'urgence.
   b. De maintenir l'enfant couché.
   c. De placer doucement l'enfant sur le côté gauche.
   d. De vous renseigner sur ses antécédents médicaux.
4. Vous êtes en train de lire une histoire à un groupe d'enfants. Un des enfants a le regard vide et ne répond pas quand vous l'appelez. Ce regard vide dure 30 secondes. Vous devez d'abord :
   a. Ne rien faire.
   b. Obliger l'enfant de force à se coucher sur le dos.
   c. Pincer doucement l'enfant jusqu'à ce qu'il réagisse.
   d. Veiller à ce que l'enfant soit en sécurité.

DÉFINITIONS

Aura

Une sensation qui indique qu'une crise d'épilepsie type grand mal va se produire.

Crise convulsive fébrile

Crise convulsive causée par une élévation rapide de la température corporelle.

Crise grand mal

Crise d'épilepsie convulsive concernant le corps entier.

Crise petit mal

Crise d'épilepsie non convulsive caractérisée par une brève perte de connaissance.

Crises convulsives

Crises caractérisées par des contractions musculaires involontaires et des mouvements de tout le corps.

Crises non convulsives

Crises associées à de la confusion et une perte de conscience.

Épilepsie

Perturbations des impulsions électriques au niveau du cerveau qui entraînent différentes manifestations de l'organisme.

CHAPITRE

8

Réactions allergiques

Objectifs d'apprentissage

L'encadrant devra être capable de :

- reconnaître un enfant qui présente une réaction allergique,
- connaître le choc anaphylactique,
- connaître les premiers soins appropriés pour un enfant qui présente une réaction allergique,
- connaître les premiers soins appropriés pour un enfant qui fait un choc anaphylactique,
- décrire les différentes étapes de manipulation d'un auto-injecteur (contenant de l'adrénaline) pour un enfant chez qui un médecin l'a prescrit en cas de réaction allergique grave.

Réactions allergiques

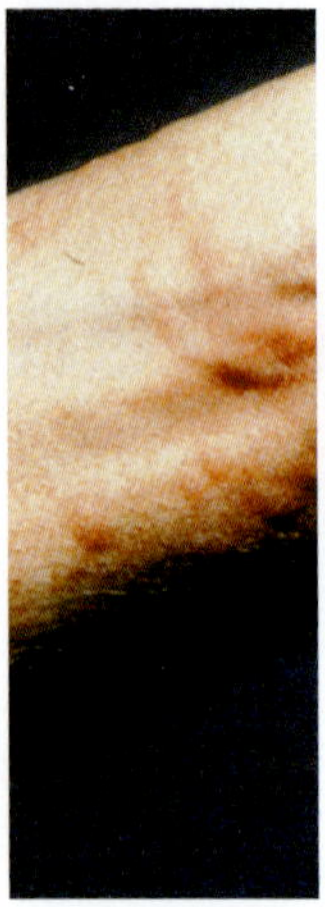

Figure 8.1
Une réaction allergique peut entraîner de l'urticaire.

Introduction

Une **allergie** est une réaction négative de l'organisme face à un allergène. Un **allergène** est une substance qui est perçue par l'organisme comme dangereuse. Quelques allergènes fréquents : les moisissures, les poussières, les poils d'animaux, le pollen, les aliments, les médicaments, les produits de nettoyage et d'autres produits chimiques. Les allergènes déclenchent des **réactions allergiques**. Ces réactions sont souvent caractérisées par de l'urticaire ou un gonflement des tissus (figure 8-1). Les symptômes les plus fréquents sont le nez qui coule, les yeux larmoyants, la gorge qui gratte, de la toux et une respiration sifflante, une éruption cutanée et de l'urticaire.

Bien que ce soit rare, les allergies peuvent provoquer une réaction anaphylactique qui entraîne un gonflement des voies aériennes et qui peut être fatale.

Si un enfant a des allergies connues, ses parents ou son responsable légal devraient fournir une liste des allergènes potentiels et les instructions à suivre en cas de réaction allergique. Certains enfants devront prendre un médicament antihistaminique ou une médication contre l'asthme en cas de crise. Ceux qui s'occupent d'enfants doivent savoir quand et comment utiliser ces médicaments prescrits. Ces médicaments ne devront être utilisés que chez l'enfant pour lequel ils ont été prescrits, selon les instructions du médecin et avec le consentement des parents ou du responsable légal.

Si le médecin de l'enfant pense que celui-ci pourrait faire un choc anaphylactique, ses parents ou son responsable légal devront fournir un auto-injecteur contenant de l'épinéphrine (aussi appelée adrénaline). **L'épinéphrine** est une hormone qui empêche les voies aériennes de gonfler. L'épinéphrine se trouve dans un auto-injecteur commercialisé sous le nom de Epi-Pen© ou Epi-Pen Junior© (figure 8-2). Cet auto-injecteur doit être prescrit par un médecin. Les personnes amenées à l'utiliser devront être formées par un médecin.

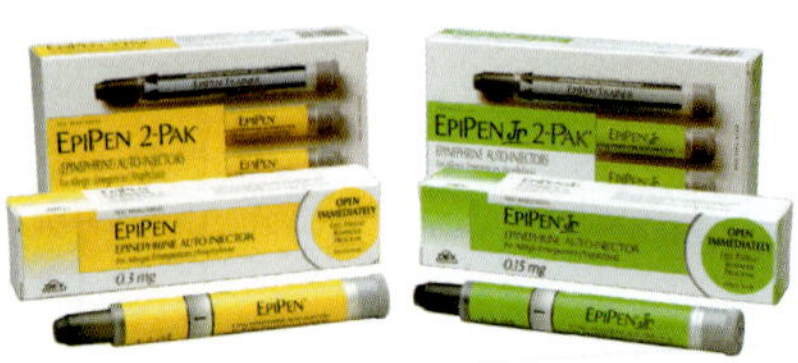

Figure 8.2
Epi-Pen©
(© Courtesy of Dey, L.P.)

LE SAVIEZ-VOUS ?

Les symptômes d'une allergie peuvent inclure un larmoiement des yeux, un écoulement nasal, de la toux, une éruption cutanée, des difficultés respiratoires, des vomissements ou de la diarrhée. Le médecin de l'enfant pourra prescrire un médicament antihistaminique et noter dans quelles circonstances l'utiliser (selon les symptômes présentés par l'enfant). Les parents ou le responsable légal doivent également signer un consentement écrit. Une seule dose d'antihistaminique administrée à l'enfant avec l'accord par téléphone de ses parents ou de son responsable légal pourra éviter que la réaction ne s'aggrave.

Ce que vous devez savoir

L'anaphylaxie est une réaction allergique grave qui provoque un état de choc qui peut être fatal s'il n'est pas traité dans les minutes qui suivent. L'anaphylaxie survient brutalement, en général quelques secondes ou quelques minutes après que l'enfant est entré en contact avec l'allergène. L'anaphylaxie peut provoquer un gonflement des voies aériennes qui va empêcher l'enfant de respirer. Si l'épinéphrine n'est pas disponible, le décès peut survenir en quelques minutes.

L'anaphylaxie peut être inattendue car l'enfant ou la personne qui s'en occupe peuvent ignorer l'allergie extrême de l'enfant à une substance qui est inoffensive pour la plupart des personnes. L'anaphylaxie est un type de réaction allergique rare. Elle est plus souvent due à une piqûre d'insecte ou à une allergie alimentaire qu'à des allergènes de l'environnement comme des moisissures, des poussières, des poils d'animaux et du pollen.

L'anaphylaxie se produit en général chez un enfant qui a déjà été exposé au moins une fois, et en général plusieurs fois aux substances suivantes :

- Piqûres d'abeilles, de guêpes, de frelons et de fourmis.
- Un médicament.
- Des aliments, comme les crustacés, les noix, les œufs ou le lait.

Généralement l'anaphylaxie n'est pas le premier type de réaction allergique qu'un enfant présente quand il est en contact avec une de ces substances. Cependant les expositions qui déclenchent une réaction allergique ne sont pas toujours évidentes. Un enfant pourrait manger un plat préparé sans savoir qu'il contient un ingrédient auquel il est allergique.

Le saviez-vous ?

Une allergie peut survenir à tout âge, peu importe le nombre de fois où une personne a été exposée précédemment à la substance allergisante.

Le saviez-vous ?

L'état de choc est une pathologie qui peut être due à de nombreux facteurs (déshydratation, réaction allergique, perte de sang, infection). L'essentiel du traitement du choc est d'appeler les services médicaux d'urgence et de garder l'enfant au chaud et au calme. L'enfant devrait être étendu, les pieds légèrement surélevés à moins que vous ne craigniez une lésion de la colonne vertébrale. L'enfant en état de choc devrait aussi être recouvert d'une couverture pour le maintenir au chaud et il faut essayer de contrôler toute perte de sang. Si l'enfant a un auto-injecteur d'épinéphrine, vous pouvez aussi l'aider en le lui administrant si le choc est dû à une allergie.

Les enfants qui ont déjà présenté une réaction allergique sévère à un allergène bien défini devraient être en possession d'un auto-injecteur contenant de l'épinéphrine. Gardez cet auto-injecteur à température ambiante dans la trousse des premiers soins. Cet auto-injecteur ne fait pas partie de la dotation standard d'une trousse de secours, c'est un médicament prescrit par un médecin pour un enfant précis et utilisable seulement en cas d'urgence. Ce dispositif est à usage unique et délivre la bonne dose d'épinéphrine. Cet auto-injecteur doit toujours être sous la main, quel que soit l'endroit où se trouve l'enfant. Si l'enfant s'éloigne de l'endroit où est entreposé son médicament, déplacez l'auto-injecteur avec l'enfant. Cela veut dire qu'il ne faut pas oublier de prendre l'auto-injecteur dans la trousse de secours si l'enfant part en excursion ou même quand il va dans la cour de récréation.

Le saviez-vous ?

Allergies alimentaires fréquentes :

- chocolat
- œufs
- lait
- noix
- cacahuètes
- crustacés
- graines de soja
- blé

Le saviez-vous ?

Dans certains pays, le personnel des services médicaux d'urgence est autorisé à injecter de l'épinéphrine. Dans d'autres, l'enfant devra attendre d'être dans la salle d'urgence de l'hôpital pour en recevoir, à moins que les personnes qui s'occupent de l'enfant n'aient une prescription pour un auto-injecteur d'épinéphrine. Vérifiez auprès des services médicaux d'urgences de votre pays s'ils peuvent administrer de l'épinéphrine et organisez-vous en conséquence.

Les enfants qui présentent des allergies alimentaires peuvent généralement être protégés de tout contact avec l'aliment concerné. Il ne faut pas permettre de partager des aliments. Certaines garderies d'enfants restreignent les aliments que l'enfant peut apporter et tentent d'informer tous les parents ou responsables légaux pour qu'ils ne donnent pas à leur enfant un aliment contenant un ingrédient dangereux pour leur camarade de classe allergique. Il reste néanmoins un danger car on ne pourra pas toujours prévenir toutes les personnes qui préparent les repas pour les enfants.

Séparer l'enfant allergique de ses camarades pendant les repas ou collations peut s'avérer nécessaire dans certains cas graves, mais l'enfant pourrait se sentir isolé. Organisez-vous pour qu'un membre de l'équipe surveille un petit groupe d'enfants dans lequel on retrouvera l'enfant allergique et un ou deux de ses amis quand il doit être séparé du reste des enfants qui mangent des aliments qui pourraient représenter un danger.

Sachez que certains enfants allergiques sont si sensibles que même toucher un endroit ayant été en contact avec l'aliment interdit peut suffire à déclencher une réaction allergique. La seule façon de protéger ces enfants est de bannir totalement l'aliment concerné de leur environnement.

LE SAVIEZ-VOUS ?

Les personnes allergiques doivent éviter autant que possible toute substance qui peut entraîner des symptômes d'allergie. Lisez soigneusement toutes les étiquettes des aliments utilisés, à la recherche des ingrédients cachés qui peuvent être responsables d'allergies alimentaires. Par exemple, le petit-lait et la caséine sont des dérivés du lait qui se retrouvent dans de nombreux biscuits.

Pour plus d'informations contactez :

- en Belgique : l'AFSCA, Agence Fédérale pour la Sécurité et le Contrôle Alimentaire
  www.favv.be/
  WTC III, local 21.037
  Avenue Simon Bolivar, 30
  1000 Bruxelles
  pointcontact@afsca.be
  Tél. : 0800 13 550 (= 02 208 33 01) du lundi au vendredi de 9h à 17h
  Fax : 02 208 48 26
- en France : l'AFPRAL, Association Française pour la Prévention des Allergies
  www.afpral.asso.fr/
  Technocentre bureau 100
  22-23 quai Carnot
  92212 Saint-Cloud Cedex
  Tél. : 01 49 11 38 88
- au Québec : l'AQAA, Association Québécoise pour les Allergies Alimentaires
  www.aqaa.qc.ca/
  445, boulevard Sainte-Foy, bureau 100 Longueuil, Québec J4J 1X9
  Téléphone principal : (514) 990-2575 Ligne sans frais : (800) 990-2575
  Télécopieur : (514) 990-2575
  aqaa@aqaa.qc.ca
- en Suisse : l'AHA ! Centre Suisse pour l'Allergie, la Peau et l'Asthme
  www.pollenetallergie.ch/
  Scheibenstrasse 20, 3014 Bern
  Case postale 1, 3000 Berne 22
  Tél. : 031 359 90 00
  Fax : 031 359 90 90
  Infoline : 031 359 90 50
  info@ahaswiss.ch

Ce que vous devez rechercher

Les symptômes

- Un gonflement de la face, des lèvres et de la gorge.
- Une respiration sifflante, difficile.
- Une sensation de gorge serrée.
- Des vertiges.
- Des lèvres bleutées ou grisées.
- Des nausées et des vomissements.
- Un excès de salive.
- Des démangeaisons, de l'urticaire ou toute autre éruption cutanée apparaissant rapidement.

Ce que vous devez faire

Premiers soins lors d'un choc anaphylactique

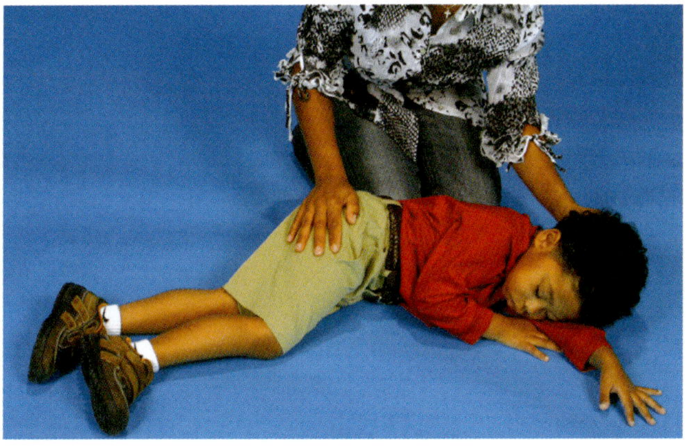

1. Couchez un enfant inconscient sur le côté gauche. Vérifiez sa respiration et appelez les services médicaux d'urgence. Si l'enfant ne respire pas, suivez les instructions décrites page 47.

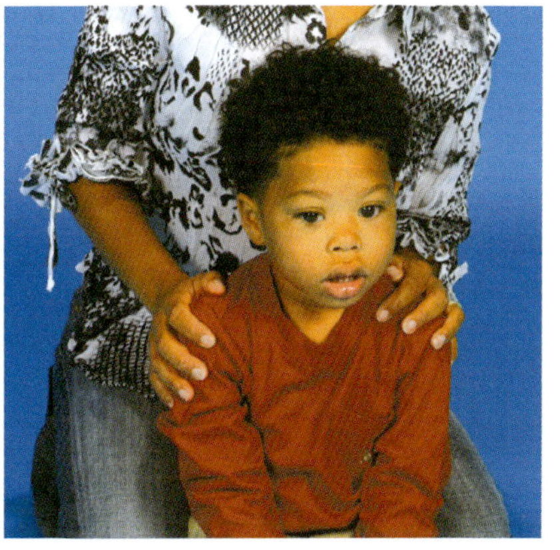

2. Placez un enfant conscient qui respire difficilement en position semi-assise pour qu'il puisse mieux respirer et appelez les services médicaux d'urgence.

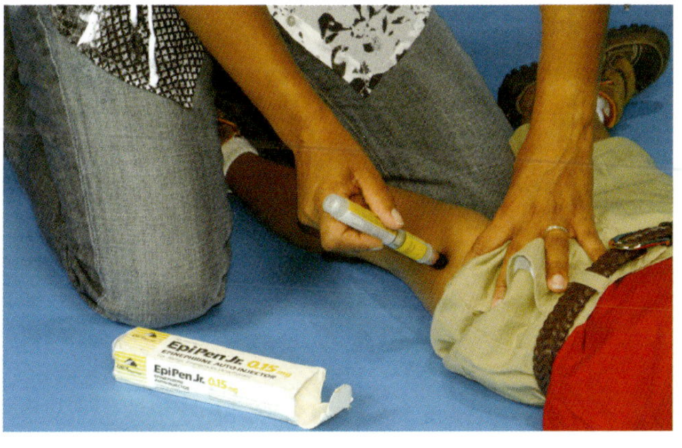

3. Si l'enfant possède un auto-injecteur d'épinéphrine, administrez-lui directement le médicament en suivant la notice du fabricant et les instructions écrites du médecin de l'enfant. Une seconde dose peut s'avérer nécessaire si les secours n'arrivent pas dans les 15 minutes qui suivent la première injection. Si l'enfant n'a pas d'auto-injecteur, pratiquez l'ARC et traitez les symptômes observés. Donnez à l'enfant ses médicaments antiasthmatiques ou antihistaminiques si un médecin les lui a prescrits et que vous avez le consentement des parents. Les parents ou le responsable légal doivent être prévenus à la moindre réaction allergique de leur enfant.

Utilisation d'un auto-injecteur d'épinéphrine : voir page 131.

Le saviez-vous ?

- Il faut parfois plus d'une dose d'épinéphrine pour enrayer un choc anaphylactique.
- Vous pouvez donner une seconde dose 15 minutes plus tard si cela s'avère nécessaire.
- L'épinéphrine peut provoquer une accélération de la fréquence cardiaque, de la pâleur et des nausées.

ARBRE DÉCISIONNEL

Premiers soins lors d'une allergie ou d'un choc anaphylactique

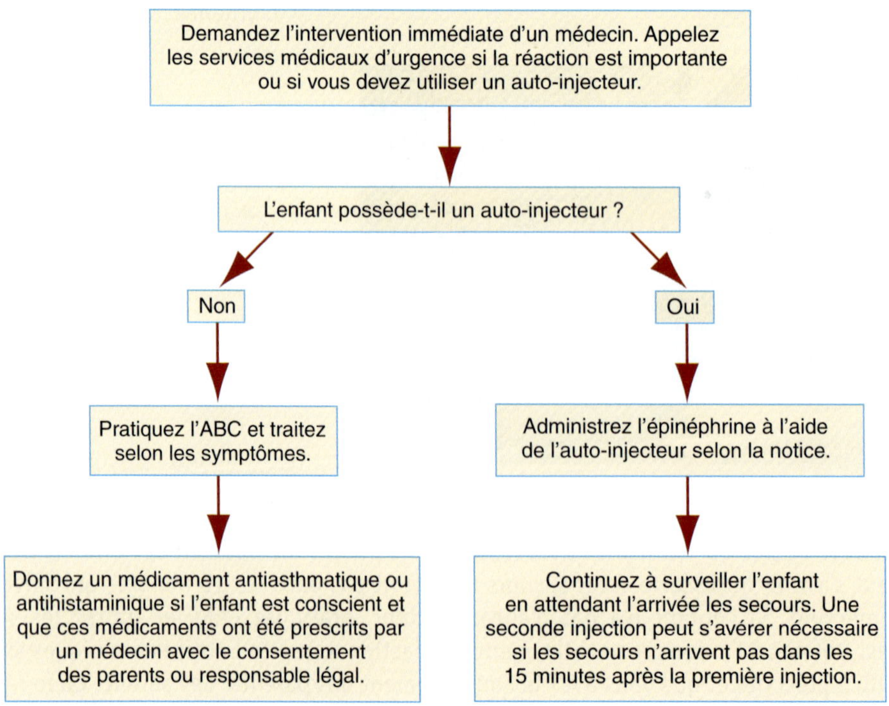

TESTEZ VOS CONNAISSANCES

Entourez la lettre correspondant à la bonne réponse.

1. Vous vérifiez les étiquettes des aliments préparés pour une collation ; un enfant allergique au lait ne devrait pas manger de biscuit contenant :
   a. Du blé.
   b. Du miel.
   c. De la caséine.
   d. Du sirop de maïs.
2. Un enfant a été piqué par une abeille. Après quelques minutes, son visage et sa langue commencent à gonfler et il éprouve des difficultés à respirer. Ces signes et ces symptômes vous font penser à :
   a. De l'épilepsie.
   b. De l'anaphylaxie.
   c. De l'asthme.
   d. De l'hypoglycémie.
3. Partager de la nourriture avec un enfant allergique à certains aliments :
   a. Est acceptable s'il s'agit d'aliments cuits.
   b. Est une bonne façon d'apprendre aux enfants à partager.
   c. Ne doit pas être autorisé.
   d. Est acceptable en vacances.
4. Le chocolat est une cause fréquente d'allergie alimentaire :
   a. Vrai.
   b. Faux.
   c. Seulement en grandes quantités.
   d. Uniquement en été.

DÉFINITIONS

Allergène

Une substance perçue par l'organisme comme dangereuse.

Allergie

Hypersensibilité à une substance, provoquant une réaction anormale.

Anaphylaxie

Réaction allergique grave et type de choc pouvant être fatal s'il n'est pas pris en charge dans les minutes qui suivent.

Épinéphrine

Hormone qui stoppe les effets de l'anaphylaxie.

Réaction allergique

Réaction locale ou générale face à un allergène, souvent caractérisée par de l'urticaire et un gonflement.

CHAPITRE

9

Morsures et piqûres

Objectifs d'apprentissage

L'encadrant devra être capable de :

- reconnaître une morsure et une piqûre d'insecte,
- connaître les risques majeurs d'une morsure humaine et animale,
- décrire les premiers soins à apporter en cas de morsure et de piqûre d'insectes.

Morsures et piqûres

Introduction

Les morsures animales et humaines se rencontrent chez les jeunes enfants. De nombreux animaux et insectes qui provoquent des blessures sont spécifiques à certaines zones géographiques. Par exemple, les tiques et les moustiques se rencontrent souvent dans des climats humides et les scorpions dans des zones désertiques sèches. Vous devez être capable d'apporter les premiers soins en cas de morsures et de piqûres d'animaux et d'insectes typiques de votre région. Le centre antipoisons peut vous informer des risques locaux et de ce qu'il faut faire en cas de morsure ou de piqûre.

En cas d'empoisonnement ou d'intoxication, appelez le centre antipoisons de votre pays.

- en Belgique : 070/245.245
  www.poisoncentre.be/
- en France : il existe 10 centres anti-poisons régionaux :
  - Angers : 02 41 48 21 21
    www.centres-antipoison.net/angers/
  - Bordeaux : 05 56 96 40 80
    www.centres-antipoison.net/bordeaux/
  - Lille : 0 825 812 822
    www.centres-antipoison.net/lille/
  - Lyon : 04 72 11 69 11
    www.centres-antipoison.net/lyon/
  - Marseille : 04 91 75 25 25
    www.centres-antipoison.net/marseille/
  - Nancy : 03 83 32 36 36
    www.centres-antipoison.net/nancy/
  - Paris : 01 40 05 48 48
    www.centres-antipoison.net/paris/
  - Rennes : 02 99 59 22 22
    www.centres-antipoison.net/rennes/
  - Strasbourg : 03 88 37 37 37
    www.centres-antipoison.net/strasbourg/
  - Toulouse : 05 61 77 74 47
    www.centres-antipoison.net/toulouse/
- au Québec : 1-800-463-5060 – pour la ville de Québec : 656-8090
- en Suisse : 145
  www.toxi.ch/

En général la plupart des morsures sont sans gravité. Malgré tout, certaines morsures peuvent être potentiellement dangereuses pour la santé. La personne qui assure les premiers soins aux enfants victimes de morsures ou de piqûres doit veiller à ce que la situation ne s'aggrave pas. Dans certains cas, il faut qu'un médecin examine et traite l'enfant blessé.

Morsures animales et humaines

Ce que vous devez savoir

Selon la société protectrice des animaux américaine, les chiens sont responsables de près de 90 % des blessures animales survenant chaque année. Leur amour et leur loyauté font d'eux des animaux populaires. Malheureusement, il y a chaque année environ 1,5 million de morsures graves par des chiens. Les chats mordent moins que les chiens, mais comme les morsures de chien, les morsures de chat peuvent s'infecter et représenter ainsi un risque vital. Les animaux exotiques comme les furets et les singes, et les animaux sauvages, comme les ratons-laveurs, les tamias et les écureuils, mordent aussi. Les dents d'un animal sont porteuses de nombreuses bactéries. Toute morsure animale qui transperce la peau peut s'infecter et certains animaux peuvent transmettre une maladie en mordant.

L'infection la plus dangereuse transmise par une morsure animale est la **rage** qui est une infection virale. Le virus de la rage est présent dans la salive de l'animal infecté et est transmis à l'homme par le biais d'une morsure ou par contamination croisée avec la salive de l'animal infecté. Cette maladie affecte le cerveau et le système nerveux. Une fois que les symptômes de la rage se développent, la maladie est fatale. Pour s'assurer que cette maladie mortelle ne se développe pas, un médecin devra examiner toute personne mordue ou griffée par un animal sauvage ou par tout autre animal non vacciné contre la rage. Autant que possible, essayez de vérifier auprès de son propriétaire si l'animal est vacciné contre la rage. N'essayez jamais de capturer ou de retenir l'animal en question.

Tout animal à sang chaud peut être porteur de la rage ; cependant les animaux le plus souvent infectés sont les ratons-laveurs, les chauves-souris, les renards et les coyotes. Une morsure d'un chien ou d'un chat errant peut être dangereuse car ces animaux ne sont probablement pas immunisés (figure 9-1). Les animaux en cage comme les hamsters, les gerbilles et les cobayes sont en général en bonne santé et ne sont pas porteurs de la rage.

Les morsures humaines sont fréquentes chez les jeunes enfants. Mordre est pour un enfant un moyen non verbal d'exprimer sa colère ou sa frustration. La plupart de ces morsures sont bénignes et ne traversent pas la peau. Elles entraîneront un choc émotionnel plutôt qu'une réelle blessure. Comme pour une morsure animale, si la morsure humaine traverse la peau, il y a un risque d'infection.

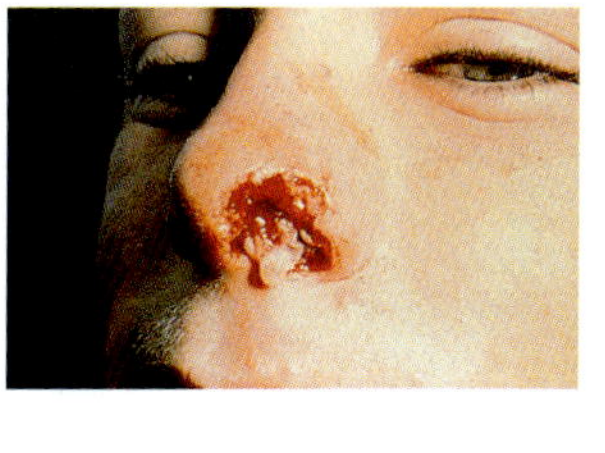

Figure 9.1
Morsure de chien.

Ce que vous devez rechercher

- Une déchirure superficielle de la peau qui ne saigne pas ou qui saigne peu.
- Une plaie punctiforme.
- Des lacérations.
- Des lésions par écrasement.
- Des tissus déchirés dans la zone de la morsure.

Ce que vous devez faire

Premiers soins lors de morsures de chiens, de chats, d'autres animaux et lors de morsures humaines

1. Éloignez l'enfant blessé et les autres. Si la morsure a provoqué une blessure grave ou une hémorragie non contrôlée, appelez les services médicaux d'urgence. Si l'enfant a été mordu par un putois, un raton-laveur, une chauve-souris, un renard, un coyote, un autre mammifère ou par tout autre animal agissant bizarrement ou dont la date de la dernière vaccination contre la rage est inconnue, suspectez un contact avec la rage et appelez les services médicaux d'urgence, même si la blessure semble bénigne. Un comportement bizarre peut être un symptôme de la rage.

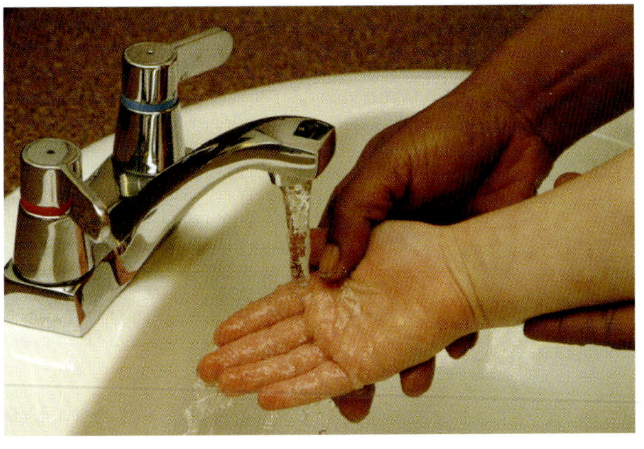

2. Occupez-vous de la zone blessée ou meurtrie. Veillez à laver soigneusement avec du savon, et à rincer avec de l'eau toute égratignure, piqûre ou coupure pour réduire le risque d'infection. Si la peau est intacte, nettoyez-la avec de l'eau et du savon, appliquez-y un cold pack emballé dans un linge, et réconfortez l'enfant qui a été mordu.
3. Si c'est un chien ou un chat domestique qui a mordu l'enfant, vérifiez auprès du propriétaire si sa vaccination antirabique est en ordre. Vous devriez interpeller les autorités locales compétentes pour voir ce qu'il y a lieu de faire de l'animal qui a mordu l'enfant. À moins que l'animal soit en ordre de vaccination, il faudra le mettre en observation pour exclure la possibilité qu'il soit infecté. Un vétérinaire devra exclure toute maladie chez l'animal concerné durant son observation ou sa mise en quarantaine.

Piqûres et morsures d'insectes

Ce que vous devez savoir

Le contact des enfants avec les abeilles, les guêpes, les frelons et les fourmis rouges est une conséquence naturelle de la curiosité et de l'exploration des enfants (figure 9-2A-D). De plus les enfants peuvent avoir des restes de nourriture sur leurs vêtements ou sur leurs mains, ce qui attire les insectes. Dans la plupart des cas, les piqûres d'insectes ne nécessitent pas l'intervention d'un médecin. Cependant une réaction allergique sévère suite à une piqûre d'insecte peut survenir très rapidement, sans prévenir, et peut être mortelle. Ce type de réaction allergique sévère et mortelle est appelé anaphylaxie (voir réactions allergiques page 116).

Les insectes venimeux ne sont généralement agressifs que quand ils sont menacés ou dérangés dans leur nid ou leur ruche. Dans ces conditions ils piquent, parfois en essaims. Les enfants peuvent involontairement menacer un insecte piqueur en courant vers celui-ci ou en jouant dans un endroit où les insectes se rassemblent. Les symptômes d'une piqûre ou d'une morsure d'insecte sont dus à l'injection de venin sous la peau. Le venin peut déclencher une irritation et/ou une réaction allergique. Le dard ou le venin peuvent aussi provoquer une infection.

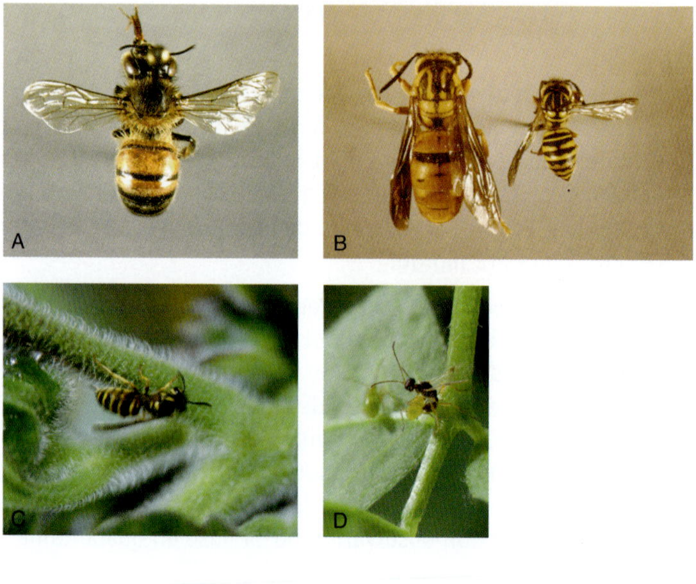

Figure 9-2

A. Abeille (Courtesy of Dr. Pratt/CDC)
B. Guêpe et ... (Courtesy of Dr. Pratt/CDC)
C. Frelon (©Photos.com)
D. Guêpe (Courtesy of Scott Bauer/USDA)

Les réactions normales suite à une piqûre d'insecte comprennent de la douleur, des chatouillements et un gonflement qui disparaissent en un jour ou deux. Les réactions allergiques modérées comprennent de l'urticaire et un gonflement. Mais ces symptômes peuvent annoncer une réaction grave chez une personne qui souffre d'anaphylaxie ou d'asthme. Les réactions allergiques graves varient en intensité et surviennent généralement dans les minutes ou dans les heures qui suivent le contact avec le venin de l'insecte. Une personne connue pour présenter des réactions allergiques sévères aux piqûres ou aux morsures d'insecte peut être en possession d'un auto-injecteur d'épinéphrine.

Les insectes mordeurs sont les moustiques, les cousins, les taons, et certains types de mouches. Dans certaines régions, ces insectes sont les vecteurs de maladies spécifiques à la région. Ces insectes injectent les germes responsables de l'infection avec leur salive quand ils piquent la peau. Généralement ces morsures d'insectes provoquent des démangeaisons et sont irritantes pendant quelques jours mais n'entraînent pas d'autres problèmes.

CONSEIL PRATIQUE

Utilisation d'un auto-injecteur d'épinéphrine lors d'une réaction allergique sévère.

- Appelez les services médicaux d'urgence.
- Ne retirez pas le capuchon de sécurité avant d'être prêt à utiliser le médicament.
- Ne mettez jamais vos doigts sur la pointe noire d'éjection quand vous ôtez le capuchon de sécurité ou après avoir injecté le médicament.
- N'utilisez pas l'auto-injecteur si :
  - il n'est pas prescrit pour ce patient,
  - il est coloré (jaune plutôt que clair),
  - il contient des particules,
  - la date de validité inscrite sur la boîte est dépassée.
- Tenez l'auto-injecteur dans votre poing fermé et retirez le capuchon de sécurité.
- Placez la pointe noire d'injection directement contre la partie externe de la cuisse du patient (vous pouvez injecter au travers des vêtements). N'injectez pas le médicament dans une veine ou dans les fesses. Injectez-le dans la partie charnue de la face externe de la cuisse.
- D'un mouvement rapide, appuyez l'auto-injecteur fermement contre la cuisse et maintenez-le en place jusqu'à ce que tout le médicament soit injecté – en général il ne faut pas plus de dix secondes.
- Retirez l'injecteur et replacez-le dans sa gaine de sécurité, et remettez-le au personnel des services médicaux d'urgence lors de leur arrivée.
- Massez le site d'injection après l'administration du médicament.

Les moustiques et les cousins sont plus actifs à l'aube et au crépuscule, ainsi que quand le temps est humide. Les aoûtats sont des insectes microscopiques qui s'attachent à la peau par de minuscules crocs et se nourrissent du liquide contenu dans les cellules humaines. Ils s'attachent plus facilement sous des vêtements serrés (par exemple, sur le dessus des chaussettes, sous l'élastique des sous-vêtements).

Bien que de nombreux insectes puissent mordre, beaucoup évitent le contact avec les humains. Certains insectes sont attirants pour les enfants, même s'ils préfèrent être laissés tranquilles. Par exemple, les enfants adorent manipuler les chenilles même si certaines d'entre elles peuvent provoquer une éruption cutanée.

Les autorités locales de la santé peuvent vous informer des risques encourus par les différents types de morsures d'insectes rencontrés dans votre région. Demandez au ministère de la Santé publique ou à un médecin de votre région à quoi vous devez être attentif et ce que vous pouvez faire pour réduire le risque de morsures d'insectes chez les enfants.

Ce que vous devez rechercher

- Une zone douloureuse ou qui démange là où l'enfant à été mordu ou piqué.
- Une rougeur et un gonflement dans la zone de piqûre ou de morsure.
- Un enfant qui ne se sent pas bien.
- Des signes d'une réaction allergique comme :
  - De l'urticaire, un gonflement ou une éruption qui s'étend.
  - Des difficultés respiratoires.
  - Une toux sèche irritante, des sifflements ou un tirage au niveau du nez, de la gorge ou du thorax.
  - Des yeux qui démangent.
  - Un gonflement des lèvres, des yeux ou de la gorge.
  - De la faiblesse ou des vertiges.
  - Des palpitations.
  - Des nausées et/ou des vomissements.

Ce que vous devez faire

Premiers soins en cas de réactions légères à modérées à des morsures ou des piqûres d'insectes

1. Déplacez l'enfant vers un endroit sans danger pour éviter d'autres piqûres ou morsures.

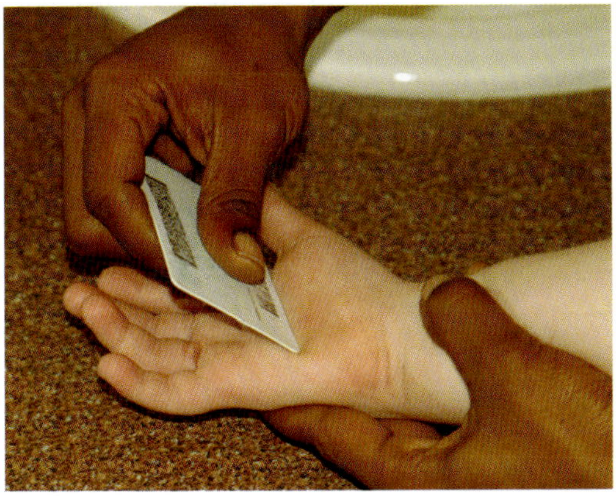

2. Enlevez ce qui peut rester de l'insecte qui a piqué ou mordu. Recherchez et retirez rapidement tout dard en le grattant avec une carte de crédit ou avec votre ongle. Si l'enfant a touché une chenille qui a laissé des épines sur sa peau, retirez les épines en appliquant sur la peau la face collante d'un morceau de papier collant.
3. Nettoyez la zone avec du savon et rincez-la avec de l'eau.

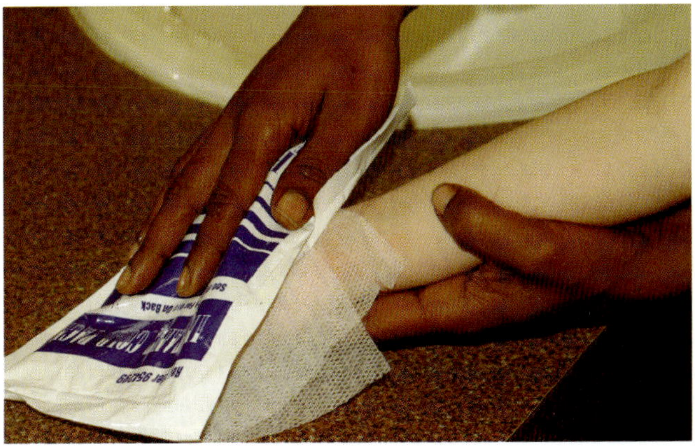

4. Appliquez un cold pack enveloppé d'un linge pour protéger la peau afin de réduire la douleur et le gonflement.

LE SAVIEZ-VOUS ?

Les abeilles laissent dans la peau une sorte de sac attaché à leur dard. Le sac continue à envoyer du venin sous la peau pendant quelques secondes après la piqûre. L'enlever directement peut réduire la quantité de venin qui irrite les tissus. Les guêpes peuvent aussi laisser un dard dans la peau. Comme ces dards peuvent transporter de nombreuses bactéries, les ôter réduit le risque d'infection.

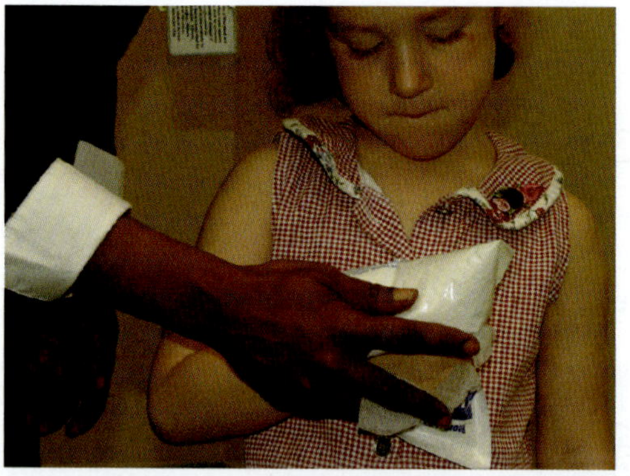

5. Maintenez la zone blessée surélevée (au-dessus du niveau du cœur).
6. Si l'enfant a un antihistaminique ou un autre médicament qui lui a été prescrit en cas de piqûre ou de morsure d'insecte et que ses parents ou son responsable légal ont donné leur consentement écrit pour l'utilisation de ce médicament, donnez-le-lui. Si vous utilisez un auto-injecteur, prévenez les services médicaux d'urgence immédiatement. (Voir réactions allergiques, page 116)
7. Surveillez l'enfant et guettez toute nouvelle réaction suite à la morsure ou la piqûre et suite au médicament.

LE SAVIEZ-VOUS ?

Comment éviter les piqûres d'insectes

- Vérifiez s'il n'y a pas de nid dans les endroits où jouent les enfants, dans de vieux troncs d'arbre, dans des pneus sur le terrain de jeu, dans des trous dans le sol, autour des poubelles et autour de bois pourri.
- Faites enlever les nids par des professionnels.
- Les enfants allergiques ne devraient pas jouer seuls dehors quand des insectes piquants sont actifs.
- Portez des chaussures et évitez de porter des sandales ou de vous promener pieds nus.
- Évitez de porter des couleurs vives et des vêtements avec des motifs floraux qui vont attirer les insectes. Le blanc, le vert, le beige et le kaki sont les couleurs les moins attirantes pour les insectes.
- Lorsque vous mangez à l'extérieur, évitez les aliments qui attirent les insectes comme le thon, le beurre de cacahuète, les sandwichs à la confiture, la pastèque, les boissons sucrées, les bonbons sucrés et les crèmes glacées.
- Évitez de rester près des poubelles ou près des bennes à ordures.
- Si un insecte s'approche de vous, ne le frappez pas ou ne courez pas. Ces actions peuvent déclencher une attaque. Éloignez-vous lentement. Si vous avez perturbé un nid et que les insectes se groupent autour de vous, mettez-vous le plus possible en boule pour réduire l'exposition de votre peau, gardez la tête baissée et couvrez votre tête avec vos bras.
- Un enfant allergique aux insectes devrait porter un collier ou un bracelet avec des informations médicales.

Morsures de tiques

Ce que vous devez savoir

Une tique est un minuscule insecte brun qui s'attache à la peau d'un animal ou d'un humain et suce son sang (figures 9-3 et 9-4). Les tiques ne volent pas et ne sautent pas ; ils s'attachent à l'animal ou à l'humain qui les effleure. Les maladies dont la tique est porteuse sont la maladie de Lyme (voir page 246), la tularémie, la fièvre pourprée des Montagnes Rocheuses, la fièvre à tiques du Colorado et la paralysie par piqûre de tiques. De nombreuses morsures de tique ne causent aucune maladie.

Les tiques doivent se nourrir de sang pour survivre. C'est pendant qu'elle se nourrit que la tique peut transmettre une maladie à l'homme. Tout en mangeant, elle dépose les déchets de son intestin dans la plaie où elle se nourrit. L'infection a moins de chance de se produire si la tique a été retirée avant qu'elle n'ait eu le temps de manger et de se remplir de sang. Le risque d'être mordu par une tique infectée est le plus élevé durant les mois d'été, surtout en mai et juin, mais dans certaines régions la tique peut être dangereuse toute l'année. Les mois pendant lesquels il fait chaud sont aussi le moment où les enfants sont souvent dehors. Le risque d'être mordu dépend aussi de la région, du temps passé dans les bois et les hautes herbes et des méthodes de prévention utilisées. Les autorités sanitaires locales peuvent vous informer des risques de transmission de maladies par morsure de tiques et des mesures à utiliser pour réduire le risque d'être mordu.

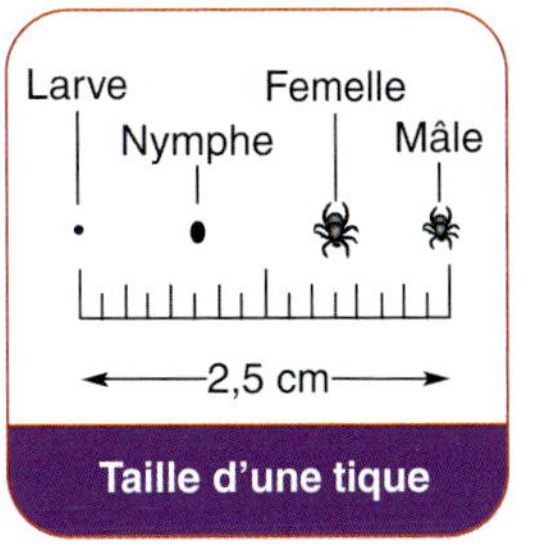

Figure 9.3
Taille d'une tique

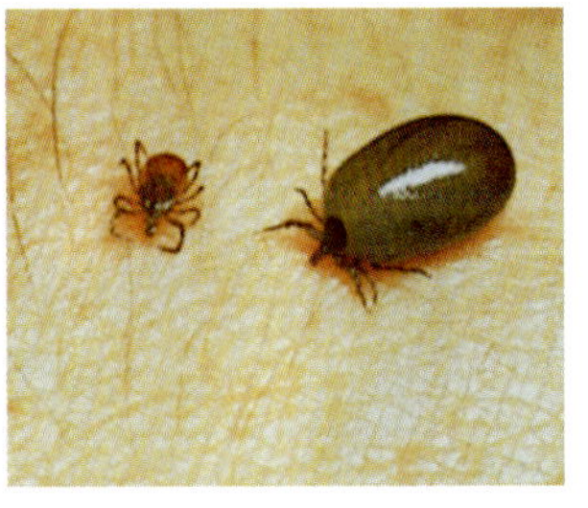

Figure 9.4
À gauche, une tique qui n'est pas encore engorgée (remplie de sang) et à droite une autre qui est engorgée.

Ce que vous devez rechercher

- Une tique incrustée ou une nouvelle voussure sur la peau.

Ce que vous devez faire

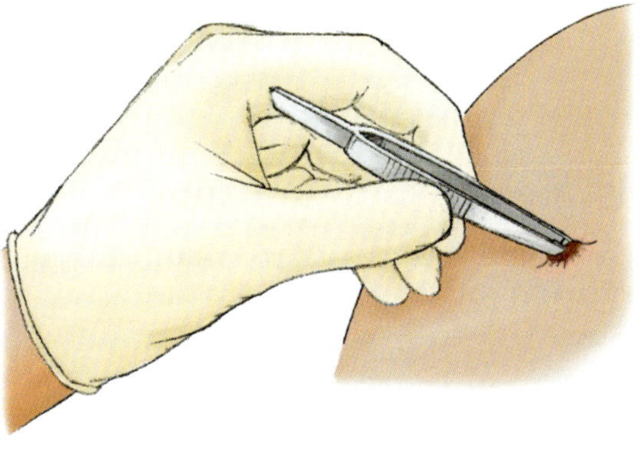

1. Retirez la tique incrustée avec une pince à épiler.

2. Agrippez la tique aussi près de la peau que possible et tirez dans la direction par laquelle elle semble être entrée, avec assez de force que pour tendre la peau. Maintenez cette position jusqu'à ce que la tique lâche prise. Cela peut durer quelques secondes. Ne tordez pas la tique et ne tirez pas par saccades car vous risquez de ne pas la retirer complètement. N'agrippez pas la tique par l'arrière de son corps. Le corps de la tique peut se rompre et son contenu infecté peut se disséminer dans la plaie créée par la morsure.
3. Nettoyez l'endroit de la morsure avec de l'eau chaude et du savon.

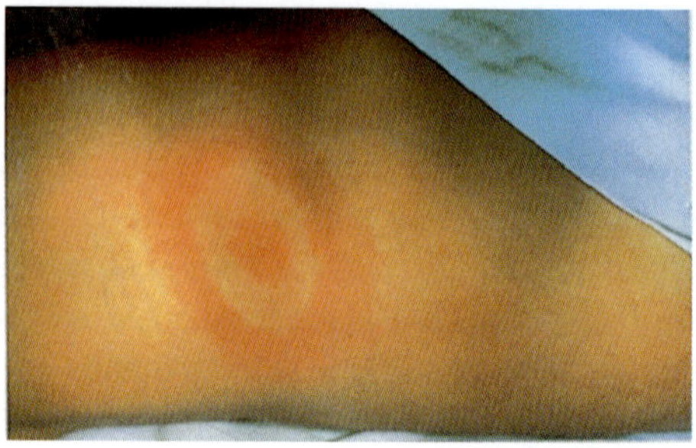

4. Pendant quelques semaines guettez l'apparition d'une éruption cutanée à l'endroit de la morsure. Si une éruption apparaît ou si l'enfant devient malade, les parents ou le responsable légal devront emmener l'enfant se faire examiner par un médecin.
5. Informez les parents ou le responsable légal que vous avez retiré une tique à leur enfant pour qu'ils surveillent l'apparition d'une réaction anormale.

Conseil pratique

N'utilisez aucune des méthodes suivantes pour retirer une tique ; ces méthodes sont inefficaces :

- De la vaseline.
- Du vernis à ongles.
- De l'alcool à 90°.
- Du kérosène ou de l'essence.
- La tête d'une allumette soufflée mais encore chaude.

Morsures de serpent

Ce que vous devez savoir

Peu de serpents sont venimeux ; en Europe, il s'agit surtout de la couleuvre de Montpellier et de certaines vipères, et en Amérique du Nord du crotale ou serpent à sonnettes.

Les serpents non venimeux peuvent mordre, mais en général les serpents essaient d'éviter le contact avec les hommes quant ils peuvent. Bien que la morsure d'un serpent venimeux soit grave, les décès dus aux serpents venimeux ne sont pas courants. Les serpents venimeux comprennent les serpents à sonnettes, la couleuvre de Montpellier, la vipère aspic et la vipère péliade (figure 9-5 A-D).

Ce que vous devez rechercher

- Deux petites plaies punctiformes séparée d'un centimètre (dans certains cas on ne retrouve la marque que d'un seul croc).
- L'enfant se plaint d'une douleur importante de type brûlure à l'endroit de la morsure.
- Un gonflement rapide.
- Une décoloration de la peau et l'apparition d'ampoules pleines de sang (peut se développer dans les 6 à 10 heures).
- Dans les cas graves, des nausées, des vomissements, des la sudation et une faiblesse généralisée.

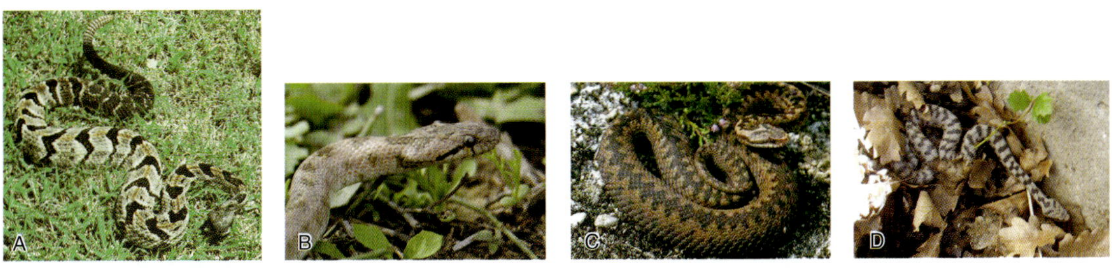

Figure 9.5

A. Le serpent à sonnettes.
B. La couleuvre de Montpellier.
C. La vipère aspic.
D. La vipère péliade.

CONSEIL PRATIQUE

- N'utilisez pas la méthode « inciser et sucer » pour enlever le venin.
- Ne sucez pas le venin avec votre bouche car une bouche humaine est pleine de bactéries, ce qui augmente le risque d'infection de la plaie.
- N'appliquez pas un bandage compressif autour du bras ou de la jambe, cela pourrait entraîner une lésion supplémentaire.
- Appelez immédiatement les services médicaux d'urgence.

Ce que vous devez faire

Premiers soins lors d'une morsure de serpent

1. Éloignez du serpent l'enfant mordu ainsi que les autres enfants.
2. Gardez l'enfant au calme et empêchez-le de bouger pour ralentir la diffusion du venin. Le bras ou la jambe mordue doit être maintenue plus bas que le niveau du cœur pour éviter la diffusion du venin dans l'organisme.
3. Appelez les services médicaux d'urgence et le centre antipoisons (voir numéros page 142).

Morsures d'araignées

Ce que vous devez savoir

La plupart des araignées sont venimeuses. Elles utilisent leur venin pour paralyser et tuer leur proie. De nombreuses espèces d'araignées sont susceptibles de morsure humaine mais il n'y a que peu d'espèces qui produisent un venin dangereux pour l'homme. Les décès sont rares. Cependant les morsures des recluses brunes et des veuves noires ont été responsables de quelques décès.

Le corps de la veuve noire femelle est noir avec une tache en forme de sablier rouge ou jaune sur l'abdomen (figure 9-6). Seule la femelle est dangereuse car le mâle est trop petit pour mordre au travers d'une peau humaine.

La morsure elle-même passe souvent inaperçue ou peut provoquer une sensation de piqûre d'épingle. Le venin de la veuve noire est très puissant et attaque les muscles chez l'homme. Les symptômes sont souvent des crampes et de fortes douleurs musculaires.

L'araignée recluse brune est aussi appelée araignée violoniste (figure 9-7). Une marque en forme de violon sur son dos permet de l'identifier. Le mâle et la femelle sont dangereux.

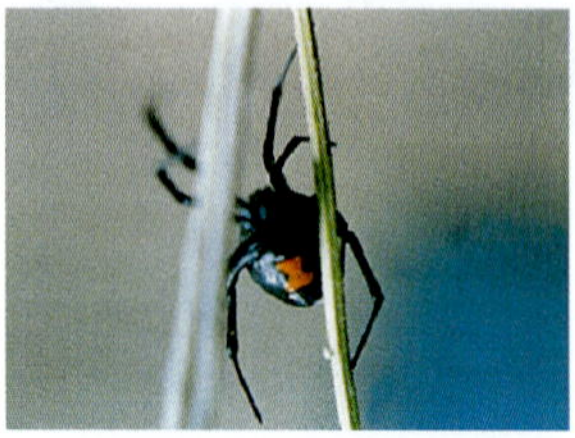

Figure 9.6
Veuve noire.

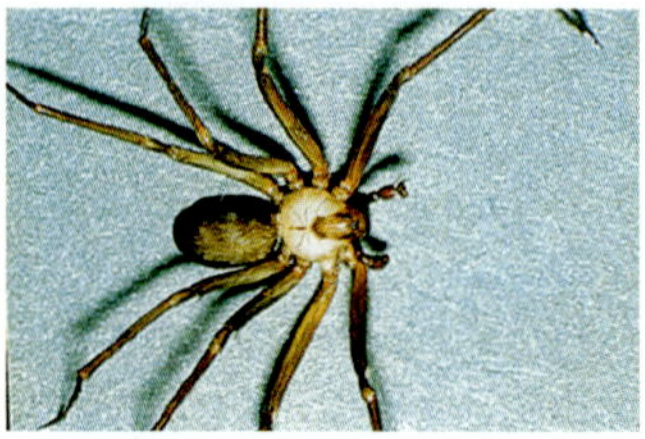

Figure 9.7
Araignée recluse brune.

Il est rare de voir une araignée recluse brune qui mord car sa morsure est indolore et elle survient le plus souvent pendant que la personne dort. La gravité de la réaction peut aller d'une irritation modérée à l'endroit de la morsure à un empoisonnement potentiellement fatal.

Le saviez-vous ?

Pour les morsures de veuves noires, il existe un antivenin ou un antidote qui est souvent réservé aux jeunes enfants (moins de 6 ans), aux personnes âgées (plus de 60 ans) et aux victimes présentant de graves réactions. Actuellement il n'existe pas d'antivenin disponible pour la recluse brune et les autres araignées.

Ce que vous devez rechercher

- Des petites marques de crocs.
- Une douleur
  - qui commence par une sensation de picotement à l'endroit de la morsure,
  - qui s'étend aux muscles avoisinants,
  - qui se déplace ensuite vers l'abdomen, le dos, la poitrine et les jambes.
- Une ampoule au niveau du site de morsure.
- Un gonflement modéré et une peau plus claire à l'endroit de la morsure.
- Des lésions progressives des tissus mous.

Ce que vous devez faire

Premiers soins lors de morsures d'araignées

1. Si vous suspectez une morsure de veuve noire ou de recluse brune, appelez les services médicaux d'urgence. Nettoyez la zone de morsure avec du savon et rincez à l'eau.

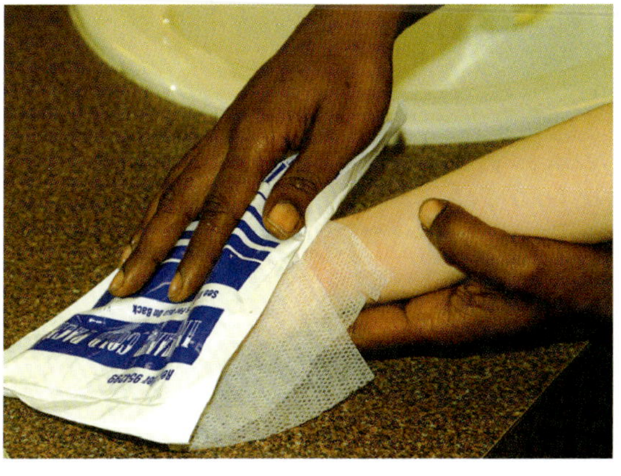

2. Appliquez sur la morsure un cold pack entouré d'un linge pour diminuer la douleur et retarder les effets du venin.
3. Appelez le centre antipoisons (voir numéros page 142) et prévenez les parents ou le responsable légal de l'enfant.

Les morsures d'animaux marins

Ce que vous devez savoir

Les morsures par des animaux marins sont les lésions les plus fréquentes produites par des animaux marins. Il est important d'identifier l'animal responsable parce que dans de nombreux cas le traitement est spécifique.

Chaque année, les méduses et les physalies (ou galères portugaises) qui se trouvent en eau de mer peu profonde piquent plus d'un million de personnes. Les réactions à la morsure vont de l'inflammation légère à des réactions graves qui sont dues au venin injecté par des filaments particuliers appelés nématocystes.

Ce que vous devez rechercher

- Des marques rouges.
- Une sensation de brûlure.
- Des crampes musculaires.

Premiers soins en cas de piqûres par des animaux marins

1. Sortez l'enfant de l'eau.
2. Rincez la peau à l'eau de mer.
3. Versez du vinaigre sur la zone atteinte jusqu'à ce que la douleur cesse. À l'inverse de l'eau fraîche, le vinaigre va inactiver les nématocystes.
4. Essayez d'enlever les tentacules relâchés en les faisant tomber avec le bord d'un objet dur, comme une carte de crédit ou des pinces. Ne prenez pas les tentacules à main nue.

ARBRES DÉCISIONNELS

Premiers soins en cas de morsures animales

Avant tout, éloignez tous les enfants.

↓

Si la morsure a provoqué une lésion grave ou un saignement incontrôlable, appelez les services médicaux d'urgence.

↓

Si la morsure a été provoquée par un putois, un raton-laveur, une chauve-souris, un renard, un coyote ou un autre mammifère, ou par un animal au comportement bizarre, ou qui n'est pas immunisé contre la rage, appelez les services médicaux d'urgence.

↓

Soignez toute plaie ou contusion, nettoyez et rincez soigneusement toute plaie.

↓

Si c'est un animal domestique, vérifiez auprès du propriétaire s'il est vacciné. Appelez le département local de la santé ou le service vétérinaire.

Premiers soins en cas de morsures et de piqûres d'insectes, ainsi que de morsures de tiques

Éloignez tous les enfants de l'endroit où se trouvent les insectes.

↓

Retirez tout dard ou reste du corps de l'insecte ou de la tique qui est attaché à la peau. Utilisez une carte de crédit ou votre ongle pour faire tomber le dard ; utilisez une pince à épiler en prenant la tique aussi près que possible de la peau ; utilisez du papier collant pour retirer les épines des chenilles.

↓

Nettoyez la plaie avec du savon et rincez à l'eau courante.

↓

Appliquez du froid et surélevez le membre atteint pour diminuer la douleur et le gonflement à l'endroit de la morsure ou de la piqûre.

↓

Donnez le médicament prescrit à l'enfant allergique.

Premiers soins lors de morsures de serpents

Éloignez-vous du serpent.

↓

Gardez l'enfant mordu au calme autant que possible et maintenez le membre atteint plus bas que le niveau de son cœur.

↓

Appelez les services médicaux d'urgence et le centre antipoisons pour d'autres instructions.

Les centres anti-poisons

- en Belgique : 070/245.245
- en France :
  - Angers : 02 41 48 21 21
  - Bordeaux : 05 56 96 40 80
  - Lille : 0 825 812 822
  - Lyon : 04 72 11 69 11
  - Marseille : 04 91 75 25 25
  - Nancy : 03 83 32 36 36
  - Paris : 01 40 05 48 48
  - Rennes : 02 99 59 22 22
  - Strasbourg : 03 88 37 37 37
  - Toulouse : 05 61 77 74 47
- au Québec : 1-800-463-5060 – ville de Québec : 656-8090
- en Suisse : 145

TESTEZ VOS CONNAISSANCES

Entourez la lettre correspondant à la bonne réponse.

1. Pour soigner une morsure animale :
   a. Appliquez un onguent antibiotique sur la zone mordue.
   b. Laissez l'enfant sucer les petites plaies.
   c. Rincez soigneusement la plaie avec de l'eau et du savon.
   d. Ne couvrez pas la plaie pour qu'elle puisse sécher à l'air.
2. La plupart des tiques incrustées :
   a. Ne causeront pas de maladie, si elles sont retirées avant qu'elles aient pu se nourrir de sang.
   b. Vont se décrocher si vous appliquez de la chaleur sur la peau.
   c. Se rencontrent durant les mois d'hiver.
   d. Ne doivent pas être enlevées tout de suite.
3. Quelle est la meilleure manière de retirer une tique incrustée ?
   a. Appliquez une couche de vaseline, du beurre de cacahuète ou du vernis à ongles pour l'étouffer.
   b. Appliquez plusieurs gouttes d'alcool dénaturé sur la tique pour l'irriter et lui faire lâcher prise.
   c. Agrippez la tique avec une pince à épiler le plus près possible de la peau et retirez-la prudemment.
   d. Coller une allumette brûlante, juste éteinte, sur la tique pour qu'elle lâche prise.
4. Quel est le plus important à faire devant une morsure de serpent venimeux ?
   a. Appliquez une compresse chaude sur la zone mordue.
   b. Appliquez un bandage compressif pour ralentir la diffusion du venin.
   c. Appelez les services médicaux d'urgence.
   d. Surélevez la blessure.

DÉFINITIONS

Rage

Maladie virale mortelle des mammifères à sang chaud qui se transmet avant tout par morsures.

CHAPITRE

10

Les intoxications

Objectifs d'apprentissage

L'encadrant devra être capable de :

- reconnaître un enfant qui a avalé, inhalé ou été en contact avec un toxique,
- connaître les premiers soins à apporter à un enfant qui a avalé un toxique,
- connaître les premiers soins à apporter à un enfant qui a inhalé un toxique,
- connaître les premiers soins à apporter à un enfant qui a été en contact avec une plante toxique.

Introduction

Un toxique est une substance qui, lorsqu'elle est avalée, inhalée ou absorbée au travers de la peau, peut provoquer des lésions corporelles, une maladie, et parfois le décès. Il est fréquent qu'une exposition à une petite quantité de substance toxique puisse avoir de sérieuses conséquences. L'empoisonnement est l'une des causes d'accident les plus fréquentes chez l'enfant de moins de 5 ans.

Dans chaque pays, un ou plusieurs centres antipoisons, gérés par des professionnels, sont accessibles 24h/24 et 7 jours/7.

- en Belgique : 070/245.245
  www.poisoncentre.be/
- en France : il existe 10 centres anti-poisons régionaux :
  - Angers : 02 41 48 21 21
    www.centres-antipoison.net/angers/
  - Bordeaux : 05 56 96 40 80
    www.centres-antipoison.net/bordeaux/
  - Lille : 0 825 812 822
    www.centres-antipoison.net/lille/
  - Lyon : 04 72 11 69 11
    www.centres-antipoison.net/lyon/
  - Marseille : 04 91 75 25 25
    www.centres-antipoison.net/marseille/
  - Nancy : 03 83 32 36 36
    www.centres-antipoison.net/nancy/
  - Paris : 01 40 05 48 48
    www.centres-antipoison.net/paris/
  - Rennes : 02 99 59 22 22
    www.centres-antipoison.net/rennes/
  - Strasbourg : 03 88 37 37 37
    www.centres-antipoison.net/strasbourg/
  - Toulouse : 05 61 77 74 47
    www.centres-antipoison.net/toulouse/
- au Québec : 1-800-463-5060
  pour la ville de Québec : 656-8090
- en Suisse : 145
  www.toxi.ch/

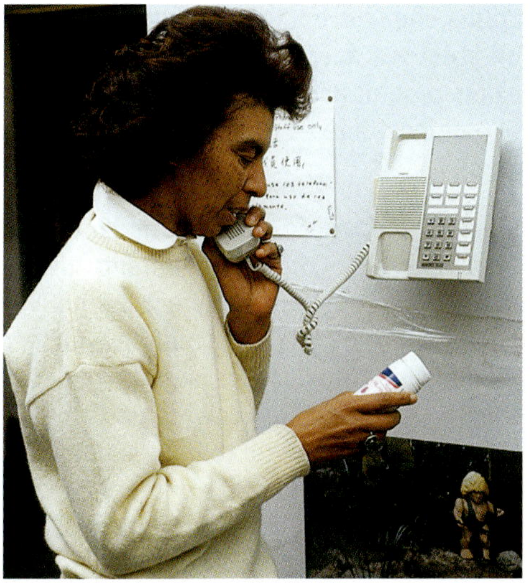

Figure 10.1
Le numéro d'appel du centre antipoisons doit être affiché près du téléphone.

Ce numéro doit être mis en évidence dans tout lieu où il y a des enfants (figure 10-1). Le personnel du centre antipoisons utilise une base de données informatisée pour vous donner des conseils, vous conseiller le traitement adéquat et vous dire si l'enfant doit être conduit dans un service d'urgence. Ce centre est aussi une bonne source de conseils de prévention.

Ce que vous devez savoir

De nombreux produits utilisés tous les jours sont très toxiques et potentiellement mortels. S'ils sont avalés, les conséquences peuvent être tragiques. En règle générale les substances les plus dangereuses pour les enfants sont les médicaments, les produits de nettoyage, les pesticides, les boissons alcoolisées et les produits pétroliers comme l'essence.

Les jeunes enfants sont curieux de nature. Les récipients en plastique colorés, les pilules multicolores et tout ce que l'enfant n'a jamais vu vont l'inciter à explorer. Le goût est le premier sens utilisé par les nourrissons et par les petits enfants lorsqu'ils découvrent quelque chose de nouveau, que ce soit un jouet, de la nourriture, un produit chimique ou une plante. Les empoisonnements surviennent souvent lorsque les adultes sont fatigués ou préoccupés, lorsque les enfants sont laissés seuls (même un court instant) et lorsqu'on a interrompu ou oublié de ranger ou de se débarrasser d'un produit toxique.

LE SAVIEZ-VOUS ?

Les fermetures sécurisées pour enfants de différents produits sont apparues dans les années 1970. Il n'existe pas de label « emballage résistant aux enfants ». Malgré tout, ce type d'emballage retarde l'ouverture du produit par l'enfant de telle sorte que l'adulte a plus de chance de découvrir l'enfant avant qu'il n'y arrive.

La plupart des intoxications chez les enfants peuvent être évitées par un usage sécurisé et un stockage adéquat des produits ménagers et des médicaments. Gardez les produits ménagers et les médicaments dans un endroit fermé à clé, sur les étagères du haut ou dans des boîtes inaccessibles aux enfants.

Comme beaucoup d'adultes, la plupart des enfants ne connaissent pas grand chose des plantes toxiques. Comme les enfants utilisent leurs sens du toucher et du goût lorsqu'ils découvrent de nouvelles choses, il n'est pas rare qu'ils touchent ou qu'ils mettent en bouche des feuilles, des baies ou des fleurs. Une intoxication peut survenir après avoir avalé un végétal, absorbé une toxine au travers de la peau ou inhalé des fumées d'un feu contenant une plante toxique. Pour la sécurité des enfants, apprenez les noms des plantes, des arbres et des arbustes se trouvant dans leur environnement. Si un enfant avale un morceau d'une plante, amenez-le avec un échantillon de la plante près du téléphone et appelez le centre antipoisons. Une personne vous conseillera sur ce vous devrez faire.

Quelques plantes peuvent entraîner une réaction chimique ou parfois allergique, lorsqu'elles sont en contact avec la peau. Les plus connus sont le lierre vénéneux, le chêne vénéneux et le sumac vénéneux ; on peut tous les trouver en Amérique du Nord (figure 10-2). En Europe, la berce géante du Caucase envahit progressivement les terrains vagues et les bords d'autoroute.

Le contact avec la toxine huileuse de ces plantes provoque une irritation par réaction chimique et peut entraîner une réaction allergique différée sous la forme d'une éruption cutanée plus ou moins grave (figure 10-3). Un enfant peut être directement en contact avec les toxines des plantes en touchant les feuilles, les tiges ou les racines ou indirectement en touchant des outils, des vêtements, des animaux ou tout autre objet ayant été en contact avec la plante. La fumée se dégageant d'un feu contenant des plantes toxiques peut transporter cette toxine sous forme de fines gouttelettes et l'amener sur la peau, et dans le nez, la gorge et les poumons. Le contact avec ces plantes peut entraîner une réaction quelque soit la saison et après avoir touché n'importe quelle partie de la plante, pas seulement les feuilles.

LE SAVIEZ-VOUS ?

Une des causes majeures d'intoxication chez l'enfant est une dose excessive (pour son poids et son âge) d'acétaminophène ou paracétamol (médicament couramment utilisé pour faire baisser une fièvre ou calmer une douleur). Ce produit peut causer des lésions hépatiques importantes et parfois même la mort du patient.

Une intoxication par inhalation peut survenir par exemple lors d'une intoxication au monoxyde de carbone produit par un poêle défectueux, un chauffage d'appoint au kérosène ou le moteur d'une voiture tournant dans un garage fermé. Elle provoque rapidement un état d'inconscience, parfois précédé par des maux de tête importants et elle est souvent mortelle. Une intoxication par inhalation peut aussi survenir quand un enfant inhale volontairement un produit toxique, comme des émanations de colle synthétique ou de solvants.

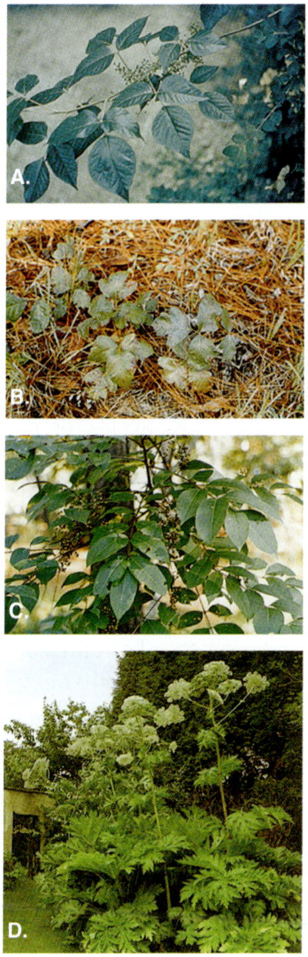

Figure 10.2

Plantes bien connues pouvant provoquer une réaction chimique ou allergique :

A. Lierre vénéneux
B. Chêne vénéneux
C. Sumac vénéneux
D. Berce géante du Caucase

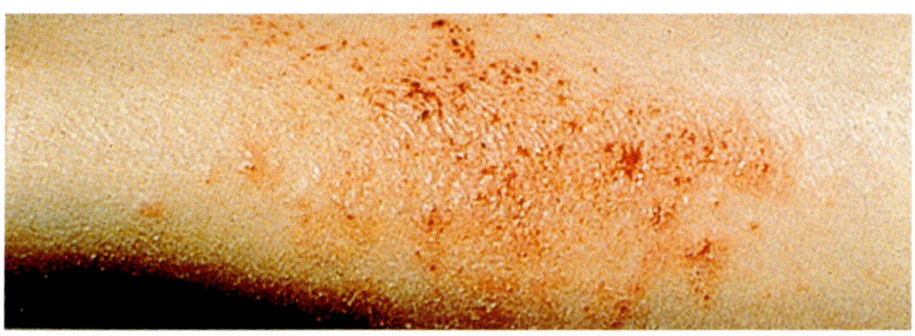

Figure 10.3

Éruption provoquée par une plante toxique.

Ce que vous devez rechercher

Ingestion d'un toxique

- Une boîte de médicaments ou un flacon de produit chimique ouvert.
- Une odeur inhabituelle de l'haleine ou des vêtements.
- Des brûlures dans et autour de la bouche qui indiquent un contact avec un produit corrosif.
- Des nausées et des vomissements.
- Une douleur abdominale ou de la diarrhée.
- Un état de fatigue.
- Un état d'inconscience.

Contact avec une plante toxique

- Une éruption cutanée.
- Des démangeaisons.
- Une rougeur sur la peau.
- Des ampoules.
- Un gonflement.

Inhalation de toxique

- Des vapeurs ou des émanations de gaz avec ou sans odeur.
- Un changement de comportement.
- Un changement d'aspect.

Le saviez-vous ?

Dans le passé l'académie américaine de pédiatrie préconisait de conserver du sirop d'ipéca à la maison comme traitement des intoxications. En novembre 2003, l'académie a retiré cette recommandation car des études ont montré que ce sirop n'est pas efficace dans le traitement des intoxications. Même si l'enfant vomit après en avoir reçu, il peut encore rester trop de poison dans l'estomac. Même si certaines autorités locales et fédérales continuent à exiger qu'il y ait du sirop d'ipéca dans les endroits où des enfants sont pris en charge, les enseignants et les personnes qui s'occupent des enfants doivent être au courant du changement de politique de l'académie américaine de pédiatrie.

Ce que vous devez faire

Premiers soins lors d'ingestion de toxiques

1. Rassemblez des informations et gardez votre calme. Essayez de déterminer les éléments suivants :
   - l'âge et le poids de l'enfant,
   - ce qu'il a avalé,
   - la quantité avalée,
   - quand le toxique a été avalé,
   - l'état de l'enfant.

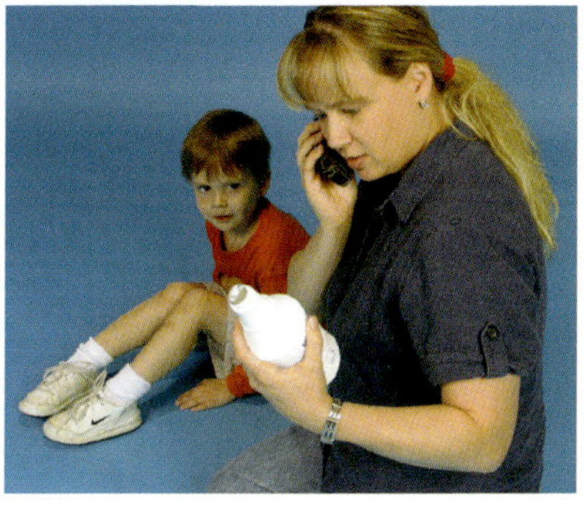

2. Si l'enfant est conscient, appelez le centre antipoisons. Ayez l'enfant et l'emballage du produit toxique près de vous. Suivez les instructions que vous recevez du centre anti-poisons.
3. Si l'enfant est inconscient, appelez les services médicaux d'urgence et suivez les étapes décrites dans le chapitre sur les difficultés respiratoires (page 47).

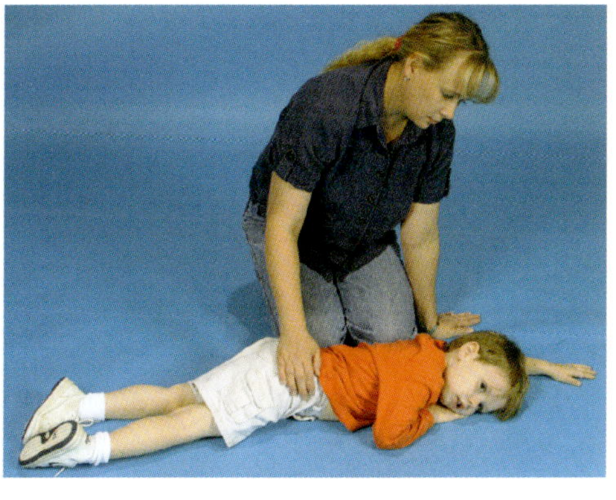

4. Mettez l'enfant sur le côté. Le coucher sur le côté gauche peut ralentir la vidange gastrique. Cette position permet également de maintenir les voies aériennes ouvertes et de drainer les vomissements hors de la bouche de l'enfant.

Ce que vous devez faire

Premiers soins lors de contact avec une plante toxique

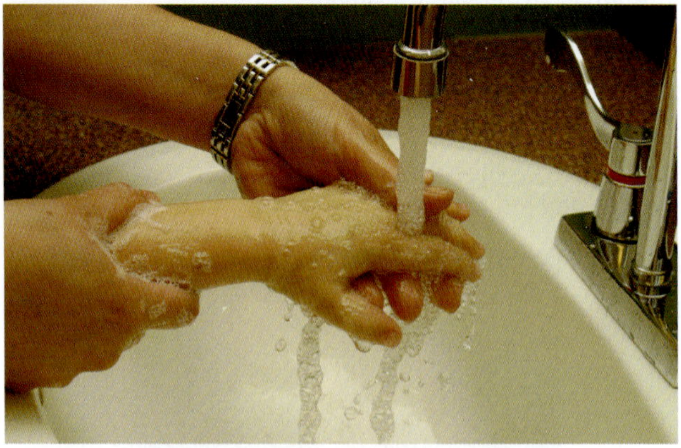

1. Si la peau de l'enfant a été en contact avec une plante toxique, lavez immédiatement la zone exposée avec du savon et rincez abondamment à l'eau courante pour éliminer la toxine huileuse de la plante. Si les yeux ou la bouche de l'enfant sont touchés, rincez-les à l'eau courante.
2. Appelez le centre antipoisons pour connaître ce que vous devez faire ensuite.

Ce que vous devez faire

Premiers soins lors d'une inhalation de toxique

1. Éloignez l'enfant de la zone toxique et appelez les services médicaux d'urgence.

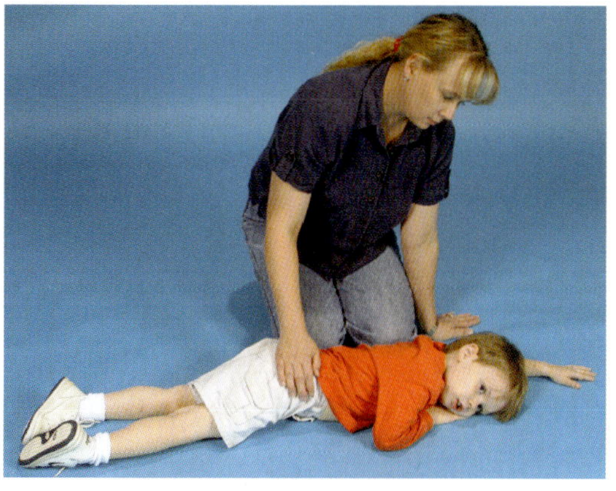

2. Si l'enfant est conscient, appelez le centre antipoisons.

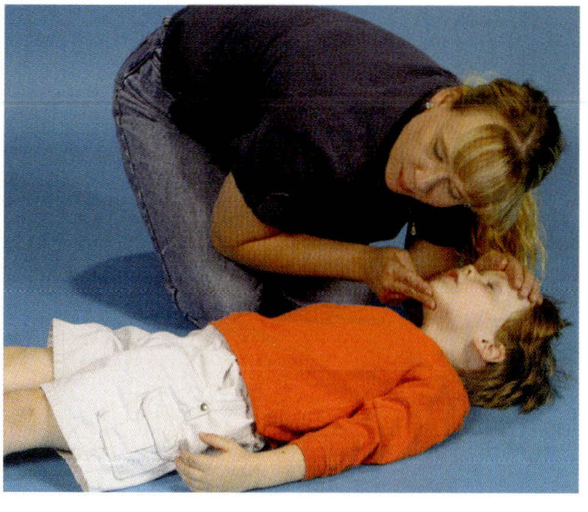

3. Si l'enfant est inconscient, suivez les étapes de décrites dans le chapitre sur les difficultés respiratoires (page 37).

ARBRES DÉCISIONNELS

Premiers soins lors d'ingestion d'un toxique

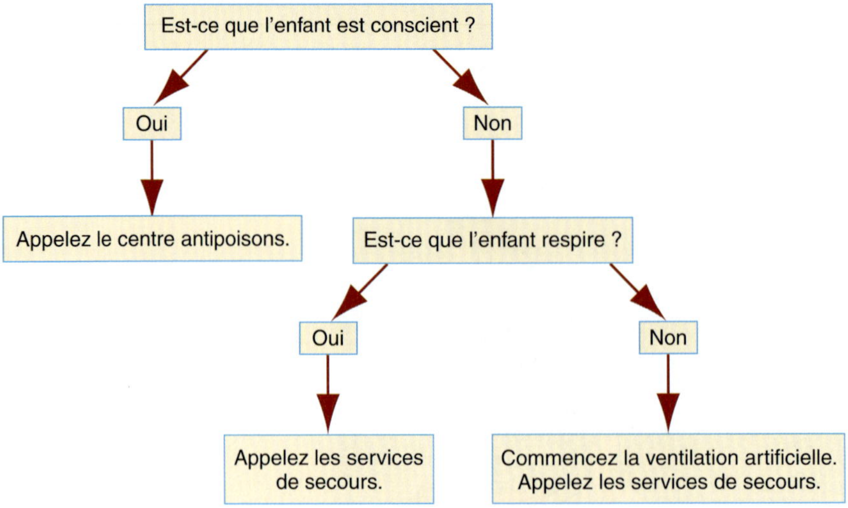

Premiers soins lors d'inhalation de toxique

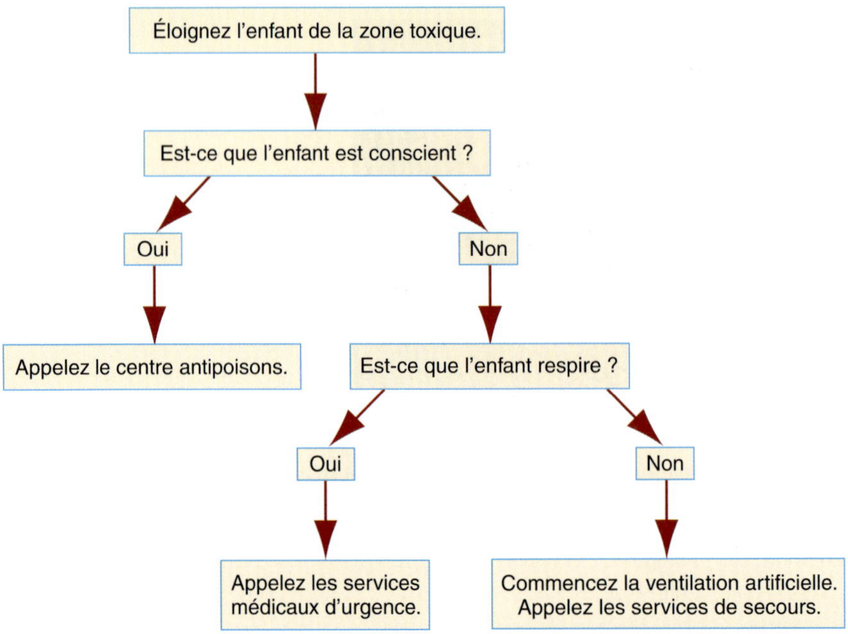

TESTEZ VOS CONNAISSANCES

Entourez la lettre correspondant à la bonne réponse.

1. Il n'est pas nécessaire d'appeler le centre antipoisons quand un enfant a avalé un produit toxique si :
   a. L'enfant est éveillé, orienté et pleure.
   b. La respiration est normale et l'enfant est bien coloré.
   c. D'après vous il n'a avalé qu'une petite quantité sans danger.
   d. Aucune des réponses précédentes.
2. Un endroit adéquat pour ranger des produits de nettoyage dangereux est :
   a. Dans des récipients hermétiquement fermés sous l'évier.
   b. Dans une bouteille de limonade correctement étiquetée avec un bouchon étanche.
   c. Dans un endroit inaccessible (haut, hors d'atteinte) et fermé à clef.
   d. Dans un placard avec la porte hermétiquement fermée.
3. Le premier numéro de téléphone à composer si un enfant a avalé un produit toxique et est conscient est :
   a. Le centre antipoison régional ou national.
   b. Le médecin traitant de l'enfant.
   c. Les parents ou le responsable légal.
   d. Votre directeur.
4. Le toxique dans le lierre vénéneux se trouve :
   a. Seulement dans les feuilles.
   b. Jamais dans les racines.
   c. Présent seulement en automne et en hiver.
   d. Présent dans toutes les parties de la plante.

DÉFINITIONS

Toxique

Une substance qui, lorsqu'elle est avalée, inhalée ou absorbée au travers de la peau (venant d'une plante), peut provoquer une maladie, une lésion et parfois le décès.

CHAPITRE

11

Les brûlures

Objectifs d'apprentissage

L'encadrant devra être capable de :

- distinguer les brûlures dont il peut s'occuper des autres,
- décrire les premiers soins à apporter aux brûlures,
- reconnaître les symptômes d'électrocution,
- décrire les premiers soins à apporter en cas d'électrocution.

Introduction

Une brûlure est une lésion de la peau provoquée par la chaleur, une irradiation, un produit chimique ou une décharge électrique (figure 11-1). Les sources de chaleur comprennent l'eau bouillante ou la vapeur, les surfaces chaudes et les flammes. Les brûlures chimiques sont provoquées par des produits chimiques corrosifs ou caustiques. La brûlure par irradiation la plus connue est le coup de soleil causé par les rayons ultra-violets. Le contact avec l'électricité provoque des brûlures électriques. Les brûlures peuvent être très douloureuses et mettre longtemps à guérir. Une brûlure grave peut laisser à l'enfant des séquelles physiques et psychologiques à très long terme.

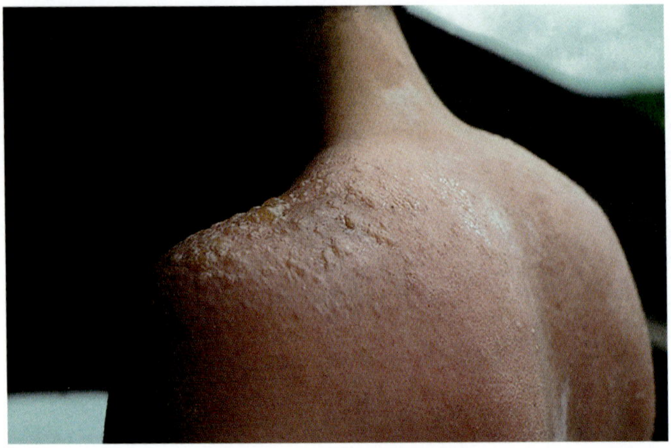

Figure 11.1
Une brûlure est une lésion cutanée.

Ce que vous devez savoir

La plupart des brûlures chez les nourrissons et les enfants d'âge préscolaire sont causées par des liquides chauds et de la graisse bouillante. Les petits enfants sont moins fréquemment brûlés que les plus grands car ils sont relativement immobiles. Les brûlures par flamme se rencontrent plus souvent chez les enfants de 5 à 12 ans. Les feux qui produisent beaucoup de fumée peuvent être dangereux car les produits chimiques contenus dans la fumée peuvent causer des graves lésions au revêtement des voies aériennes et aux poumons.

Les produits corrosifs et caustiques provoquent des brûlures et détruisent la peau qui entre en contact avec eux. Les lésions sont d'autant plus graves que le produit reste plus longtemps au contact de la peau. Ces produits corrosifs et toxiques peuvent être de la soude, des produits pour déboucher les égouts et des acides de batterie. Il doit être indiqué sur le produit qu'il peut provoquer des brûlures. Ces produits dangereux doivent être utilisés avec prudence et rangés de façon à être inaccessibles aux enfants.

Les enfants sont très curieux et peuvent rencontrer des objets électriques dangereux, comme des prises électriques ou les cordons électriques de différents appareils lorsqu'ils explorent (figure 11-2). Les jeunes enfants peuvent essayer de mettre un objet comme une fourchette dans une prise. Ils peuvent mâchonner des fils électriques. En général l'enfant est projeté en arrière par la forte contraction musculaire qui survient au contact de l'électricité. Cependant ces contractions musculaires peuvent aussi amener l'enfant à garder le contact avec l'objet électrisé au lieu d'être projeté en arrière, et ainsi faire plus de dégâts.

Selon la quantité d'électricité les lésions iront d'une rougeur de la peau à des lésions corporelles graves. Une brûlure électrique peut provoquer d'importantes lésions en profondeur alors qu'en surface la peau est peu abîmée. En principe, un choc électrique causé par le courant domestique n'est pas mortel. Néanmoins un choc électrique peut provoquer un arrêt cardiaque. Si l'enfant électrisé est toujours en contact avec la source de courant, l'électricité pourra se propager et blesser toute autre personne qui touche l'enfant.

LE SAVIEZ-VOUS ?

Une température supérieure à 50°C peut causer de graves lésions de la peau en quelques secondes. Certains États des États-Unis ont édicté des règles fixant la température maximale de l'eau accessible aux enfants dans les crèches et dans les garderies.

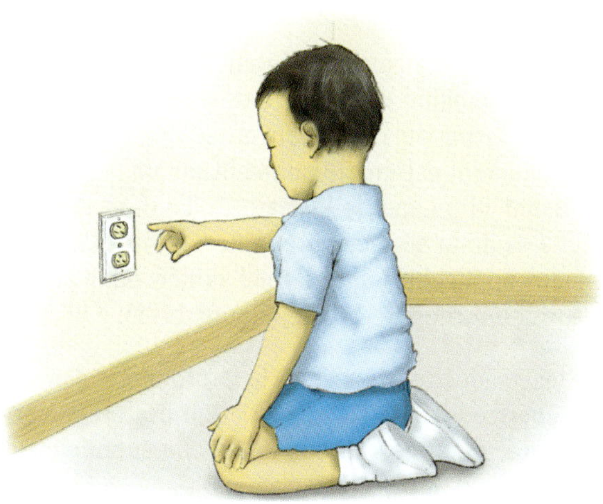

Figure 11.2
Les prises de courant devraient être munies d'un cache pour éviter tout incident.

Le saviez-vous ?

Les personnes qui ont eu dans leur enfance ou leur adolescence un ou plusieurs coups de soleil accompagnés d'ampoules ont deux fois plus de risques de développer un cancer de la peau. L'exposition chronique aux rayons solaires (lumière ultraviolette) est la cause de la plupart des cancers de la peau. Plus de la moitié du temps d'exposition au soleil d'une personne a lieu pendant l'enfance et l'adolescence. Une protection contre les rayons UV réduit le risque de cancer de la peau. Lorsque des enfants jouent dehors, ils devraient toujours porter de vêtements les protégeant du soleil, se mettre à l'ombre, utiliser des filtres solaires ou de l'écran total. La crème solaire contient un produit chimique qui va se lier à la peau pour éviter des lésions par les rayons UV. L'écran total est une crème créant une barrière de façon empêchant les rayons UV d'atteindre la peau. Contrairement aux brûlures par contact direct avec une surface brûlante, l'irritation de la peau par un coup de soleil se développe lentement.

La gravité d'une brûlure est déterminée par trois facteurs principaux : la taille, la localisation, et la profondeur. Ces facteurs déterminent si un médecin doit être consulté. Les brûlures larges et profondes sont plus graves. Les brûlures de la face, des mains, des pieds ou des organes génitaux sont plus graves que des brûlures à d'autres endroits du corps. Malheureusement il est fréquent que les enfants se brûlent le visage, les mains, les pieds ou les organes génitaux lorsqu'ils attrapent le manche d'une casserole, touchent des appareils brûlants ou renversent un liquide chaud sur leurs genoux. Une brûlure qui peut être mineure chez un adulte peut être grave pour un jeune enfant.

Vous pouvez décrire la zone brûlée en la comparant avec un objet familier (ex. : la dimension d'une pièce de monnaie) ou en évaluant la proportion de la partie du corps concernée (ex : la moitié du dos). Vous pouvez également estimer le pourcentage de la surface corporelle brûlée en utilisant la paume de la main de l'enfant. La paume représente environ 1 % de la surface corporelle. Additionnez le nombre de paumes de main applicables sur la zone brûlée pour évaluer le pourcentage de surface corporelle brûlée (figure 11-3).

Souvent, les médecins décrivent la profondeur d'une brûlure en fonction de l'épaisseur de tissu atteint. Une brûlure superficielle, ou du **premier degré**, ne concerne que la couche supérieure de la peau. La peau est rosée mais il n'y a pas d'ampoule.

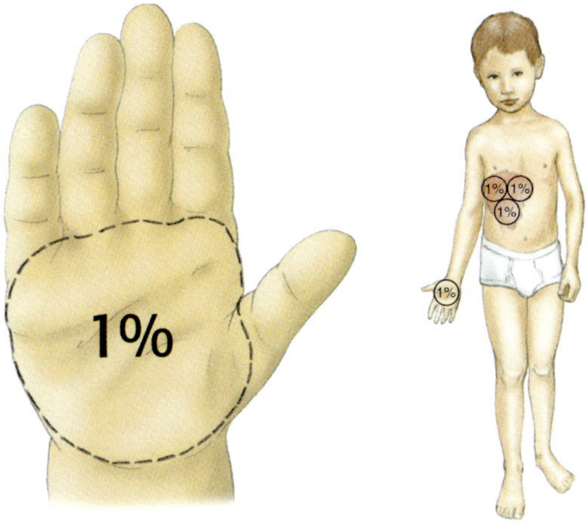

Figure 11.3
La paume représente approximativement 1 % de la surface corporelle.

Lorsque la brûlure est plus profonde mais n'atteint pas toute l'épaisseur de la peau, on parle de brûlure partiellement profonde ou du **deuxième degré**. Une brûlure du second degré est caractérisée par la présence d'ampoules. Une brûlure qui atteint toute l'épaisseur de la peau peut aussi atteindre les tissus profonds sous la peau. C'est la brûlure la plus grave, elle est appelée brûlure au **troisième degré**. Une brûlure au troisième degré peut atteindre toute l'épaisseur de la peau, les muscles et les nerfs (figure 11-4).

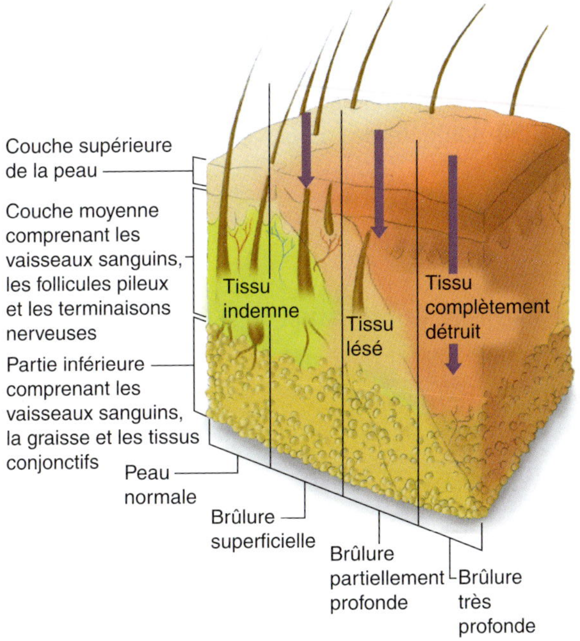

Figure 11.4
Profondeur d'une brûlure

Ce que vous devez rechercher

Brûlure au premier degré

- Une peau rosée ou rouge.
- Un gonflement modéré, pas d'ampoule.
- Une douleur légère à modérée.

Brûlure au deuxième degré

- Une peau rouge foncé ou rouge luisant.
- Des ampoules.
- Un gonflement.
- Une douleur modérée à sévère.

Brûlure au troisième degré

- Une peau rouge, à vif, blanc cendré, noire, parcheminée ou carbonisée.
- Un gonflement.
- La douleur peut être importante autour des zones brûlées au troisième degré mais les zones brûlées au troisième degré sont peu ou pas sensibles. Dans les tissus brûlés au troisième degré les nerfs ont été détruits. Les nerfs situés dans les tissus avoisinants brûlés au premier ou au deuxième degré envoient les sensations douloureuses au cerveau.

Brûlure chimique

- Un changement de coloration de la peau.
- De la douleur.

Brûlure électrique

- Une source d'électricité.
- Un aspect rouge ou blanc de la peau ayant été directement en contact avec l'électricité.

Ce que vous devez faire

Premiers soins en cas de brûlure par une source de chaleur, y compris le coup de soleil

Conseil pratique

Vous devez assurer les premiers soins pour toutes les brûlures, mais l'enfant doit voir un médecin dès que possible dans les cas suivants :

- brûlures à la face, aux mains ou aux organes génitaux
- brûlures qui couvrent plus de 1 % de la surface corporelle
- toutes les lésions électriques

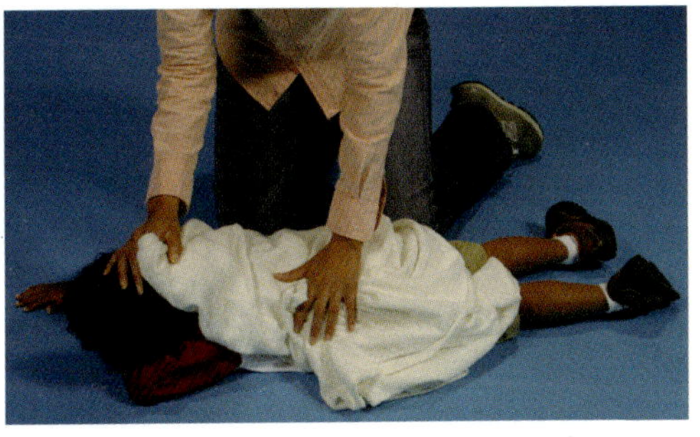

1. Arrêtez la lésion provoquée par la chaleur en éloignant l'enfant de la source de chaleur, du soleil ou de ce qui entraîne la brûlure. S'il y a des flammes, éteignez-les avec une couverture ou en faisant rouler l'enfant sur le sol. Empêchez l'enfant de courir car cela attise les flammes. Appelez les services médicaux d'urgence s'il y a des zones brûlées à vif, blanc nacré, noires, parcheminées ou carbonisées (brûlures au troisième degré), si la brûlure atteint la face, les mains, les pieds ou les organes génitaux, ou si la brûlure représente plus d'1 % de la surface corporelle.

2. À moins qu'une grande partie du corps ne soit brûlée, utilisez tout de suite de l'eau froide pour refroidir les tissus et réduire la douleur au niveau des zones brûlées. Vous devez refroidir une brûlure au premier, deuxième ou troisième degré même s'il s'agit d'une grande surface. Pour les zones plus grandes que la paume de la main de l'enfant (plus d'1 % de surface corporelle), limitez le refroidissement à une zone équivalent à 3 fois la dimension de la paume de main de l'enfant pendant 1 à 2 minutes, puis changez d'endroit. Cette façon de faire évitera le refroidissement de tout le corps. Vous devez continuer à refroidir la brûlure, même s'il s'agit d'une brûlure au troisième degré, jusqu'à ce que la douleur s'estompe ou que l'enfant soit pris en charge.

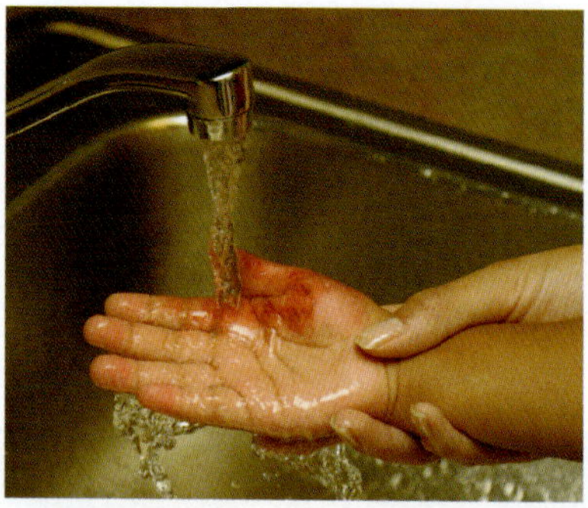

3. Pour refroidir une brûlure, vous pouvez mettre la zone brûlée dans un récipient d'eau froide ou laisser couler doucement (sans force) l'eau du robinet sur la zone brûlée. Parfois les enfants seront coopératifs s'ils peuvent jouer dans l'eau froide avec quelques jouets. Si vous ne parvenez pas à mettre la zone brûlée sous l'eau froide (ex. : une brûlure de la face), couvrez-la avec un linge humide, imbibé d'eau froide et remplacez-le toutes les 2 minutes pour qu'il reste froid. Une autre manière de faire est de poser un cold pack entouré d'un linge humide sur la zone brûlée.

4. Evitez que l'enfant ne prenne froid lors du refroidissement d'une brûlure en lui enlevant tout vêtement mouillé qui ne participe pas au refroidissement de la zone brûlée. Ne lui enlevez pas les vêtements qui collent à la peau. Si un vêtement mouillé colle à la peau, découpez-le tout autour afin d'enlever la partie non collée du vêtement. Ne touchez pas à la partie qui colle à la peau. Ensuite couvrez les zones non brûlées avec une couverture ou un drap pour maintenir l'enfant confortablement au chaud tout en gardant la zone brûlée froide.

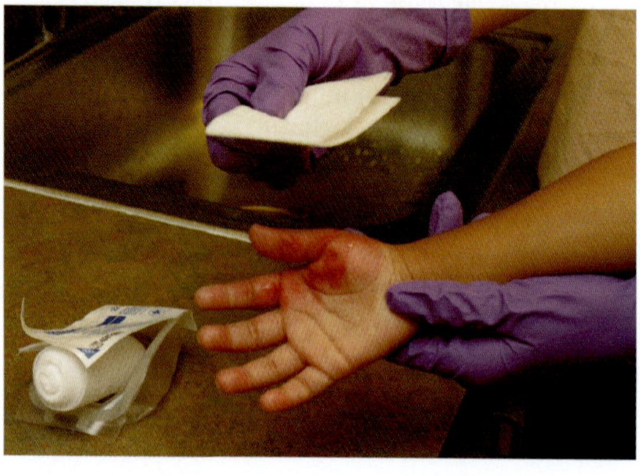

5. Appliquez un pansement non compressif sur la zone brûlée, après l'avoir refroidie jusqu'à ce que la douleur s'estompe.

Ce que vous devez faire

Premiers soins aux brûlures chimiques

1. Stoppez l'évolution de la lésion en écartant l'enfant du contact avec le produit chimique.

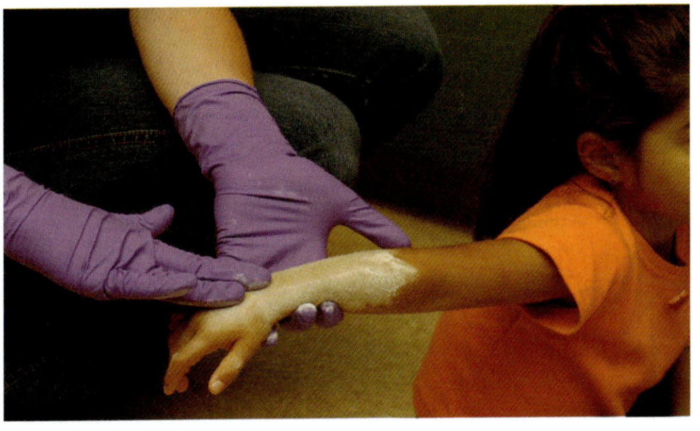

2. Frottez pour ôter tout produit chimique sec qui reste sur la peau. Retirez tout objet serrant comme les bijoux.

3. Appelez les services médicaux d'urgence.

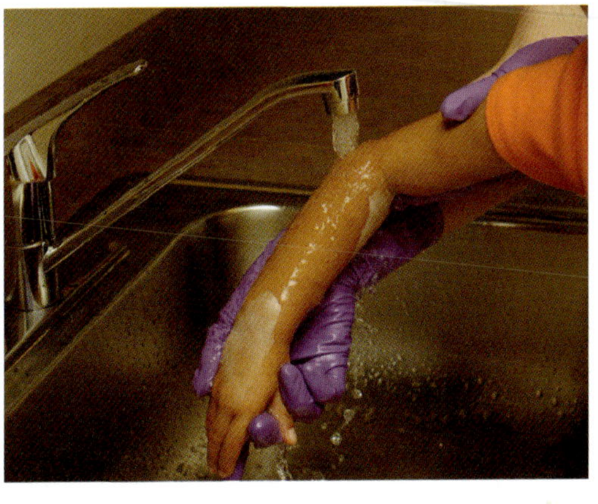

4. Rincez la partie du corps qui a été en contact avec le produit chimique en faisant couler doucement de l'eau froide sur toute la zone atteinte pendant 15 à 20 minutes.

Ce que vous devez faire

Premiers soins aux brûlures électriques

1. Assurez-vous que l'enfant n'est plus en contact avec la source électrique. Coupez le courant avant d'approcher l'enfant. Si vous ne pouvez pas le faire, tirez/poussez la victime loin de la source électrique avec un linge sec épais ou avec un morceau de bois (un manche à balai ou une chaise) ou avec une serviette sèche enroulée autour des pieds de l'enfant.
2. Appelez les services médicaux d'urgence.

CONSEIL PRATIQUE

- Toujours recouvrir la glace avant de la poser sur une brûlure. Une application de glace directement sur la blessure peut endommager les tissus fragiles qui restent.
- Ne pas appliquer de pommade pour brûlures, de vaseline, de margarine, de dentifrice ou autre chose que de l'eau froide comme premiers soins en cas de brûlure. Tout traitement en cas de brûlures doit être prescrit par un médecin.
- Empêchez si possible les ampoules de s'ouvrir. Une ampoule fermée constitue un pansement stérile sur le tissu lésé et aide à prévenir l'infection. Si elle est ouverte, des germes peuvent pénétrer dans les tissus blessés et y proliférer. Après avoir terminé le refroidissement, posez un pansement protecteur non compressif sur les ampoules pour essayer d'éviter qu'elles ne s'ouvrent.

ARBRE DÉCISIONNEL

Premiers soins en cas de brûlure

Éloignez l'enfant de la source de brûlure (chaleur, produit chimique, soleil, électricité).

↓

Appelez les services médicaux d'urgence s'il s'agit d'une brûlure à la face, aux mains, aux pieds ou aux organes génitaux, ou si elle est supérieure à 1% de la surface corporelle.

↓

Refroidissez la brûlure jusqu'à ce que la douleur s'estompe ou jusqu'à ce que les services médicaux d'urgence arrivent. Refroidissez les grandes zones brûlées en alternant le refroidissement de petites zones les unes après les autres, sans rester plus de 2 minutes sur chaque zone.

↓

Tout en refroidissant la brûlure, maintenez l'enfant au chaud avec des couvertures ou des draps propres.

TESTEZ VOS CONNAISSANCES

Entourez la lettre correspondant à la bonne réponse.

1. Si une brûlure concerne la face, les mains, les pieds, les organes génitaux ou une grande surface corporelle, vous devriez :
   a. Appeler la famille pour venir prendre soin de l'enfant.
   b. Appeler les services médicaux d'urgence.
   c. Enlever tous les vêtements qui collent à la brûlure.
   d. Mettre de la glace sur la zone brûlée.
2. Pour une brûlure qui représente moins de 1 % de la surface corporelle et qui n'atteint pas toute l'épaisseur de la peau, vous devez éloigner l'enfant de l'agent l'ayant brûlé et ensuite :
   a. Appliquer de la vaseline sur la brûlure.
   b. Appliquer de la margarine sur la brûlure.
   c. Mettre la zone brûlée sous le robinet d'eau froide en l'ouvrant à fond.
   d. Placer la zone brûlée dans un récipient contenant de l'eau froide ou utiliser des serviettes imbibées d'eau froide ou faire couler doucement l'eau froide sur la brûlure jusqu'à ce que l'enfant n'ait plus mal ou jusqu'à l'arrivée d'un médecin qui évaluera la gravité de la brûlure.
3. Chez un enfant qui se trouve à l'extérieur et qui présente un coup de soleil, vous devez d'abord :
   a. Mettre l'enfant à l'ombre.
   b. Réconforter l'enfant.
   c. Mettre un chapeau à l'enfant.
   d. Mettre de la glace sur le coup de soleil.
4. En cas d'ampoules sur la zone brûlée, vous devez :
   a. Percer les ampoules avec une aiguille à coudre désinfectée à l'alcool pour en vider le liquide.
   b. Pousser sur les ampoules afin de voir si du liquide en sort.
   c. Nettoyer les ampoules avec du savon et de l'eau et ensuite les couvrir de vaseline.
   d. Recouvrir les ampoules avec un pansement non compressif et essayer de garder l'ampoule intacte.

DÉFINITIONS

Brûlure

Lésion de la peau causée par la chaleur, une irradiation, un produit chimique ou l'électricité.

Brûlure du premier degré

Brûlure n'atteignant que la partie supérieure de la couche cutanée.

Brûlure du deuxième degré

Brûlure avec des ampoules, atteignant plus profondément la couche cutanée.

Brûlure du troisième degré

Brûlure atteignant toute la couche cutanée ainsi que les tissus sous-jacents.

CHAPITRE

12

Lésions causées par le froid et par la chaleur

Objectifs d'apprentissage

L'encadrant devra être capable de :

- décrire un enfant présentant une lésion causée par le froid (gelure, hypothermie),
- décrire les premiers soins adéquats devant un enfant présentant une lésion causée par le froid,
- reconnaître les lésions provoquées par la chaleur (coup de chaleur, épuisement dû à la chaleur, crampes de chaleur, déshydratation),
- décrire les premiers soins adéquats devant un enfant présentant une lésion causée par la chaleur.

Introduction

Les nourrissons et les petits enfants sont plus sensibles que les adultes aux lésions provoquées par des températures extrêmes. Les enfants se refroidissent ou s'échauffent plus rapidement que les adultes. Ils sont aussi moins conscients des dangers du froid et de la chaleur.

Les lésions causées par une température extrême ne dépendent pas seulement de la température mais aussi d'autres facteurs tels que l'humidité, le vent, l'habillement et la durée de l'exposition.

Deux termes aident à décrire le risque de lésion par la chaleur ou le froid, le facteur vent et le facteur humidex. Le **facteur vent** est la différence entre la température réelle et la température ressentie. Le vent balaie la fine couche de chaleur qui se trouve autour du corps, le refroidissant plus rapidement. Le **facteur humidex** est la chaleur est ressentie en fonction de l'humidité et de la température. Si le degré d'humidité est élevé, la transpiration s'évapore plus difficilement. Sans refroidissement par évaporation de la sueur, l'organisme s'échauffe plus rapidement.

Maladies dues à la chaleur

Ce que vous devez savoir

L'organisme produit de la chaleur en permanence. Il en produit plus lors d'un effort physique et parfois dans certaines maladies. Lorsque la température corporelle dépasse la normale (37 °C), il s'agit de fièvre. Normalement, dans un environnement sans chaleur excessive, la température du corps ne dépassera pas 41,1 °C. Des températures supérieures peuvent provoquer des séquelles permanentes.

Quand il fait chaud, le refroidissement est assuré principalement par l'évaporation de la sueur. Si l'air est déjà humide, la sueur ne peut pas s'évaporer rapidement et le refroidissement par la transpiration est moins efficace. Certains enfants ne transpirent pas suffisamment pour se refroidir autant que d'autres. Des vêtements qui retiennent la sueur peuvent gêner le refroidissement.

En général, les premiers signes d'une température excessive sont des nausées, des céphalées et de la désorientation. Si la température du corps ne descend pas, des séquelles cérébrales peuvent apparaître et même parfois le décès. La forme la plus sévère de maladie causée par la chaleur est **le coup de chaleur**. Dans ce cas, les mécanismes de régulation de la température sont dépassés et cessent de fonctionner correctement, ce qui rend la sudation impossible et fait grimper dangereusement la température corporelle.

Un coup de chaleur peut survenir brusquement. Un enfant ou un nourrisson qui a un coup de chaleur présente une température corporelle de 41,1°C ou plus. Une fois que les glandes sudoripares ne sont plus capables de produire de la sueur, la peau est sèche, chaude et souvent rouge. La respiration est rapide.

Généralement on observe de la confusion ou une perte de connaissance. Le coup de chaleur est beaucoup plus fréquent chez les personnes âgées et chez les athlètes, mais il peut survenir chez un enfant actif ou chez un nourrisson trop couvert et insuffisamment refroidi.

L'épuisement dû à la chaleur survient lors d'une exposition prolongée dans un environnement chaud, souvent en jouant activement et en transpirant. L'épuisement dû à la chaleur est avant tout la conséquence d'une déshydratation faute d'avoir bu une quantité suffisante d'eau pour remplacer celle qui a été perdue par sudation (figure 12-1). **Les crampes de chaleur** sont des contractures musculaires douloureuses, souvent aux jambes. Elles sont la conséquence d'une déshydratation due à un remplacement insuffisant de l'eau perdue par transpiration.

Un enfant souffrant d'un épuisement dû à la chaleur est assoiffé et transpire abondamment. Soyez attentif au nombre de fois où l'enfant urine en période de chaleur, ainsi qu'à la couleur de ses urines. Si les urines sont foncées et que l'enfant n'urine pas au moins toutes les 4 heures, vous pouvez prévenir la déshydratation en encourageant l'enfant à boire plus souvent, même s'il ne boit qu'un peu chaque fois. Un enfant souffrant d'épuisement dû à la chaleur peut se sentir faible, nauséeux et très fatigué. Il n'y a presque pas d'élévation de la température à ce stade. La bouche et la langue de l'enfant paraissent sèches. Des crampes de chaleur peuvent accompagner un épuisement dû à la chaleur. Un enfant peut se plaindre de crampes musculaires, souvent dans les jambes et au niveau des muscles abdominaux.

LE SAVIEZ-VOUS ?

Durant l'été 2003, une sévère vague de chaleur s'est abattue sur la France et d'autres régions d'Europe. En France, plus de 10 000 personnes sont décédées de coup de chaleur. Toutes les tranches d'âge ont été touchées, mais la plupart des victimes étaient des personnes âgées.

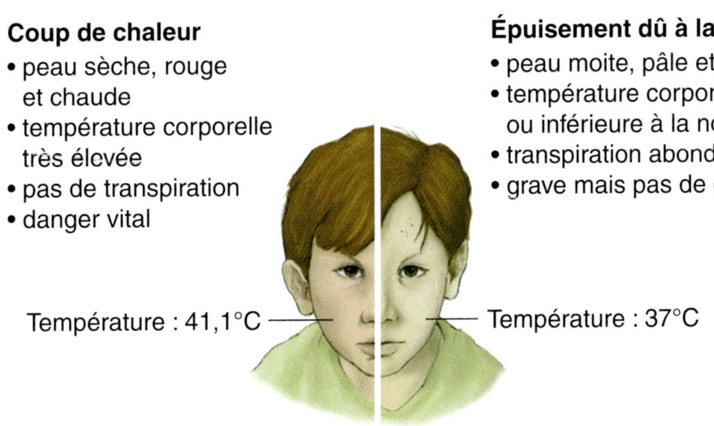

Figure 12.1
Comparaison entre coup de chaleur et épuisement dû à la chaleur

Ce que vous devez rechercher

- Une transpiration abondante depuis un certain temps, ou pas de transpiration alors qu'il fait chaud.
- L'enfant a l'air malade ou plus fatigué que d'habitude ; un enfant plus grand se plaint de nausées ou de maux de tête.
- L'enfant n'urine pas au moins une fois toutes les 4 heures et ne boit pas très souvent alors qu'il fait chaud.
- La peau rouge, surtout le visage.
- De la désorientation, de la confusion.
- Une respiration rapide.
- Une température corporelle élevée.

Ce que vous devez faire

Premiers soins en cas de coup de chaleur

1. Refroidissez l'enfant immédiatement et appelez les services médicaux d'urgence.

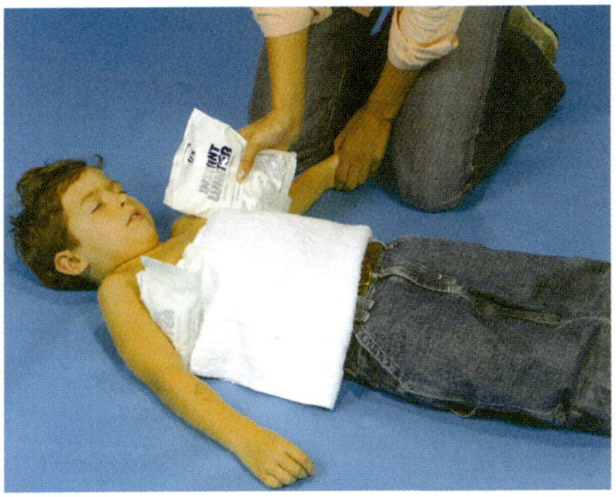

2. Un refroidissement efficace se fait en versant beaucoup d'eau froide sur l'enfant. S'il le supporte, placez de la glace ou des cold packs entourés d'un linge mouillé sous les aisselles et sur les aines de l'enfant. Cela va refroidir le sang qui circule dans les gros vaisseaux qui se trouvent sous la peau dans ces endroits.

Ce que vous devez faire

Premiers soins en cas d'épuisement dû à la chaleur et de crampes de chaleur

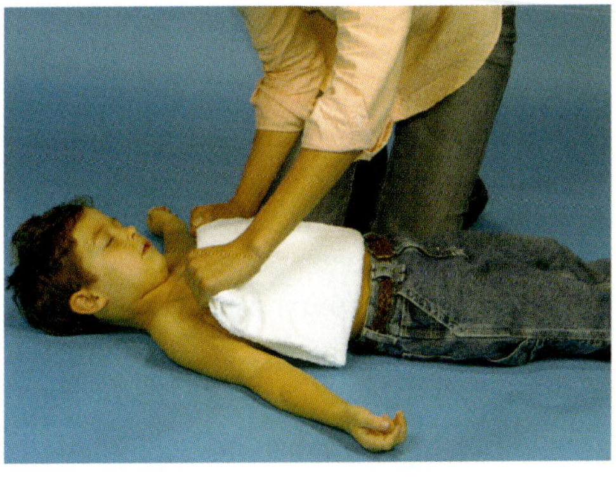

1. Mettez l'enfant dans un endroit frais. Si ce n'est pas possible, refroidissez le corps de l'enfant en l'aspergeant d'eau froide ou en utilisant des linges imbibés d'eau froide. Continuez à l'asperger et remplacez les linges froids quand ils se réchauffent au contact du corps.

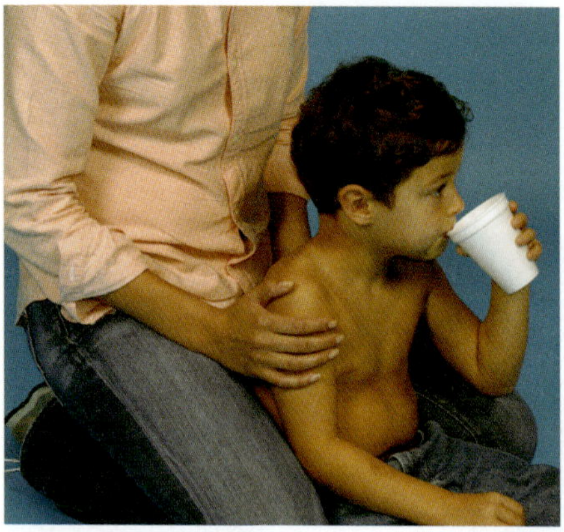

2. Encouragez l'enfant à boire beaucoup d'eau. Les boissons énergétiques ne sont pas meilleures que l'eau et l'eau est plus facilement disponible.

Lésions provoquées par le froid

Ce que vous devez savoir

L'hypothermie est une situation dangereuse dans laquelle, après une exposition à un froid intense, la température centrale (la température au centre de l'organisme) descend en dessous de 35 °C. Les réactions de l'organisme sont plus lentes à cette température et des lésions peuvent se produire. La cause de l'hypothermie est une exposition prolongée au froid, souvent en tombant dans de l'eau froide ou en restant dehors trop longtemps sans vêtements adaptés au climat. La température corporelle descend lorsque l'organisme ne peut plus produire assez de chaleur pour compenser la perte. Il n'est pas nécessaire que la température descende en dessous de 0 °C pour risquer l'hypothermie.

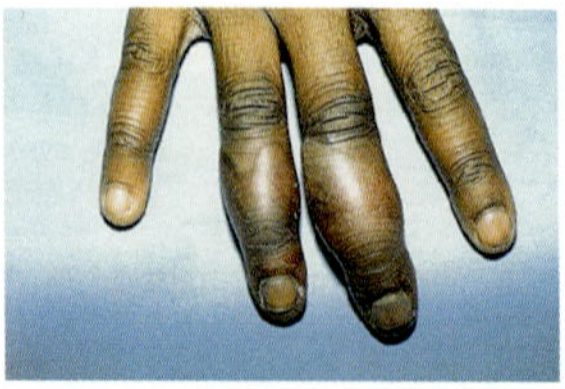

Figure 12-2
Gelure.

Une **gelure** est une lésion tissulaire provoquée par un froid extrême (figure 12-2). Les oreilles, le visage, les mains et les pieds sont spécialement sensibles car les tissus dans ces régions sont fins, exposés ou loin du cœur. **L'engelure** est la lésion par le froid la plus courante. Il y a très peu de dégâts tissulaires et pas de réeelle réfrigération des tissus.

Ce que vous devez rechercher

- Une température corporelle inférieure à la normale.
- L'enfant est engourdi et peut être inconscient.
- Dans une engelure ou une gelure, la peau est froide, pâle et peu sensible au toucher.
- Il peut y avoir des ampoules.
- Quand la zone atteinte est réchauffée, les tissus qui ont été lésés contiennent plus de sang que d'habitude et peuvent paraître rosés, ou si la lésion est grave, ils peuvent rester pâles.
- Les tissus peu ou modérément atteints font mal, picotent et donnent une sensation de brûlure.

Ce que vous devez faire

Premiers soins en cas d'hypothermie

1. Transportez l'enfant dans un endroit chaud et appelez les services médicaux d'urgence. Jusqu'à ce que vous arriviez dans un endroit chaud, tenez-le contre votre corps.
2. Enlevez les vêtements froids et mouillés et remplacez-les par des vêtements secs et chauds.

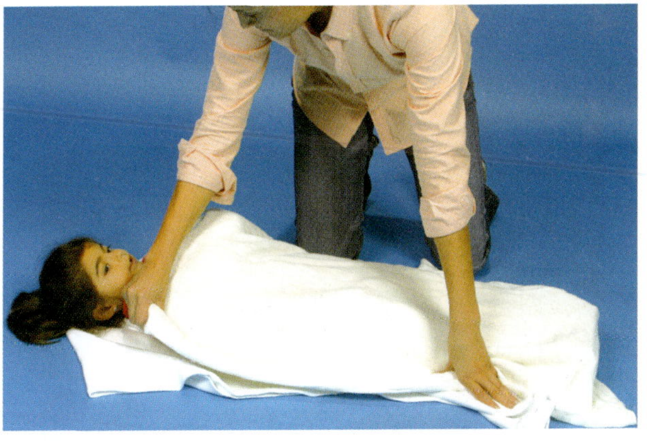

3. Enveloppez l'enfant dans une couverture.

Ce que vous devez faire

Premiers soins en cas de gelure et d'engelure

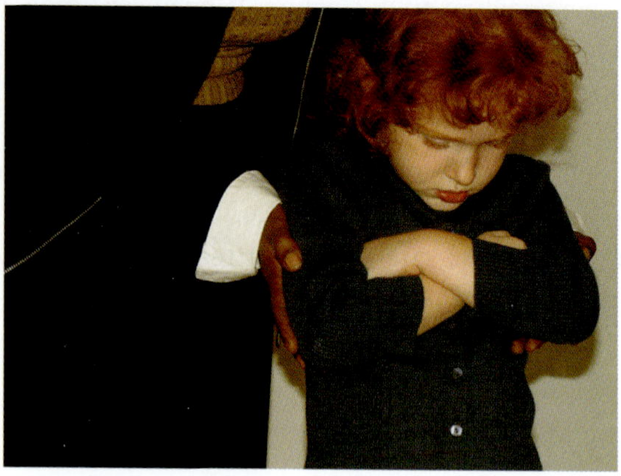

1. Emmenez l'enfant dans un endroit chaud et appelez les services médicaux d'urgence. Jusqu'à ce que vous arriviez dans une pièce chaude, mettez les parties froides au contact de zones chaudes du corps. Par exemple, glissez des mains froides sous les aisselles.

2. Retirez tout vêtement mouillé y compris les chaussures et les chaussettes et recouvrez les zones froides par des linges propres, secs et chauds.

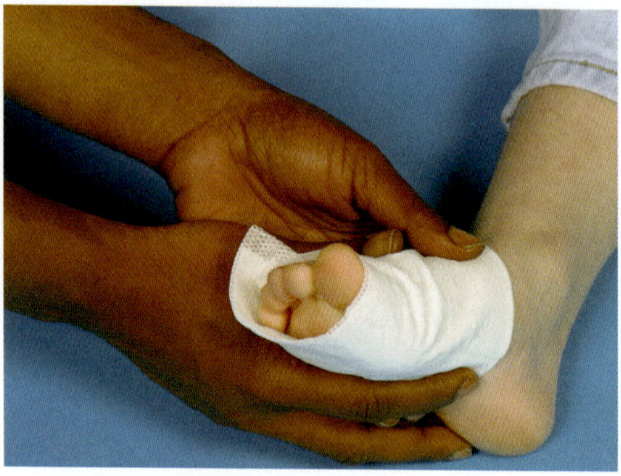

3. Ne percez aucune ampoule présente mais couvrez celles qui sont rompues avec des compresses.

4. Laissez les zones lésées par le froid revenir lentement à la température corporelle normale.

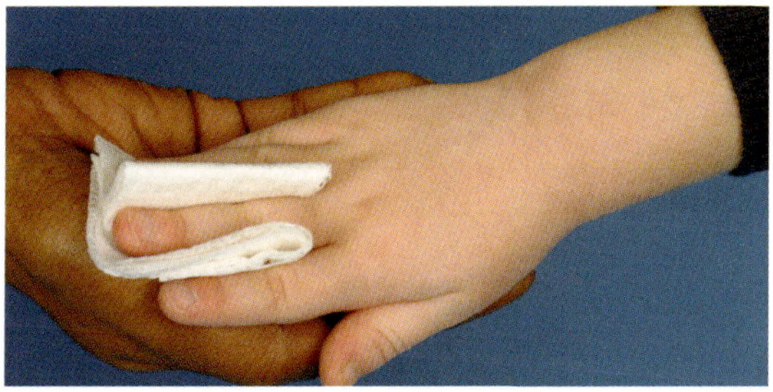

5. Si les doigts ou les orteils sont atteints, placez des compresses sèches entre eux de façon à les empêcher de frotter l'un contre l'autre.
6. Informez les parents ou le responsable légal que l'enfant pourrait nécessiter des soins médicaux.

ARBRES DÉCISIONNELS

Premiers soins en cas de maladie due à la chaleur

- exposition à de trop fortes chaleurs
- trop couvert pour l'environnement
- n'urine pas aussi souvent que d'habitude
- urines de couleur foncées
- respiration rapide
- pas de transpiration malgré un environnement très chaud

Température corporelle normale
Transpiration, peau moite
Fatigue, nausées

= épuisement dû à la chaleur

- Transportez l'enfant dans un endroit frais.
- Refroidissez-le avec de l'eau froide et un ventilateur.
- Encouragez l'enfant à boire de l'eau.

Température corporelle élevée
Pas de transpiration
Peau sèche, rouge et chaude
Confusion, désorientation
= coup de chaleur

Appelez les services médicaux d'urgence.

- Transportez l'enfant dans un endroit frais.
- Refroidissez l'enfant en l'arrosant d'eau froide ou en mettant des glaçons entourés d'un linge sous les aisselles et sur les aines de l'enfant si possible.
- Enlevez les vêtements extérieurs.

Premiers soins en cas d'hypothermie

Frissons, froid
Comportement engourdi

↓

Appelez les services médicaux d'urgence.

↓

- Emmenez l'enfant dans un endroit chaud.
- Retirez les vêtements froids et mouillés y compris les chaussures et les chaussettes.
- Recouvrez l'enfant de vêtements secs et chaud ou d'une couverture.

Premiers soins lors d'une gelure

Membre froid, ampoules sur la peau, peau enflée et dure.

↓

- Retirez les vêtements froids et mouillés, y compris les chaussures et les chaussettes.
- Couvrez l'enfant avec des vêtements chauds et une couverture.
- Contactez les parents ou responsable légal et informez-les que leur enfant pourrait avoir besoin de soins médicaux.

TESTEZ VOS CONNAISSANCES

Entourez la lettre correspondant à la bonne réponse.

1. En cas de gelure vous devez :
   a. Frictionner le membre atteint, avec de la neige si possible, afin de rétablir la circulation sanguine.
   b. Emmener l'enfant dans une pièce chaude, retirer tout vêtement mouillé et le recouvrir de vêtements propres, chauds et secs.
   c. Réchauffer le membre atteint avec de l'eau chaude.
   d. Donner une boisson chaude à l'enfant.
2. Un enfant chaudement habillé, très actif semble confus un jour d'été. Sa peau est chaude et sèche. Sa température est de 41,1°C. Que devez-vous faire ?
   a. Insister pour qu'il boive 2 grands verres de boisson énergétique.
   b. Transporter immédiatement l'enfant à l'intérieur, appelez les services médicaux d'urgence, et le refroidir en l'aspergeant d'eau froide de manière continue.
   c. Charger quelqu'un d'apporter un tuyau ou une bassine pour lui refroidir les mains et les pieds.
   d. Donner un peu d'eau froide à l'enfant pour qu'il la boive lentement.
3. Un épuisement dû à la chaleur :
   a. Est avant tout une question de déshydratation et une impossibilité de transpirer pour refroidir l'organisme dans un climat très chaud.
   b. Est la conséquence d'avoir consommé trop d'eau en jouant à l'extérieur.
   c. Est bien traité en laissant l'enfant se reposer à l'ombre.
   d. Et la conséquence de s'être allongé durant un jour très chaud et humide.
4. L'hypothermie :
   a. Ne provoque aucun problème chez les enfants parce que leur corps est petit et ils sont toujours en mouvement.
   b. Est provoquée par une trop longue exposition au froid.
   c. Ne provoque pas de lésions irréversibles parce que les enfants récupèrent très vite.
   d. Provoque une très forte fièvre chez l'enfant.

DÉFINITIONS

Coup de chaleur

Les mécanismes de régulation de la température corporelle sont dépassés et ne fonctionnent plus correctement, ce qui entraîne une incapacité de transpirer et une élévation dangereuse de la température corporelle.

Crampes de chaleur

Contractures musculaires douloureuses, souvent au niveau des jambes. C'est la conséquence d'une déshydratation de l'organisme provoquée par un remplacement insuffisant de l'eau perdue par transpiration.

Engelure

La lésion locale la plus fréquente due au froid. Il y a peu de lésions tissulaires et les tissus ne sont pas gelés.

Épuisement dû à la chaleur

C'est la conséquence d'une exposition prolongée à de fortes chaleurs, souvent en jouant activement et en transpirant.

Facteur humidex

Différence entre la température réelle et la chaleur ressentie à cause de l'humidité et de la température.

Facteur vent

Différence entre la température réelle et le froid ressenti.

Gelure

Lésion tissulaire causée par un froid extrême.

Hypothermie

État préoccupant dans lequel, suite à une forte exposition au froid, la température centrale descend en dessous de 35 °C.

CHAPITRE

13

Lésions aux yeux

Objectifs d'apprentissage

L'encadrant devra être capable de :

- reconnaître les lésions oculaires dans un lieu d'accueil pour enfants,
- énumérer les premiers soins nécessaires lors de blessures oculaires dans un lieu d'accueil pour enfants.

Introduction

Les lésions oculaires peuvent atteindre l'œil, la paupière et à la région autour de l'œil. Les blessures oculaires les plus courantes font suite à des égratignures, des coupures, des corps étrangers, des brûlures, des produits chimiques et des coups au niveau de l'œil. La préoccupation principale quand un enfant a souffert d'une blessure de l'œil est la possibilité de séquelles visuelles. Les blessures à l'œil sont les causes de cécité les plus courantes mais aussi les plus évitables.

Ce que vous devez savoir

On parle de **traumatisme oculaire** pour toute blessure à l'œil. Les traumatismes oculaires sont fréquents chez les enfants et peuvent entraîner une perte de la vision. Selon la Société Nationale de Prévention de la Cécité (aux États-Unis), 1/3 des enfants de moins de 10 ans qui ont perdu un œil l'ont perdu suite à un traumatisme. Les activités à risque sont : le tir à l'arc, le hockey, les fléchettes, le pistolet à billes, le cyclisme, le baseball, la boxe, le basket-ball et les sports de raquette. Les ongles, les jouets et les produits chimiques sont aussi une cause commune de traumatisme oculaire. Chaque année, les jouets et autres objets se trouvant dans les salles de jeux provoquent plus de 11 000 blessures oculaires chez les jeunes Américains.

Ce que vous devez rechercher

- Une vision double.
- Une diminution de la vision.
- Une sensibilité à la lumière.
- Une rougeur ou un gonflement.
- De la douleur lors de la mobilisation de l'œil dans n'importe quelle direction.
- Du sang dans l'œil (hémorragie).
- Des vertiges.
- De la torpeur.
- De la difficulté à ouvrir l'œil après un traumatisme.

Chacun de ces signes indique que l'enfant doit immédiatement consulter un médecin.

Ce que vous devez faire

Premiers soins en cas de projection de produit chimique dans l'œil

1. Mettez des gants à usage unique et rincez immédiatement l'œil avec de l'eau tiède.

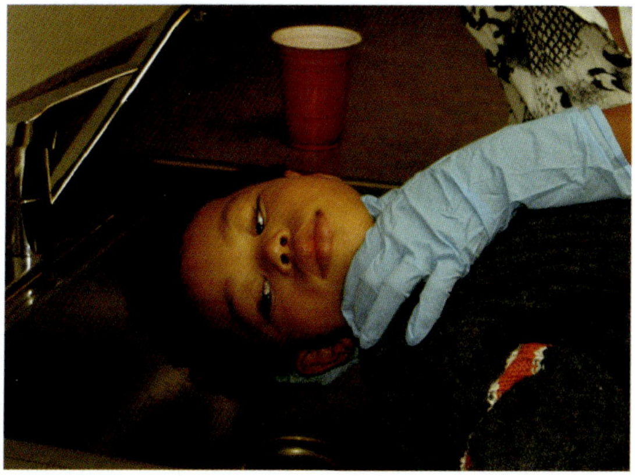

2. Placez la tête de l'enfant au-dessus de l'évier, l'œil blessé vers le bas afin d'éviter toute contamination de l'autre œil lors du rinçage.

3. Maintenez l'œil blessé ouvert avec vos doigts et rincez avec de l'eau pendant 15 minutes.

4. Rincez l'œil de l'intérieur vers l'extérieur. Vous pourrez être amené à maintenir l'enfant pour qu'il ne bouge pas.

5. Demandez qu'une personne appelle le centre antipoisons pendant que vous rincez l'œil de l'enfant.

6. Prévenez les parents ou le responsable légal de l'enfant que celui-ci devra être vu par un médecin.

Le saviez-vous ?

Les produits chimiques le plus souvent retrouvés dans les yeux des enfants proviennent de vaporisateurs, comme des produits de nettoyage ou des pesticides. Une brûlure chimique nécessite des premiers soins immédiats pour prévenir une lésion de la **cornée**, film transparent qui recouvre le globe oculaire. Les dommages à l'œil peuvent survenir rapidement – en moins de 5 minutes. Certains produits chimiques peuvent provoquer des dommages rapides et sévères. L'œil n'est pas nécessairement rouge mais la vision peut être menacée.

Ce que vous devez faire

Premiers soins en cas de traumatisme pénétrant dans l'œil

1. Appelez les services médicaux d'urgence.

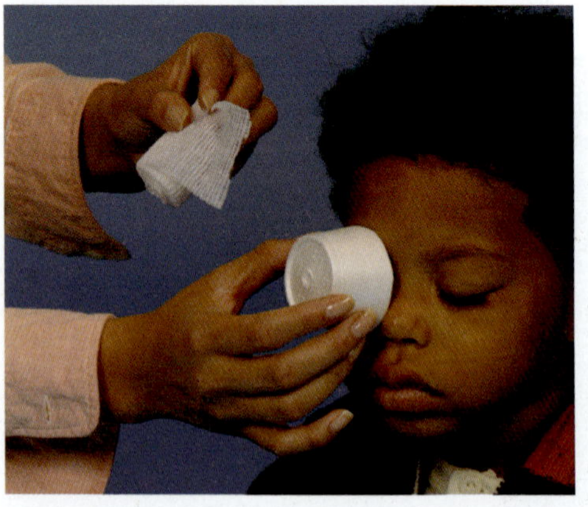

2. Les traumatismes pénétrants de l'œil sont souvent des lacérations, ou des plaies ouvertes de l'œil. Essayez de couvrir l'œil blessé avec une compresse oculaire, un gobelet en carton ou même avec un carton roulé en forme de cône. Si l'enfant refuse énergiquement de se laisser faire, n'insistez pas.

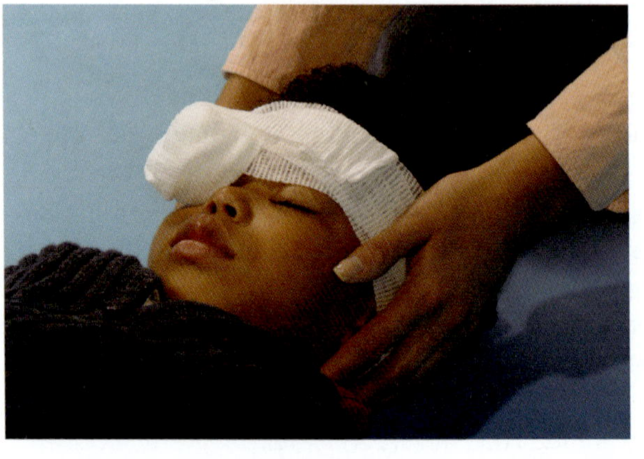

3. Gardez l'enfant aussi calme que possible. Il est préférable qu'il reste immobile à plat sur le dos mais ne le forcez pas à rester dans cette position s'il résiste. N'essayez jamais de retirer le corps étranger se trouvant dans l'œil de l'enfant, cela pourrait aggraver les lésions déjà présentes. Ne comprimez pas l'œil. N'y mettez aucun médicament ou collyre.

Ce que vous devez faire

Premiers soins en cas de corps étranger dans l'œil

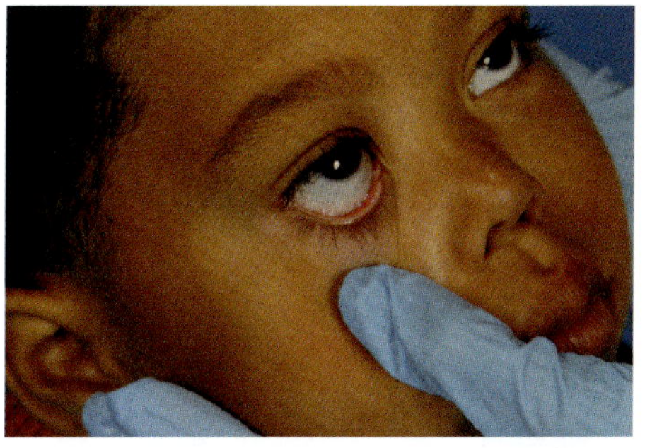

1. Un corps étranger peut être n'importe quel élément (entre autre : poussière, sable, peinture) qui est entré dans l'œil. Mettez des gants à usage unique, tirez la paupière inférieure de l'enfant vers le bas et inspectez la surface intérieure pendant que l'enfant regarde vers le haut. Un grain de poussière peut généralement être enlevé avec une compresse propre et humide ou avec un mouchoir.

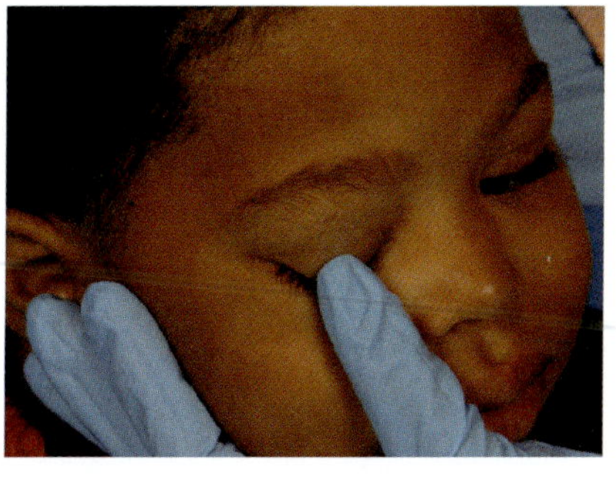

2. Prenez délicatement la paupière supérieure et tirez-la vers le bas sur la paupière inférieure. Les larmes provoquées par la pression de la paupière supérieure sur la paupière inférieure peuvent faciliter la mobilisation du corps étranger.
3. Si le corps étranger n'est pas parti, rincez l'œil avec de l'eau. Placez la tête de l'enfant au-dessus de l'évier, œil blessé vers le bas. Tenez l'œil ouvert avec vos doigts et utilisez une tasse incassable pour rincer l'œil de l'intérieur (côté nez) vers l'extérieur (côté oreille). Ne pas mettre de médicament.
4. Si l'œil continue à être rouge, larmoyant ou douloureux, l'enfant devra être examiné par un médecin. Le corps étranger a pu griffer la cornée, et cette lésion devra être confirmée par un médecin à l'aide d'un équipement adéquat.

LE SAVIEZ-VOUS ?

Les cils, la poussière, les insectes, et les grains de sable sont des corps étrangers qui de façon générale entraînent une gêne, de la rougeur et un larmoiement. Si un enfant qui a un corps étranger dans l'œil se frotte les yeux, il pourrait se griffer la cornée. Une griffe de la cornée s'appelle une **abrasion cornéenne.** C'est très douloureux et peut amener une infection grave. Couvrir l'œil blessé peut atténuer la douleur, mais ne guérira pas la blessure. Ne forcez pas l'enfant à accepter de se couvrir l'œil car cela pourrait aggraver la lésion s'il y a quelque chose sous la paupière ou enfoncé dans l'œil.

Ce que vous devez faire

Premiers soins en cas de plaie de l'œil ou de la paupière

1. Gardez l'enfant en position assise.
2. Mettez des gants à usage unique.

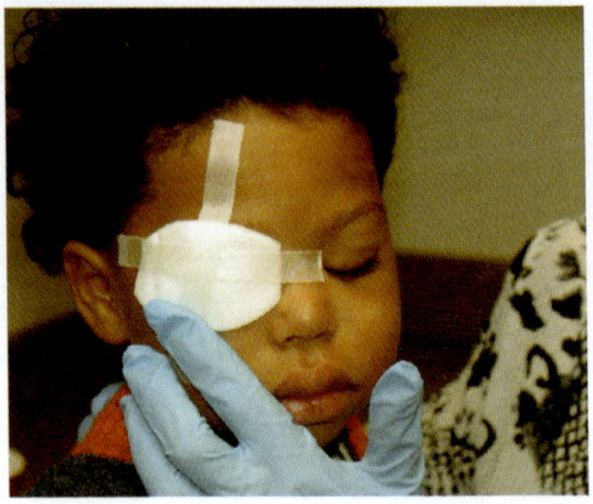

3. Si l'enfant le supporte, couvrez l'œil blessé avec une compresse et un bandage non compressif. N'essayez pas de rincer l'œil avec de l'eau ou de pousser sur la paupière blessée. Ne donnez aucun médicament.
4. Prévenez les parents ou le responsable légal de l'enfant que l'enfant doit être vu par un médecin.

Ce que vous devez faire

Premiers soins en cas de coup sur l'œil

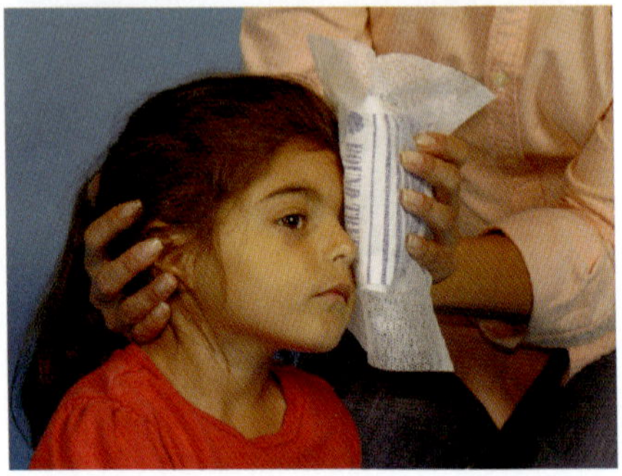

5. Placez délicatement un sachet de glaçons ou un cold pack entouré d'un linge humide sur l'œil blessé pendant 10 à 15 minutes pour limiter le gonflement et diminuer la douleur.
6. Un œil au beurre noir, rouge, douloureux ou une vision trouble peut indiquer une lésion interne de l'œil ou un gonflement, et l'enfant devra être vu par un médecin dès que possible. Ne donnez aucun médicament.

ARBRES DÉCISIONNELS

Premiers soins en cas de projection de produit chimique dans l'œil

Maintenez l'œil ouvert.

↓

Rincez avec de l'eau pendant 15 minutes.

↓

Appelez le centre antipoisons.

Premiers soins en cas de traumatisme pénétrant dans l'œil

Appelez les services médicaux d'urgence.

↓

Ne retirez pas l'objet inséré dans l'œil.

↓

Si l'objet est petit, essayez de couvrir l'œil blessé avec une protection oculaire, un gobelet en carton ou un carton plié en forme de cône.

↓

Si l'objet est long, fixez-le avec un rembourrage autour pour qu'il ne bouge pas et couvrez l'œil blessé avec une compresse.

↓

Si l'enfant l'accepte, couchez-le à plat sur le dos.

Premiers soins en cas de corps étranger dans l'œil

Tirez sur la paupière inférieure de l'enfant vers le bas.

↓

Demandez à l'enfant de regarder vers le haut. Si c'est un grain de poussière, utilisez une compresse humide ou un mouchoir.

↓

Prenez la paupière supérieure et faites-la glisser vers le bas et l'extérieur sur la paupière inférieure.

↓

Si le corps étranger n'est pas parti, rincez l'œil avec de l'eau.

Premiers soins en cas de plaie de l'œil

Ne comprimez pas l'œil.

↓

Si l'enfant le supporte, couvrez l'œil blessé avec une compresse et un bandage non compressif.

TESTEZ VOS CONNAISSANCES

Entourez la lettre correspondant à la bonne réponse.

1. Lequel de ces symptômes n'est pas associé à une lésion oculaire ?
   a. Vision double.
   b. Sensibilité à la lumière.
   c. Vertiges.
   d. Vomissements et fièvre.
2. Si un enfant reçoit du produit chimique dans l'œil, quelle est la première chose à faire ?
   a. Prévenir les parents ou le responsable légal de l'enfant.
   b. Remplir une déclaration d'accident.
   c. Mettre des gants à usage unique et rincer immédiatement l'œil sous l'eau tiède pour éliminer le produit chimique.
   d. Appeler le centre antipoisons.
3. Une abrasion cornéenne est :
   a. Une griffe sur la cornée.
   b. De l'astigmatisme.
   c. La perte d'un œil.
   d. Une cécité partielle.
4. Parmi ce qui suit, qu'est-ce qui n'est pas approprié quand un enfant a un corps étranger dans l'œil ?
   a. Tirer la paupière supérieure sur la paupière inférieure pour que les larmes fassent bouger l'objet.
   b. Laisser l'enfant se frotter l'œil jusqu'à ce que ça aille mieux.
   c. Rincer l'œil avec de l'eau courante propre du robinet, en allant du nez vers l'oreille.
   d. Trouver quelqu'un pour conduire l'enfant chez un médecin qui règlera le problème.

DÉFINITIONS

Abrasion cornéenne
Griffe sur la cornée.

Cornée
Film transparent couvrant le globe oculaire.

Lésion oculaire
Blessure de l'œil, de la paupière et de la région autour de l'œil.

Traumatisme oculaire
Toute blessure à l'œil.

CHAPITRE

14

Lésions à la bouche

Objectifs d'apprentissage

L'encadrant devra être capable de :

- reconnaître une dent expulsée suite à un coup,
- décrire les premiers soins devant une dent expulsée,
- décrire les premiers soins en cas de rage de dents,
- reconnaître une morsure de la langue ou des lèvres chez un enfant,
- décrire les premiers soins en cas de morsure de la langue ou des lèvres.

Les dents

Introduction

La plupart des enfants commencent à avoir des dents vers 6 mois, et toutes leurs dents de lait sont sorties à 3 ans. Les **dents de lait** ont plusieurs rôles. Elles participent au développement du langage, elles aident l'enfant à bien se nourrir en lui permettant de mâcher correctement et elles préparent la place des **dents définitives.** Vers 6 ans, la mâchoire de l'enfant commence à grandir pour faire de la place aux dents définitives, ou dents « adultes ». Entre 6 et 12 ans, les enfants vont perdre leurs dents de lait et celles-ci vont être remplacées par les dents définitives.

Ce que vous devez savoir

L'expulsion d'une dent définitive est une urgence qui nécessite des premiers soins immédiats. Un enfant qui perd une dent doit être vu par un dentiste dès que possible. Une dent définitive expulsée doit être replacée dans sa cavité. Elle a ainsi de meilleures chances de survie. Les dents de lait ne doivent pas être replacées. Si une dent de lait est expulsée, l'enfant a besoin de soins pour une éventuelle lésion de la gencive et devra être vu par un dentiste.

Ce que vous devez rechercher

- Une dent manquante dans la bouche de l'enfant.
- Un saignement provenant de la bouche.
- Un enfant visiblement bouleversé.

Ce que vous devez faire

Premiers soins lors de l'expulsion d'une dent définitive

1. Placez l'enfant de façon à ce que le saignement n'encombre pas ses voies aériennes.
2. Suivez les précautions standards et contrôlez tout saignement.

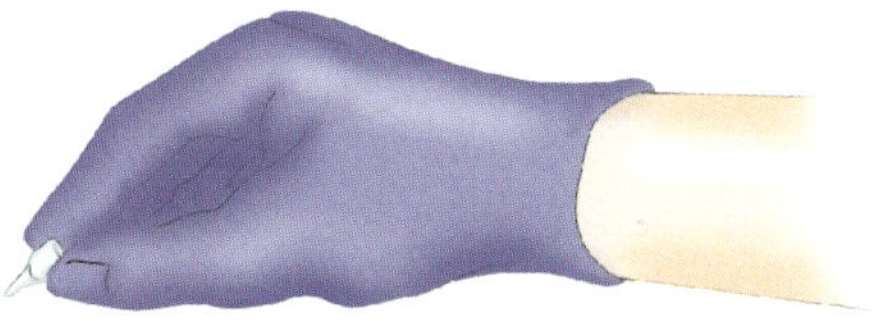

3. Essayez de retrouver la dent. Si vous la trouvez, ne la tenez pas par la racine.

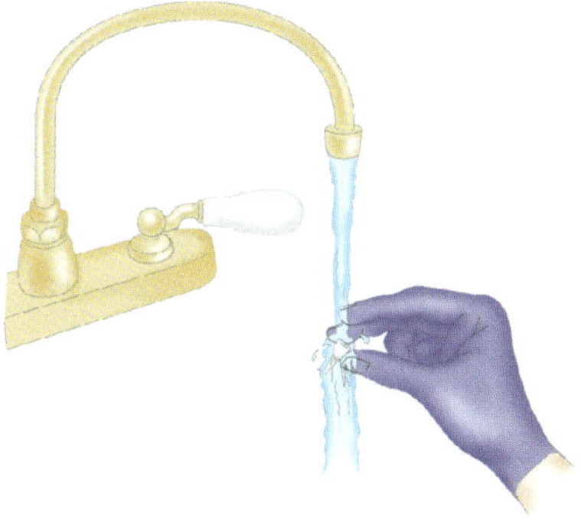

4. Si la dent est sale, rincez-la délicatement sous l'eau. Ne la frottez pas et n'utilisez pas de solution antiseptique.

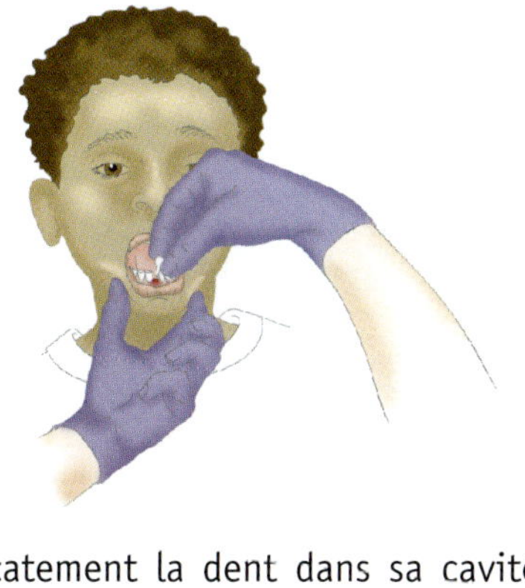

5. Replacez délicatement la dent dans sa cavité. Si l'enfant est capable de vous aider, demandez-lui de maintenir la dent en place avec son doigt ou avec un mouchoir. N'essayez pas de replacer une dent de lait.

CONSEIL PRATIQUE

Si vous n'arrivez pas à retrouver la dent perdue, il est important malgré tout que l'enfant soit vu par un dentiste aussi rapidement que possible parce que la dent peut être enfoncée dans la gencive. Ceci est possible pour une dent de lait ou pour une dent définitive.

6. Si l'enfant est perturbé ou résiste, ou si la réinsertion de la dent n'est pas possible, mettez-la dans un verre de lait. Si vous ne trouvez pas de lait, enveloppez la dent dans un linge froid et humide.
7. Prévenez les parents ou le responsable légal de l'enfant et informez-les que l'enfant doit être vu par un dentiste ou un médecin. Pour de meilleurs résultats, l'enfant devrait être vu dans l'heure qui suit le moment de l'expulsion de la dent.

Rage de dents

Ce que vous devez savoir

Une rage de dents peut être une urgence dentaire, mais elle peut aussi être confondue avec une gêne associée à la poussée d'une dent, avec des aphtes, une douleur à l'oreille ou une sinusite. L'enfant doit être vu par une dentiste ou un médecin afin de déterminer l'origine de la douleur et de l'inconfort.

Ce que vous devez rechercher

- Des plaintes de douleur.
- Un excès de salive.
- Si l'enfant est suffisamment grand, demandez-lui de montrer où il a mal et la dent douloureuse.

Ce que vous devez faire

Premiers soins en cas de rage de dents

1. Suivez les précautions standards.

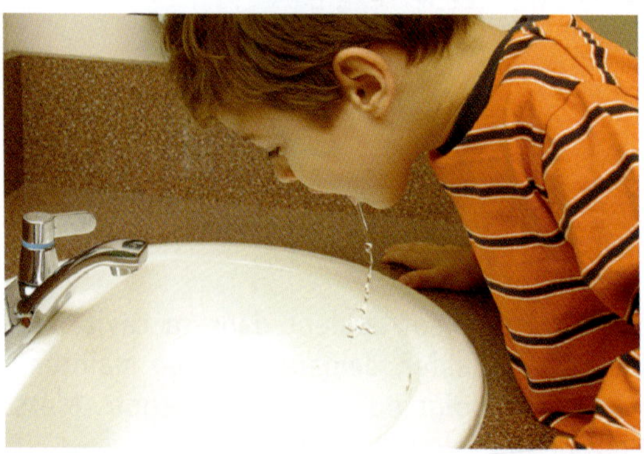

2. Demandez à l'enfant de rincer sa bouche avec de l'eau chaude.

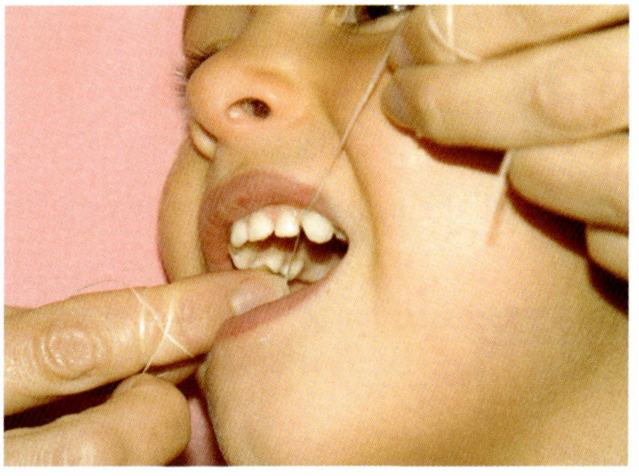

3. Utilisez du fil dentaire pour retirer tout aliment coincé entre les dents.
4. Recherchez un gonflement ou un « bouton » autour de la dent, ce qui pourrait indiquer un abcès dentaire.
5. Regardez si la dent bouge.
6. Prévenez les parents ou le responsable légal de l'enfant et informez-les que l'enfant a une rage de dents et qu'il devra probablement être vu par un dentiste ou par un médecin.

Conseil pratique

Si un enfant se plaint de rage de dents, un médecin doit être capable d'identifier un problème comme une infection buccale, ou des aphtes, à l'origine de cette sensation de rage de dents. Si ce n'est pas le cas, l'enfant devra être vu par un dentiste pour déterminer la cause de la douleur et prescrire le traitement adéquat. En cas de gonflement dans la bouche ou au visage, l'enfant doit être vu par un médecin ou un dentiste dès que possible.

Morsures

Ce que vous devez savoir

Les enfants se mordent souvent la langue ou les lèvres quand ils mangent ou lors d'une chute. Une morsure de la langue ou des lèvres peut être difficile à évaluer car ces plaies saignent beaucoup, ce qui peut masquer la taille réelle de la blessure.

Ce que vous devez rechercher

- Un trou dans une lèvre ou dans la langue qui correspond à la taille et à la forme d'une dent.
- Un saignement.

Ce que vous devez faire

Premiers soins en cas de morsure de la langue ou des lèvres

1. Suivez les précautions standards.
2. Demandez à l'enfant qu'il se rince la bouche afin de voir la lésion.

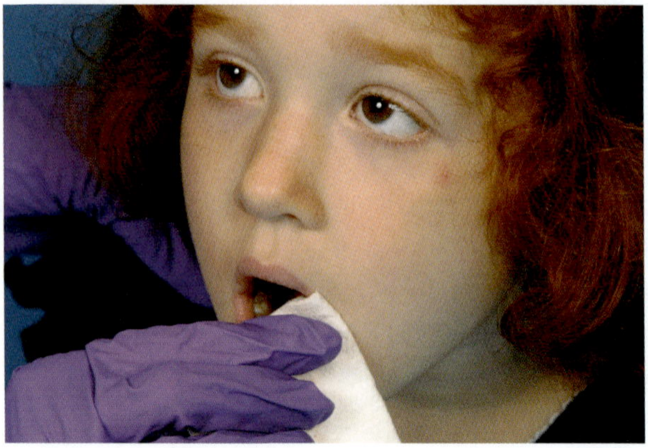

3. Comprimez la plaie avec une compresse pour arrêter le saignement.

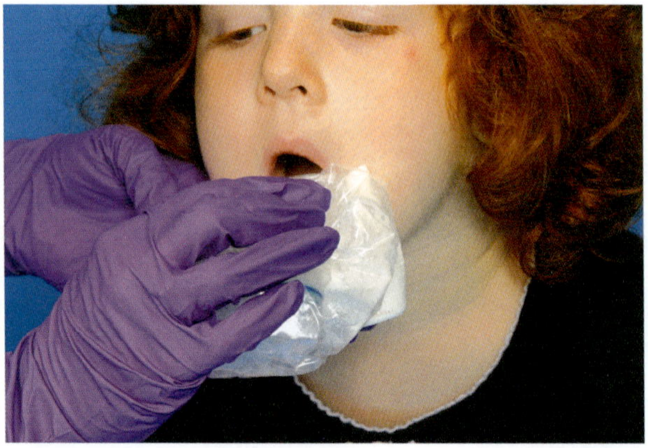

4. Appliquez de la glace ou un cold pack enroulé dans un linge ou une serviette en cas de gonflement.
5. Une plaie qui transperce la lèvre ou une coupure de l'extrémité de la langue doivent être vues par un médecin. Ces plaies peuvent nécessiter des points de suture.

ARBRES DÉCISIONNELS

Premiers soins lors de la perte d'une dent

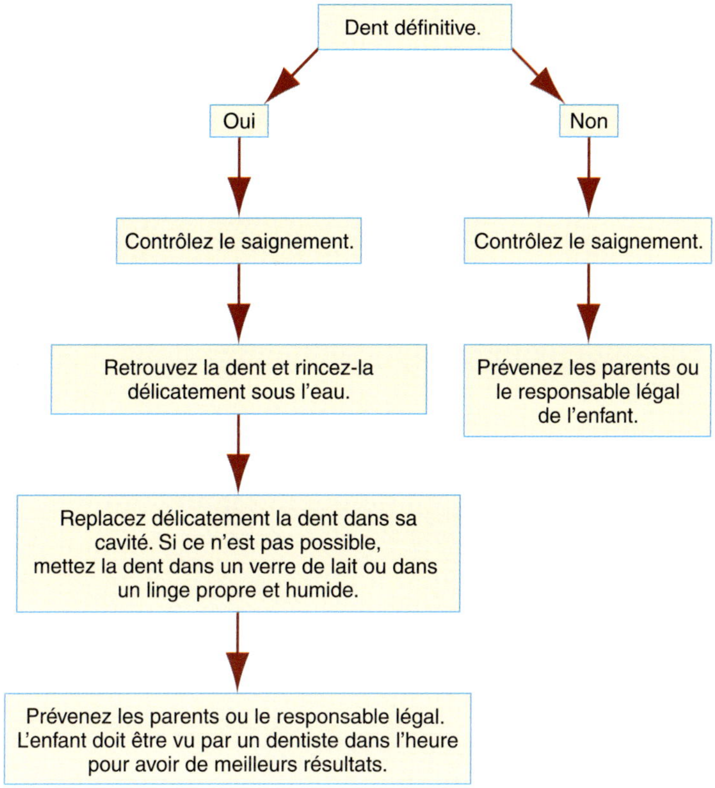

Premiers soins lors d'une rage de dents

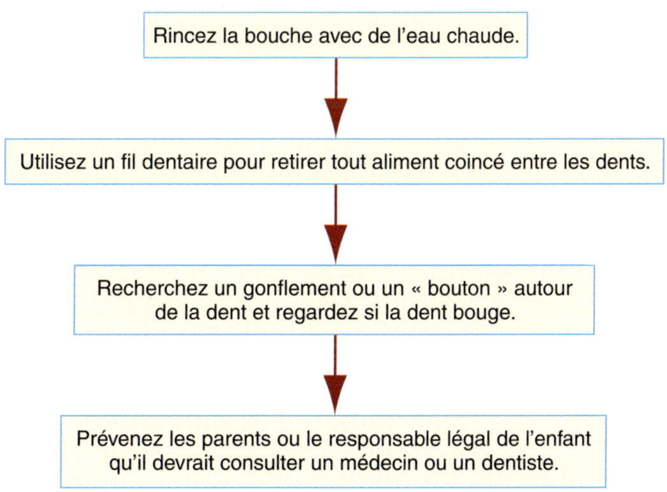

Premiers soins lors d'une morsure de la langue ou des lèvres

Demandez à l'enfant de se rincer la bouche afin de voir la lésion.

↓

Comprimez la plaie avec une compresse pour arrêter le saignement.

↓

Appliquez de la glace ou un cold pack en cas de gonflement.

↓

Prévenez les parents ou le responsable légal de l'enfant.

↓

Si la plaie transperce la lèvre ou l'extrémité de la langue, prévenez les parents ou le responsable légal de l'enfant. L'enfant devrait être vu par un médecin.

TESTEZ VOS CONNAISSANCES

Entourez la lettre correspondant à la bonne réponse.

1. Si un enfant perd une dent, vous devez :
   a. Réinsérer la dent, que ce soit une dent de lait ou une dent définitive.
   b. Réinsérer uniquement les dents de lait.
   c. Brosser la dent et conduire l'enfant chez le dentiste.
   d. Essayer de réinsérer la dent seulement si c'est une dent définitive.
2. Chez la plupart des enfants, les premières dents apparaissent vers :
   a. 18 mois.
   b. 14 mois.
   c. 3 ans.
   d. 6 mois.
3. Les dents de lait sont importantes pour toutes les raisons suivantes sauf une :
   a. Elles garantissent une bonne nutrition de l'enfant grâce à une mastication correcte.
   b. Elles facilitent le développement du langage.
   c. Elles préparent la place des dents définitives.
   d. Elles empêchent les enfants de s'étouffer.
4. Si l'enfant a mal aux dents, vous devez :
   a. Demander à l'enfant de se rincer la bouche avec de l'eau chaude.
   b. Demander à quelqu'un de prendre immédiatement rendez-vous chez un dentiste.
   c. Mobiliser ou tapoter les dents de façon à voir quelle est la dent douloureuse.
   d. Appeler les services médicaux d'urgence.

DÉFINITIONS

Dents définitives

Dents qui se développent après 6 ans pour remplacer les dents de lait. Normalement à 21 ans, les 32 dents définitives sont présentes.

Dents de lait

Également appelées dents de bébé, elles apparaissent en général vers 6 mois. La plupart des enfants ont toutes leurs dents de lait à 3 ans.

CHAPITRE

15

Prévention

Objectifs d'apprentissage

L'encadrant devra être capable de :

- discuter de l'importance de la prévention dans un lieu d'accueil pour enfants,
- citer les différentes manières de prévenir les accidents dans un lieu d'accueil pour enfants,
- décrire les différentes manières de prévenir la contagion d'une maladie dans un lieu d'accueil pour enfants.

Introduction

En tant que qu'encadrant, il vous incombe de prendre soin et d'élever de jeunes enfants. En plus de l'aspect éducatif de votre travail, vous devez également veiller continuellement à la sécurité des enfants. Comme les enfants n'ont aucune notion des dangers qu'ils peuvent courir, ils risquent plus d'accidents tels que des brûlures, des chutes, des asphyxies et des intoxications (figure 15-1). Les blessures involontaires sont souvent appelées des accidents car elles surviennent inopinément et semblent incontrôlables.

Malgré tout, la plupart des accidents sont évitables si des règles simples sont appliquées scrupuleusement. La **prévention** est l'utilisation de mesures de sécurité pour réduire les risques. Dans tous les lieux d'accueil pour enfants, les encadrants et les responsables devraient chercher à réduire le risque d'accident ou de maladie pour les enfants qui leur sont confiés.

Ce que vous devez savoir

Les enfants découvrent leur environnement par l'exploration, en particulier par le goût et le toucher. Il est important pour prévenir le risque d'accident et de maladie chez l'enfant d'être conscient des dangers présents dans son environnement et de savoir comment rendre celui-ci plus sûr. Au fur et à mesure que l'enfant grandit, les risques qui se présentent changent parce qu'il acquiert de nouvelles capacités. Les enfants dans un même lieu d'accueil peuvent avoir des âges différents et se trouver à des stades de développement différents. La création et le maintien d'un environnement sûr sont donc un défi permanent. Il est indispensable pour les enseignants ou les encadrants de comprendre la croissance de l'enfant et son développement pour arriver à limiter les dangers de l'environnement en utilisant du matériel adapté à l'âge des enfants.

Les soignants doivent veiller à garder les équipements de jeux en bon état dans la cour de récréation comme en classe (figure 15-2). La plupart des endroits où les accidents se produisent sont les espaces de jeu intérieurs et extérieurs.

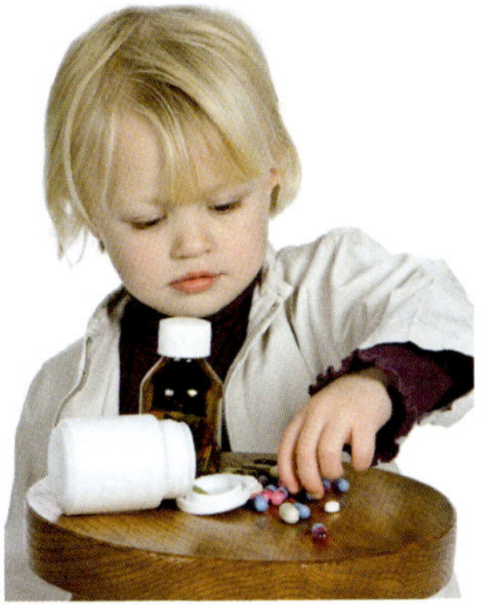

Figure 15.1
Comme les enfants n'ont aucune notion des dangers qu'ils peuvent courir, ils risquent plus d'accidents tels que des brûlures, des chutes, des asphyxies et des intoxications.

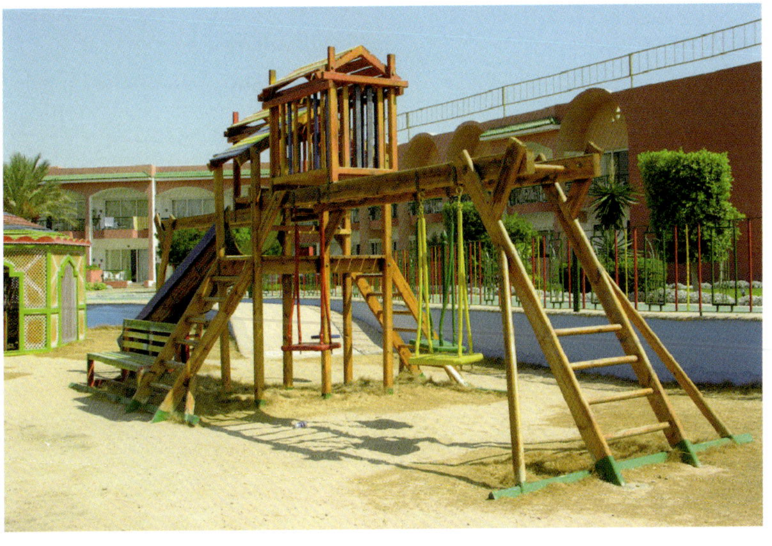

Figure 15.2
Les soignants doivent veiller à garder les équipements de jeux en bon état dans la cour de récréation comme en classe.

Accidents fréquents répertoriés en fonction du stade de développement de l'enfant

Stade de développement	Accidents fréquents
Nourrisson (0 à 1 an)	
Sa motricité augmente progressivement	Asphyxie
Il utilise sa bouche pour découvrir les objets	Brûlures
Il cherche à toucher et à pousser les objets	Chutes
Il est inconscient du danger	Noyade
Il ne peut pas comprendre « non »	
Petit enfant (1 à 2,5 ans)	
Il voyage en voiture	Accidents de voiture comme passager et comme piéton
Il maîtrise la marche, la course et l'escalade	
Il explore presque tout avec la bouche	Asphyxie
Il commence à imiter des comportements	Brûlures
Il explore tout ce qu'il peut attraper	Chutes
Il est curieux de tout ce qu'il n'a jamais vu	Etouffement
Il est inconscient de la plupart des dangers	Intoxications
Il est impulsif	Noyade
Enfant d'âge préscolaire (2,5 à 5 ans)	
Il voyage en voiture	Accidents de voiture comme passager et comme piéton
Sa motricité lui permet plus d'indépendance	
Il apprend à rouler sur un tricycle	Asphyxie
Il est inconscient de nombreux dangers	Brûlures
Il préfère les vrais outils, les gadgets et les appareils aux jouets	Chutes
Il est fasciné par le feu	Intoxications
Il imite les adultes	Noyade
Enfant d'âge scolaire (5 ans et plus)	
Il voyage en voiture	Accidents de voiture comme passager et comme piéton
Il se déplace seul	
Il cherche son indépendance	Accidents de vélo
Il veut faire comme ses pairs	Accident par arme à feu
Il veut être avec ses pairs	Brûlures
Il a besoin de plus en plus d'activités physiques	Chutes
Les dangers ne lui semblent pas toujours réels	
Plus d'indépendance peut signifier moins de surveillance	

Chaque année près d'un enfant sur dix de moins de 14 ans est accueilli dans un service d'urgence suite à un accident survenu sur un terrain de jeux. La plupart de ces accidents sont heureusement sans gravité et surviennent lorsque l'enfant chute, se cogne, ou accroche ses vêtements ou une partie de son corps dans un des jeux. Les jeux à haut risque sont les cages à grimper, les échelles, les balançoires et les murs d'escalade. La conformité aux normes légales de sécurité des engins utilisés sur les terrains de jeu doit être garantie par le constructeur et l'installateur.

> **CONSEIL PRATIQUE**
>
> Il est primordial que les adultes s'occupant d'enfants possèdent et soient prêts à suivre un plan de prise en charge pour chaque enfant nécessitant des soins particuliers. Les soignants doivent également avoir accès au numéro de téléphone d'une personne de contact en cas d'urgence pour chaque enfant accueilli. Ces numéros doivent être à disposition dans le lieu d'accueil et lors de sorties.

Ce que vous devez rechercher

Afin de créer un environnement sûr, il faut d'abord identifier les risques potentiels. La première chose à faire lorsque l'on veut déceler les dangers potentiels est de se mettre à la hauteur d'un enfant en inspectant chaque pièce du lieu d'accueil. Regardez par exemple si les prises électriques sont protégées par un cache pour éviter que l'enfant y accède, si les produits d'entretien et de nettoyage sont hors d'atteinte d'un enfant. Vérifiez que les fils, les nappes et les ampoules sont hors d'atteinte et ne peuvent pas être attrapés par l'enfant. Est-ce que l'armoire à médicaments est fermée à clef ? Les portes menant aux escaliers, à l'extérieur et à la réserve de matériel sont elles sécurisées ? Inspectez tout le matériel intérieur et extérieur accessible à l'enfant. Est-ce que le matériel est correctement entretenu et adapté au stade de développement de l'enfant ? Un usage créatif des espaces de jeu et un rangement réfléchi des jouets sont nécessaires.

Chaque jour, avant l'arrivée des enfants, une personne responsable doit faire un tour rapide des installations afin de s'assurer que tout est propre et sécurisé. L'apprentissage et le suivi des mesures de prévention décrites dans le chapitre « Ce que vous devez faire » vont vous aider à identifier les dangers potentiels dans votre lieu d'accueil.

Ce que vous devez faire

Les différentes étapes de prévention peuvent réduire la probabilité que vous ayez à utiliser vos compétences en premiers soins. Malgré tout, si une urgence se produit il sera important de suivre les 8 étapes systématiques des premiers soins aux enfants.

Ce que vous devez faire

Prévention d'accidents

- Tout escalier, fenêtre, balcon ou lieu surélevé qui est utilisé ou accessible aux enfants doit être correctement sécurisé et répondre aux normes de sécurité en vigueur.
- Retirez tout objet à bords tranchants.
- N'utilisez pas de trotteur pour bébés. Un enfant pourrait le renverser, en tomber ou tomber dans les escaliers et se blesser gravement à la tête. Les trotteurs pour bébés permettent aux enfants d'aller là où ils peuvent tirer ou renverser des objets lourds ou de la nourriture chaude sur eux.
- Ne laissez pas un bébé seul sur une table à langer, sur un lit, un fauteuil ou une chaise.
- Fermez à clé les portes menant à des endroits potentiellement dangereux.
- Utilisez des barrières ou des portes devant les escaliers et les sorties.
- Utilisez des systèmes pour bloquer les fenêtres dès le premier étage.
- La surface sous les engins de jeu doit être conçue de façon à absorber les chocs en cas de chute. Il faut un tapis de caoutchouc épais ou une couche d'au moins 30 cm de sable, de sciure, ou de copeaux de bois sous les jeux.

Ce que vous devez faire

Prévention de la propagation d'une maladie

Le chapitre concernant le contrôle des hémorragies (page 56) détaille les informations relatives aux Précautions Universelles et Standards. Pour prévenir une infection et la propagation d'une maladie :

- Limitez le contact avec des germes.
- Utilisez des protections, comme des gants non poreux, des feuilles de papier jetables sur les tables à langer, des serviettes jetables pour le nettoyage et la désinfection des surfaces, des surfaces non poreuses qui peuvent être nettoyées et désinfectées, ainsi que des sacs en plastique pour y mettre les articles contaminés jusqu'à ce qu'ils soient stérilisés ou éliminés.
- Utilisez des serviettes en papier, des mouchoirs en papier, des chiffons ou des serpillières pour éponger des sécrétions par terre. Essayez d'utiliser du matériel à usage unique afin de ne

pas devoir le nettoyer ou le stériliser. Évitez de disperser les sécrétions aux alentours.

- Mettez tout le matériel (serviettes en papier, mouchoirs, chiffons ou serpillières) utilisé pour essuyer les sécrétions dans un récipient en plastique pour le jeter ou le laver et le stériliser plus tard.
- Utilisez un détergent pour nettoyer toutes les surfaces en contact avec les sécrétions, y compris les sols et les tapis.
- Rincez les surfaces nettoyées à l'eau claire.
- Appliquez une solution désinfectante selon les instructions du fabricant sur l'étiquette.
- Mettez le matériel contaminé utilisé pour le nettoyage et la désinfection des surfaces dans un sac en plastique soigneusement fermé pour qu'il soit jeté.

Ce que vous devez faire

Prévention d'une asphyxie

- Surveillez les repas.
- Insistez pour que les enfants soient assis lorsqu'ils mangent. Ils ne devraient en aucun cas se promener, courir, jouer ou se coucher avec des aliments en bouche.
- Coupez les aliments des jeunes enfants en morceaux ne dépassant pas 1 centimètre de large.
- Encouragez les enfants à bien mâcher leur nourriture.
- Faites attention aux gestes des enfants plus grands. De nombreux accidents par asphyxie se sont passés après qu'un enfant plus âgé ait donné de la nourriture dangereuse, un jouet ou un petit objet à l'enfant plus jeune.
- Évitez les aliments suivants chez les enfants de moins de 4 ans :
  - hot-dogs,
  - cacahuètes et noisettes,
  - morceaux de viande ou de fromage,
  - grains de raisin entiers,
  - bonbons durs ou collants,
  - pop-corn,
  - morceaux de beurre de cacahuètes,
  - morceaux de légumes crus,
  - chewing-gum.

- Évitez les jouets avec des petites pièces et gardez les autres petits objets ménagers hors de portée des petits enfants et des bébés.
- Respectez les recommandations pour l'âge inscrites sur les emballages des jouets. Les directives sur l'âge reflètent autant la sécurité du jouet par rapport aux risques d'inhalation que les capacités physiques et mentales de l'enfant en fonction de son âge.
- Vérifiez sous les meubles et entre les coussins s'il n'y a pas de petits objets qu'un enfant pourrait trouver et mettre en bouche.
- Les autres objets qui pourraient représenter un risque d'asphyxie et qui doivent se trouver hors de portée des bébés et des jeunes enfants sont :
  - des ballons gonflables,
  - des pièces de monnaie,
  - des billes,
  - des jouets avec des petites pièces,
  - des jouets compressibles qui pourraient entrer complètement dans la bouche d'un enfant,
  - des petites balles,
  - des capuchons de marqueur ou de stylo,
  - des piles boutons.

Ce que vous devez faire

Prévention des brûlures

- La température de l'eau et de toutes les surfaces chaudes accessibles à l'enfant ne devrait pas être supérieure à 49°C.
- Gardez les couffins, les berceaux et les lits à une distance suffisante des radiateurs et des prises de courant.
- Recouvrez les prises électriques de caches sécurisés et résistants aux enfants. Méfiez-vous des caches en plastique avec lesquels l'enfant pourrait s'asphyxier si le cache ne tient pas bien ou s'il a été enlevé pour utiliser la prise.
- Ne laissez pas de fils électriques pendre au bord du plan de travail.
- Vérifiez régulièrement si les fils électriques ne sont pas effilochés ou endommagés.
- N'utilisez pas d'allonge électrique autour de petits enfants et de bébés. Un enfant peut s'électrocuter en mordant le câble électrique.

- Ne glissez pas de fils électriques sous les tapis là où il y a un passage régulier.
- Ne surchargez pas les circuits électriques.
- Apprenez à l'enfant que le feu brûle.
- Mettez les briquets et les allumettes hors de portée des enfants.
- Vérifiez que tous les détecteurs de fumée sont en bon état de marche.
- Prévoyez un plan d'évacuation d'urgence et désignez un lieu de rassemblement pour tous les enfants et les adultes. Faites régulièrement des exercices d'évacuation.
- Placez des extincteurs dans des endroits facilement accessibles.

Ce que vous devez faire

Prévention des morsures et des piqûres

- Lorsque vous vous promenez dans les hautes herbes, dans les bois ou dans les champs, les enfants devraient avoir les jambes couvertes. Si possible, mettez les pantalons dans les chaussettes, déroulez les chemises à longues manches jusqu'au poignet et faites porter aux enfants des chaussures fermées plutôt que des sandales.
- Restez sur les sentiers chaque fois que c'est possible.
- Inspectez la peau des enfants quand ils ont joué dans ces endroits. Faites particulièrement attention aux plis de la peau, au cuir chevelu et à la nuque. Retirer une tique dans les premières 24 heures réduit beaucoup le risque d'infection.
- Contactez le département local de la santé pour savoir si les tiques sont nombreuses dans votre région.
- N'utilisez des sprays répulsifs contre les insectes qu'à l'extérieur, n'en abusez pas, et lavez-vous les mains après utilisation. N'en mettez jamais sur le visage ou sur une plaie ouverte, ou sur une égratignure, ou sur les mains et les bras d'un enfant qui pourrait les mettre en bouche.
- Repérez tout nid d'insectes ou essaim qui pourrait être un risque pour les enfants autour votre lieu d'accueil et signalez-le aux professionnels qui pourront l'éliminer.
- Inspectez également d'autres endroits où les enfants jouent régulièrement comme un vieux tronc d'arbre ou l'équipement d'un terrain de jeux.
- Évitez d'approcher des poubelles et des bennes à ordures.

- Lorsque vous mangez à l'extérieur, soyez attentif au fait que de nombreux aliments attirent les insectes ; les principaux sont : le thon, les sandwiches au beurre de cacahuètes et à la confiture, la pastèque, les boissons sucrées et les crèmes glacées.

Ce que vous devez faire

Prévention des intoxications

- Limitez autant que possible l'utilisation de substances toxiques. Contre les animaux nuisibles pratiquez une gestion intégrée. Cette approche inclut la fermeture des ouvertures permettant aux animaux nuisibles d'entrer, le rangement de la nourriture dans des récipients étanches aux animaux nuisibles et la sélection des pesticides les moins toxiques.
- Supprimez tout rangement irréfléchi des substances toxiques. Gardez tous les produits chimiques hors de portée des enfants, y compris les produits ménagers. Rangez-les dans des locaux fermés à clé ou sur des étagères en hauteur.
- Fermez les armoires à médicaments à clé.
- Evitez de vous interrompre lorsque vous utilisez un produit toxique.
- Ne rangez pas des produits de nettoyage avec des aliments ; il est parfois difficile pour un jeune enfant de faire la différence.
- Autant que possible, utilisez des produits munis d'une ouverture sécurisée pour les enfants. Rappelez-vous que même s'ils sont plus sûrs que des récipients standards, ils ne sont pas totalement résistants aux enfants. Les enfants observent et imitent le comportement des adultes, et certains pourraient très bien réussir à ouvrir ces produits. De plus, si la bouteille n'est pas bien fermée, elle ne résistera pas à l'enfant.
- Laissez les produits dans leur conditionnement original, avec l'étiquette. Si une substance toxique est avalée, son identification est primordiale pour l'instauration du traitement adéquat. Ne mettez pas de produits chimiques dans des récipients vides comme des bouteilles de jus d'orange.
- Rappelez-vous que les médicaments non soumis à prescription sont aussi dangereux que ceux qui sont soumis à prescription.
- Ne donnez un médicament prescrit qu'à l'enfant pour lequel il a été prescrit. Ce qui va aider un enfant peut nuire à un autre.
- Vérifiez le dosage du médicament sur la notice à chaque administration de celui-ci. Utilisez un doseur ou une cuillère. Le surdosage d'un médicament n'est jamais bon.
- Ne dites jamais qu'un médicament est un « bonbon ».

- Dans les lieux accessibles aux enfants, identifiez et retirez les plantes à l'intérieur comme à l'extérieur du centre qui sont potentiellement toxiques si elles sont ingérées.

Ce que vous devez faire

Prévention d'accidents liés au froid ou à la chaleur

La chaleur

- Encouragez les enfants à boire des boissons fraîches régulièrement.
- Évitez des activités physiques intenses au milieu de la journée, quand il fait généralement le plus chaud.
- Conseillez aux parents ou au responsable légal d'habiller les enfants avec des vêtements légers et peu serrants, assurant une protection contre le soleil quand il fait chaud.
- Ne laissez jamais un enfant dans une voiture fermée sans un adulte avec lui pour le surveiller.

Le froid

- Porter des gants secs, un bonnet, des bottes et des pantalons étanches et imperméabilisés permet d'éviter les lésions dues au froid.
- Faites rentrer immédiatement un enfant à l'intérieur s'il se plaint qu'une partie de son corps est froide, engourdie, picote ou est douloureuse.

Ce que vous devez faire

Prévention de la mort subite du nourrisson (MSN)

La mort subite du nourrisson (MSN) est décrite comme le décès inexpliqué d'enfants de moins d'un an. La mort n'est pas attribuée à une pathologie particulière ou à un facteur externe, comme la maltraitance ou la négligence, mais c'est une pathologie inexplicable sans causes connues prévisibles.

Recommandations pour réduire le risque de MSN

- Placez les nourrissons sur le dos pour dormir ; utilisez un dispositif spécialement conçu pour empêcher les bébés de rouler sur le ventre.
- Ne fumez pas autour d'un nourrisson et ne l'emmenez pas dans des endroits enfumés.
- Évitez de surchauffer le bébé avec des couvertures ou un chauffage.

Il est important de se rappeler que si l'enfant est chaud et ne respire pas, il faut sans tarder essayer de le réanimer. Ne perdez pas de temps, commencez immédiatement la respiration artificielle puis appelez les services médicaux d'urgence.

Ce que vous devez faire

Prévention des autres accidents

Anticipez-les autant que possible. Envisagez tout ce qui pourrait arriver si un enfant est capable d'attraper ce qui se trouve autour de lui. Même s'il n'est pas possible d'arriver à un environnement sans aucun risque, l'objectif est d'éviter les situations qui pourraient entraîner des accidents graves.

Ce que vous devez faire

Matériel de premiers soins en cas d'urgence

- Il doit y avoir au moins une boîte de premiers soins facilement disponible dans chaque endroit où des enfants sont accueillis. Il en faut au moins une pour les sorties et les promenades et une qui reste dans le local. Il en faut aussi une dans chaque véhicule utilisé pour transporter les enfants. Cette boîte de premiers soins doit contenir :
  - des gants jetables non poreux,
  - des ciseaux,
  - une pince à échardes,
  - un thermomètre médical (pas en verre),
  - un rouleau de sparadrap,
  - des compresses de gaze stérile,
  - un rouleau de gaze pour bandages,
  - des bandages triangulaires,

- des épingles de sûreté,
- un pansement oculaire,
- du papier et un crayon,
- un cold pack,
- ce livre de premiers soins,
- une lampe torche,
- un sifflet,
- une radio sur batterie,
- de l'eau (3 litres par personne et par jour),
- de la nourriture (non périssable, pour 3 jours),
- un ouvre-boîte,
- du savon liquide,
- des lingettes humides, des sacs poubelles et des liens en plastic,
- des rouleaux de bandage adhésif, des sacs en plastic pour les vêtements, de la gaze et le matériel nécessaire pour nettoyer les sécrétions corporelles,
- les médicaments d'urgence et les informations médicales pour les enfants qui ont des besoins spécifiques,
- une liste des numéros de téléphone d'urgence, des numéros de téléphone des parents et des responsables légaux des enfants, et le numéro de téléphone du centre antipoisons.

TESTEZ VOS CONNAISSANCES

Entourez la lettre correspondant à la bonne réponse.

1. Quelle est parmi les propositions suivantes, celle qui n'est pas considérée comme un critère de développement chez les nourrissons ?
   a. Ne pas comprendre le mot « non ».
   b. Ne pas être conscient des dangers.
   c. L'augmentation de la mobilité.
   d. L'imitation du comportement des adultes.
2. Tous les aliments suivant peuvent entraîner une asphyxie sauf :
   a. Des hot-dogs.
   b. Des grains de raisin entiers.
   c. Du pop-corn.
   d. De la compote de pommes.
3. La prévention :
   a. Est l'utilisation de mesures de sécurité afin de minimiser les risques.
   b. Apprend comment soigner une plaie ouverte.
   c. Signifie qu'il n'y a plus aucun danger dans l'environnement.
   d. Empêche la survenue de tout accident.
4. Les protections utilisées pour éviter la propagation d'une infection et la transmission de maladies sont les suivantes sauf :
   a. Des gants non poreux.
   b. Des serviettes jetables.
   c. Des sacs en plastique.
   d. Des onguents.

DÉFINITIONS

Prévention

L'utilisation de mesures de sécurité afin de minimiser les risques potentiels.

Annexes

A. Maladies infantiles les plus fréquentes

B. Obstruction des voies aériennes / réanimation cardio-pulmonaires

C. Premiers soins – Synthèse

A. Maladies infantiles les plus fréquentes

Constipation

Ce que vous devez savoir

La constipation se définit par des selles dures qui font mal lorsqu'elles sortent. Cela peut être causé par un régime pauvre en fibres et par un apport de boissons insuffisant. Parfois elle peut être due au fait que l'enfant se retient d'aller à selles malgré un besoin urgent.

Ce que vous devez rechercher

- Plusieurs jours sans aller à selles.
- Des selles dures, qui sortent difficilement ou en faisant mal, ou des selles anormalement volumineuses ou difficiles à éliminer dans les toilettes.
- Des douleurs abdominales (douleurs gastriques, crampes, nausées).
- Un saignement rectal provoqué par une déchirure, appelée fissure anale.
- Des sous-vêtements sales chez un enfant qui est déjà propre.
- Un petit appétit.
- Un comportement capricieux.

Ce que vous devez faire

Les encadrants et les parents devront...

1. Encourager l'enfant à boire suffisamment de liquides clairs [1] pour que ses urines restent claires.
2. Encourager l'enfant à manger des aliments contenant des fibres qui ont tendance à ramollir les selles, comme les produits multi-céréales, les pêches, les pruneaux, les pamplemousses, les raisins, les prunes, les melons, les carottes, le céleri et la salade.
3. Diminuer la prise d'aliments liants comme le lait, les fromages durs, le fromage blanc, les bananes, les pommes, les compotes et les aliments cuits contenant des farines blanches.

---

1. Par liquide clair, on entend eau sucrée, grenadine, thé léger, jus de pomme, etc. mais pas de lait ni de jus d'orange avec pulpe. (NDT)

4. Encourager l'enfant à aller régulièrement à selle aux moments ou classiquement un enfant pourrait avoir besoin d'y aller. Pour la plupart des personnes, le besoin d'aller à selles survient après un repas ou après un exercice physique.

Les encadrants devront...

Avertir les parents.

Les parents devront...

1. Collaborer avec l'encadrant de l'enfant pour instaurer des moments réguliers où l'enfant pourra aller aux toilettes à son aise au moment où il est le plus probable qu'il en ressente le besoin, généralement après les repas ou après un effort physique.
2. Contacter leur médecin traitant si le problème subsiste plusieurs semaines, ou si l'enfant présente des vomissements ou si son ventre augmente de volume.

L'enfant peut retourner à l'école ou à la crèche...

L'enfant ne doit pas être exclu de l'école ou de la crèche.

Démangeaisons anales

Causes probables : une oxyurose, une mauvaise hygiène intime, des sous-vêtements ou des collants trop serrés

Ce que vous devez savoir

L'oxyurose est due à des petits vers parasites de l'intestin. L'infection se fait par l'ingestion d'œufs microscopiques d'oxyure. C'est courant chez les jeunes enfants qui mettent souvent leurs doigts dans leur bouche et qui ne se lavent que très rarement les mains. Beaucoup d'enfants ont des oxyures sans aucun symptôme. C'est une maladie très contagieuse dans une famille ou dans un lieu d'accueil pour enfants, car elle se propage lorsque l'enfant se gratte la région anale, attrape des œufs sous ses ongles et ensuite touche la nourriture d'un autre enfant ou d'autres objets qui pourraient être mis en bouche. La propagation peut se faire aussi par des œufs qui se trouveraient sur un pyjama, des sous-vêtements ou d'autres linges.

L'oxyurose peut se diagnostiquer en utilisant un kit spécial pour récolter les spécimens sur la muqueuse anale. Notez que ces kits ne sont pas toujours disponibles partout. Il existe un test simple, « le test du papier collant ». Pour le faire, on applique du papier collant sur la muqueuse anale de l'enfant, de préférence le matin au lever, pour récolter les petits filaments blancs d'oxyures. Une fois le papier collant retiré on place un autre morceau de papier collant sur le précédent afin de coller le tout. L'échantillon peut ensuite être porté chez le médecin pour qu'il l'examine ou pour qu'il l'envoie dans un laboratoire.

Une mauvaise hygiène intime est fréquente chez les jeunes enfants. Lorsque les filles ne s'essuient pas après avoir uriné, et lorsque garçons et filles ne s'essuient pas après avoir été à selles, la peau de cette région est humide et souillée et peut s'irriter, ce qui entraîne des démangeaisons.

Si les sous-vêtements de l'enfant sont trop petits, cela peut l'irriter et il va souvent attraper le vêtement et le tirer.

Ce que vous devez rechercher

- Des démangeaisons ou une irritation autour de la région anale ou vulvaire.
- Une peau irritée ou souillée et des sous-vêtements sales.
- Un enfant qui tire souvent sur ses sous-vêtements, son short, ses collants ou son pantalon.

Ce que vous devez faire

Les encadrants et les parents devront…

1. Déconseiller le grattage de la région anale.
2. Encourager l'enfant à se laver les mains après avoir été aux toilettes et avant de toucher de la nourriture ou tout autre objet qui se met en bouche.
3. Encourager les filles à sécher leur vulve après avoir uriné et encourager filles et garçons à s'essuyer correctement après avoir été à selles (en essuyant de l'avant vers l'arrière).
4. Vérifier si les sous-vêtements, shorts, collants ou pantalons ne sont pas trop petits.
5. S'il s'agit d'une oxyurose, demandez conseil au médecin traitant pour le traitement. Nettoyez et désinfectez les jouets et les endroits utilisés pour manger, aller aux toilettes, se laver les mains, préparer les repas et changer les couches chaque fois qu'ils ont pu être souillés.

Les encadrants devront…

1. Prévenir les parents de l'enfant.
2. Envisager les différentes causes possibles avec les parents.
3. S'il s'agit d'une oxyurose, suggérez que l'équipe et la famille soient attentives aux symptômes chez d'autres personnes qui ont été exposées.

Les parents devront…

1. Consulter leur médecin traitant pour faire le test et pour le traitement.
2. Suivre les recommandations de l'encadrant.
3. Couper les ongles de l'enfant très courts.
4. Nettoyer les draps de lit, les couvertures et les vêtements avec de l'eau chaude et les sécher à haute température ; ne pas les secouer car les œufs pourraient se répandre.

L'enfant peut retourner à l'école ou à la crèche…

Les enfants ne doivent pas être exclus de l'école ou de la crèche pour des démangeaisons anales, même si elles sont dues à une oxyurose.

Démangeaisons du cuir chevelu

Cause probable : poux de tête (pédiculose)

Ce que vous devez savoir

La pédiculose est une infestation du cuir chevelu et des cheveux par un minuscule insecte parasitaire. Le diagnostic se fait lorsque l'on trouve des petits œufs blancs/jaunes appelés lentes fermement attachées au cheveu ; les poux adultes sont plus difficiles à trouver. Les lentes peuvent se trouver sur toute la longueur du cheveu et partout sur la tête mais surtout près du front, dans la nuque et derrière les oreilles.

Les poux se transmettent d'une personne à l'autre en rampant ou par le partage d'objets personnels comme un chapeau, un peigne ou une brosse. Ils ne sont pas dus à un manque d'hygiène. Les poux ne peuvent ni sauter ni voler et ne sont pas transportés par les chiens ou par les chats.

Tous les membres de la famille qui ont des poux doivent être traités en même temps. Les shampoings anti-poux sont des pesticides ; donc utilisez-les en respectant strictement la notice d'emploi.

Se peigner les cheveux avec un peigne adapté pour retirer les lentes et les poux est la méthode la plus efficace et la plus sûre, mais c'est très fastidieux. Les autres remèdes maison ne fonctionnent pas.

Ce que vous devez rechercher

- Des démangeaisons permanentes du cuir chevelu.
- De minuscules morsures rouges sur le cuir chevelu et à la naissance des cheveux.
- Des plaies ouvertes et des croûtes.

Ce que vous devez faire

Les encadrants et les parents devront...

1. Laver en machine à l'eau très chaude tous les vêtements qui peuvent l'être, puis les sécher au sèche-linge ou les envoyer au nettoyage à sec. Ne pas oublier les draps, les couvertures, les vêtements, les manteaux et les bonnets.
2. Utiliser le programme de haute température du sèche-linge.
3. Mettre les oreillers et les animaux en peluche dans le sèche-linge à haute température pendant 30 minutes.
4. Enfermer les objets qui ne peuvent être ni lessivés ni séchés dans un sac en plastique pendant 2 semaines.
5. Nettoyer à l'aspirateur les fauteuils, les matelas, les tapis, les sièges de l'auto et les jouets en peluche.
6. Ne pas utiliser de sprays anti-poux.

Les encadrants devront...

1. Prévenir les parents.
2. Signaler la présence de poux à tous les parents tout en maintenant la confidentialité.

LES PARENTS DEVRONT...

1. Suivre les conseils des encadrants.
2. Traiter leur enfant avec un shampoing anti-poux suivant les conseils du médecin traitant. Bien suivre la notice et porter des gants à usage unique en appliquant le shampoing.
3. Traiter en même temps tous les membres de la famille qui ont des poux.
4. Enlever toutes les lentes et tous les poux vivants avec un peigne à lentes, vendu dans la plupart des pharmacies, ou avec les ongles.
5. Vérifier les cheveux de tous les membres de la famille une fois par jour pendant 10 jours.
6. Ne pas traiter une seconde fois sauf si le produit utilisé demande une seconde application, et ensuite ne pas traiter une nouvelle fois sans l'avis du médecin. Souvent des pellicules peuvent être confondues avec des lentes ou d'anciennes lentes vides (œufs) peuvent persister mais ne posent aucun problème.
7. Frotter les brosses à cheveux, les peignes et tous les objets utilisés pour les cheveux et les tremper ensuite dans de l'eau très chaude pendant 10 minutes.

L'enfant peut retourner à l'école ou à la crèche...

- L'enfant ne doit pas être exclu avant la fin de la journée.
- L'enfant peut retourner à l'école ou à la crèche après un traitement avec le shampoing anti-poux et après le retrait de toutes les lentes.

Diarrhée

Ce que vous devez savoir

On appelle diarrhée des selles liquides, des selles moins formées que d'habitude et des selles plus fréquentes. Elle est principalement due à des virus. Elle peut aussi être causée par une infection bactérienne ou parasitaire, par certains médicaments (surtout par des antibiotiques), par un changement de régime et par certains aliments. Les symptômes disparaissent en général après quelques jours sans traitement. Si une diarrhée modérée ne disparaît pas après quelques jours ou si on retrouve du sang dans les selles, l'enfant devra être vu par un médecin afin de réaliser une culture des selles pour déterminer si la diarrhée est infectieuse.

Ce que vous devez rechercher

- Des selles molles ou liquides plus fréquentes par rapport aux habitudes de l'enfant.
- Des crampes abdominales.
- De la fièvre.
- Une sensation de malaise général.
- La présence de sang dans les selles.

Ce que vous devez faire

Les encadrants et les parents devront...

1. Ne pas laisser des enfants ou des adultes qui ont de la diarrhée manipuler de la nourriture.
2. Appeler un médecin dans les situations suivantes :
   - du sang dans les selles,
   - des vomissements fréquents,
   - une douleur abdominale,
   - des urines plus rares,
   - pas de larmes quand l'enfant pleure,
   - pas d'envie de boire,
   - une fièvre importante,
   - une diarrhée fréquente et persistante,
   - une bouche sèche et pâteuse,
   - une perte de poids,
   - une grande soif.

Les encadrants devront...

1. Avertir les parents.
2. Se laver souvent et soigneusement les mains, surtout après avoir été aux toilettes ou avoir changé un lange souillé, et avant de préparer le repas ou de manger.
3. Exclure tous les enfants qui ont la diarrhée et qui ne savent pas utiliser les toilettes pour aller à selles. Cela signifie l'exclusion de tout enfant portant des langes et ayant une diarrhée et de tous les enfants qui utilisent les toilettes mais qui ont malgré tout des « accidents ».

Les parents devront...

Suivre les recommandations de l'encadrant.

L'enfant peut retourner à l'école ou à la crèche...

- Sur autorisation du médecin après une diarrhée sanglante et après certaines diarrhées bactériennes (entre autres, *Shigella*, *Salmonella*, *E. coli* 0157:H7) ou parasitaires (*Giardia Lamblia*).
- Lorsque l'enfant ne va plus à selles qu'aux toilettes (pour les enfants propres).
- Même si les selles sont encore molles, l'enfant peut retourner quand il a l'air bien et que la consistance des selles n'a pas changé depuis une semaine.
- Lorsque l'enfant peut participer aux activités et que les encadrants pensent qu'ils peuvent s'occuper de lui sans que cela les empêche de s'occuper des autres enfants du groupe.

Cause probable : diarrhée à Escherichia Coli

Ce que vous devez savoir

La plupart des types *d'Escherichia coli* vivent normalement dans les intestins ; cependant il existe au moins 5 types qui provoquent de la diarrhée. Deux de ces types sont responsables de nombreuses manifestations dans les lieux d'accueil. Une infection par *E. coli* 0157:H7 peut être associée à d'autres problèmes sérieux, comme un saignement dû à l'irritation du colon, des lésions rénales et des lésions des cellules sanguines. La période d'incubation est de 1 et 8 jours, et l'enfant reste contagieux jusqu'à ce qu'il n'ait plus de diarrhée et que les résultats des analyses soient négatifs à deux reprises.

E.coli se propage par contact direct avec des personnes infectées ou en mangeant des aliments ou de l'eau contaminés (du bœuf haché pas assez cuit, du lait non pasteurisé, du cidre de pomme, des légumes crus, du salami, du yaourt, de l'eau non potable dans les plaines de jeu). On peut l'éviter en cuisant suffisamment la viande hachée jusqu'à ce qu'elle ne soit plus rosée et en ne consommant que des produits pasteurisés.

Ce que vous devez rechercher

- Des selles molles, qui peuvent être aqueuses ou sanglantes.
- Une douleur abdominale.
- De la fièvre.

Ce que vous devez faire

Les encadrants et les parents devront...

1. Avertir les professionnels de la santé.
2. Se laver souvent les mains.

Les encadrants devront...

Avertir les parents.

Les parents devront...

1. Avertir les professionnels de la santé.
2. Se laver souvent les mains.

L'enfant pourra retourner à l'école ou à la crèche...

Quand il aura reçu l'autorisation du médecin.

Cause probable : diarrhée infectieuse

Ce que vous devez savoir

Une diarrhée infectieuse peut être bénigne ou sévère et est extrêmement contagieuse. Elle s'attrape par ingestion d'eau ou de nourriture contaminée. Il peut s'agir d'une infection intestinale virale, bactérienne (*Salmonella* ou *Shigella*) ou parasitaire (*Giardia Lamblia*). Les infections intestinales bactériennes ou parasitaires et certaines infections virales peuvent être diagnostiquées par une ou plusieurs cultures de selles. Certaines infections bactériennes sont soignées avec des médicaments prescrits par le médecin, mais d'autres nécessitent que l'organisme se débarrasse seul de l'infection.

Ce que vous devez rechercher

- Une diarrhée contenant du sang ou du mucus.
- Des crampes abdominales ou gastriques avec des gaz.
- Des selles malodorantes.
- De la fièvre.
- Une perte de poids.

Ce que vous devez faire

Les encadrants et les parents devront...

1. Encourager l'enfant à boire de grandes quantités de liquides clairs, mais pas de jus de fruits.
2. Ne pas permettre à l'enfant de partager sa nourriture avec d'autres enfants ou de boire dans le même verre.

Les encadrants devront...

1. Porter des gants à usage unique pour langer les enfants ou pour les aider à aller aux toilettes afin de réduire les risques de transmettre l'infection. Se laver les mains soigneusement quand ils retirent leurs gants.
2. Avertir les parents.

Les parents devront...

1. Suivre les recommandations de l'encadrant.
2. Consulter un médecin pour recevoir un traitement et prévenir le risque de contagion aux autres membres de la famille.

L'enfant peut retourner à l'école ou à la crèche...

- Lorsqu'il a terminé le traitement conseillé et que les analyses de laboratoire pour ce type d'infection sont négatives. Notez que la diarrhée à Salmonella n'est pas toujours traitée. Le traitement peut prolonger le portage de germes par le patient. Les enfants qui n'ont pas de symptômes mais qui ont des *Giardia Lamblia* dans leurs selles ne doivent pas être écartés de l'école ou de la crèche.
- Dans tous les cas, vérifiez auprès du médecin si un enfant peut revenir quand il a été exclu pour diarrhée infectieuse avec analyses positives.

Cause possible : l'hépatite A

Ce que vous devez savoir

L'hépatite A est une infection virale qui provoque une inflammation du foie. Le virus pénètre par voie orale et se propage par contact avec les selles. Les enfants infectés n'ont pas nécessairement de symptômes, mais les adultes infectés peuvent être très malades. Cette infection ne provoque généralement pas de diarrhée. Au lieu de cela, elle entraîne une perte d'appétit, des nausées, un ictère (jaunissement de la peau et du blanc des yeux), de la fièvre, de la fatigue et des urines brunes. Ce virus se transmet de personne à personne lorsque les mains sont contaminées par des particules microscopiques de selles et qu'elles touchent des aliments ou des ustensiles de cuisine. Les personnes infectées sont surtout contagieuses pendant les 2 semaines qui précèdent le développement des premiers symptômes, mais la période d'incubation (de développement de la maladie) peut durer de 1 à 2 mois avant les premiers symptômes. Les personnes qui ont une hépatite A ne sont plus contagieuses environ une semaine après l'apparition de l'ictère.

Ce que vous devez rechercher

- De la fièvre.
- Un ictère (jaunissement de la peau et du blanc des yeux).
- Un mal de ventre.
- De la fatigue.
- Des urines brun foncé.
- Une perte d'appétit.
- Des nausées.

Ce que vous devez faire

Les encadrants et les parents devront...

1. Prévenir la maladie par une vaccination contre l'hépatite A.
2. Si vous êtes en contact avec une personne qui a une hépatite A ou qui est suspecte de l'avoir, contactez immédiatement votre médecin traitant.
3. Ne permettez pas à l'enfant de boire dans le verre des autres ou de manger avec les couverts des autres.

Les encadrants devront...

1. Porter des gants à usage unique pour changer les enfants ou pour les aider à aller aux toilettes afin de réduire le risque de propagation de la maladie. Retirer les gants après avoir déposé les vêtements souillés et avant de mettre des vêtements propres. Bien s'essuyer les mains avec un papier à usage unique et ensuite se laver soigneusement les mains sera la dernière étape lors du change ou du passage aux toilettes.
2. Avertir les parents.
3. Contacter leur médecin s'ils sont exposés au virus de l'hépatite A.

Les parents devront...

1. Suivre les recommandations de l'encadrant.
2. Contacter le médecin de l'enfant si un membre de la famille est exposé au virus de l'hépatite A.

L'enfant peut retourner à l'école ou à la crèche...

- L'enfant devra rester chez lui une semaine après de début des symptômes.
- Contactez votre médecin traitant pour voir comment protéger les autres enfants qui peuvent avoir été exposés au virus de l'hépatite A.

Cause probable : le rotavirus

Ce que vous devez savoir

Le rotavirus appartient à une famille de virus qui se rencontre dans le monde entier. C'est un des causes les plus fréquentes de nausées et de vomissements surtout entre la fin de l'automne et le début du printemps. C'est la seule cause fréquente de diarrhée chez les enfants de moins de 2 ans. Le rotavirus peut être grave chez les jeunes enfants et chez les nourrissons. Presque tous les enfants ont été infectés par le rotavirus à l'âge de 3 ans.

Les enfants peuvent être infectés plusieurs fois car il existe plusieurs types de rotavirus. La période d'incubation varie entre 2 et 4 jours, et l'enfant reste contagieux jusqu'à trois semaines après avoir été malade. La transmission se fait par voie oro-fécale.

Ce que vous devez rechercher

- Une diarrhée non sanglante.
- Des nausées.
- Des vomissements.
- Une déshydratation dans les cas graves.
- Dure généralement de 3 à 8 jours.

Ce que vous devez faire

Les encadrants et les parents devront...

1. Se laver régulièrement les mains surtout après le change ou le passage aux toilettes et avant tout contact avec des aliments ou des surfaces servant à préparer de la nourriture.
2. Nettoyer et désinfecter correctement les surfaces. Après avoir nettoyé la surface, appliquez-y une solution désinfectante et laissez cette solution en contact avec la surface pendant le temps indiqué sur l'étiquette du produit.
3. S'efforcer de se laver fréquemment et correctement les mains, ainsi que de nettoyer et de désinfecter les différents revêtements lorsque une infection se produit.
4. Organiser une vaccination contre le rotavirus pour les jeunes enfants.
5. Prévenir les parents si une infection se déclare pour qu'ils puissent observer les symptômes et faire un effort important pour prévenir la transmission de la maladie au sein de leur famille.

Les encadrants devront...

Prévenir les parents.

Les parents devront...

Suivre les recommandations de l'encadrant.

L'enfant peut retourner à l'école ou à la crèche...

Quand il est capable de se retenir d'aller à selles jusqu'aux toilettes pour un enfant en âge de propreté, et pour ceux qui portent des langes, quand il a l'air bien et que la consistance de ses selles n'a plus changé depuis une semaine.

Cause possible : Shigella

Ce que vous devez savoir

La shigellose est une infection causée par la bactérie *Shigella*. Elle est transmise par voie oro-fécale. Les enfants de moins de 5 ans, les adultes qui s'occupent de jeunes enfants et les personnes qui vivent en communauté ont un risque plus important. La période d'incubation varie entre 1 et 7 jours. Si cette infection n'est pas traitée, la bactérie *Shigella* peut rester jusqu'à 4 semaines dans les selles d'une personne infectée.

Ce que vous devez rechercher

- Des selles molles ou liquides, avec du sang et du mucus.
- De la fièvre.
- Un mal de tête.
- Des convulsions.
- Une douleur abdominale.

Ce que vous devez faire

Les encadrants et les parents devront...

1. Veiller à se laver soigneusement les mains, à changer les langes ou à accompagner l'enfant aux toilettes proprement et à manipuler les aliments adéquatement.
2. Ne pas permettre aux enfants de boire l'eau des zones de jeux si cette eau ne provient pas d'une source propre et ne coule pas librement, comme l'eau contenue dans des bassines où tous les enfants mettent leurs mains.
3. Prévenir les autorités sanitaires pour que des mesures soient prises afin d'analyser les selles de toute personne ayant une diarrhée.
4. Interdire à toute personne ayant la diarrhée de manipuler des aliments (préparer les repas, nourrir les enfants).

Les encadrants devront...

1. Prévenir les parents.
2. S'assurer que toute personne ayant une diarrhée a subi une analyse.
3. Organiser le regroupement des adultes et des enfants qui vont bien mais dont les analyses de selles sont encore positives pour *Shigella*.

Les parents devront...

1. Suivre les recommandations de l'encadrant.
2. Contacter leur médecin traitant.

L'enfant peut retourner à l'école ou à la crèche...

Lorsque son traitement est terminé et que ses cultures de selles sont négatives.

Éruptions cutanées et rougeurs

Cause probable : la varicelle

Ce que vous devez savoir

La varicelle est une maladie virale courante, très contagieuse, qui dure environ 1 semaine. La période d'incubation varie entre 14 et 16 jours, mais elle peut occasionnellement ne durer que 10 jours ou parfois aller jusqu'à 21 jours après le contact. Elle est surtout contagieuse 1 à 2 jours avant l'éruption cutanée et jusqu'à ce que toutes les vésicules soient recouvertes d'une croûte et qu'aucune nouvelle vésicule n'apparaisse. Partager le même air ambiant ou entrer en contact avec les sécrétions d'une personne infectée peut transmettre le virus. Il existe un vaccin recommandé pour toutes les personnes qui n'ont pas encore eu la varicelle. Le zona est la forme récidivante du virus de la varicelle qui se réactive quand le virus reste vivant dans l'organisme d'une personne ; il peut causer la maladie de temps en temps tout au long de la vie.

Ce que vous devez rechercher

- Des rougeurs ou des boutons rouges apparaissant d'abord sur le visage et le tronc comme des bulles remplies de liquide qui vont se rompre, suinter et devenir des croûtes.
- Les rougeurs peuvent également apparaître sur les bras, les jambes et sur toute muqueuse comme dans la bouche, la gorge, les yeux et le vagin.
- De la fièvre.
- Un nez qui coule.
- De la toux.
- Des démangeaisons.

Ce que vous devez faire

Les encadrants et les parents devront...

1. Éviter les médicaments contenant de l'aspirine ou une molécule apparentée (les salicylates).
2. Suivre les recommandations du médecin traitant de l'enfant pour la gestion des symptômes, comme l'utilisation de paracétamol / acétaminophène pour la fièvre et de bains froids pour diminuer le démangeaisons et éviter la surinfection qui résulte du grattage.
3. Observer si d'autres membres de la famille ou camarades de jeu développent la varicelle.

Les encadrants devront...

1. Avertir les parents.
2. Signaler au service de santé publique l'apparition d'un cas dans un lieu d'accueil afin de prendre les mesures adéquates.

3. Vérifier les carnets et les cartes de vaccination de toutes les personnes de plus de 12 mois qui sont présentes d'une façon ou d'une autre dans le lieu d'accueil pour vérifier que chacune est immunisée.
4. S'assurer que les personnes atteintes d'un zona (récidive adulte du virus de la varicelle) couvrent leurs vésicules pour éviter la propagation du virus qui s'y trouve.

Les parents devront...

1. Encourager l'enfant à boire des liquides clairs.
2. Donner à l'enfant des bains d'eau fraîche pour diminuer les démangeaisons.
3. Certains enfants peuvent se sentir mieux si les endroits qui les démangent sont recouverts d'une lotion à base de calamine. Laisser les enfants étaler eux-mêmes la lotion sur les endroits qui démangent peut être très réconfortant.
4. Couper les ongles des enfants, ou mettre des gants aux bébés, pour éviter qu'ils ne se grattent, ce qui pourrait infecter les lésions ouvertes et laisser des cicatrices.
5. Consulter un médecin si l'enfant semble très accablé ou malade.
6. S'assurer que les membres de la famille qui n'ont pas encore eu la varicelle et qui ont plus de 12 mois soient vaccinés aussi rapidement que possible.

L'enfant peut retourner à l'école ou à la crèche...

Lorsque toutes les lésions sont recouvertes d'une croûte, après environ 7 jours.

Cause probable : la cinquième maladie

Ce que vous devez savoir

La cinquième maladie est une maladie virale bénigne, inoffensive pour la plupart des enfants. L'éruption cutanée survient environ 1 à 3 semaines après l'infection. La période d'incubation est de 4 à 14 jours, mais peut aller jusqu'à 21 jours. La maladie est contagieuse jusqu'à l'apparition de l'éruption. Elle se transmet par les sécrétions pharyngées et buccales ou par contact avec du sang contenant le virus. Cette maladie peut être grave pour un bébé avant la naissance ou chez les enfants avec une maladie chronique, comme l'anémie falciforme et la thalassémie, ou chez les enfants avec un déficit immunitaire, comme la leucémie ou le sida. Avoir eu une seule fois l'infection semble suffire pour être immunisé toute la vie. La moitié des adultes et 90 % des personnes âgées ont déjà eu la maladie.

Ce que vous devez rechercher

- De la fièvre.
- Des douleurs musculaires.
- Des douleurs articulaires.
- Un mal de tête.
- Une éruption cutanée rouge au niveau du visage, comme une gifle sur la joue.
- Une éruption cutanée comme de la dentelle.

Ce que vous devez faire

Les encadrants et les parents devront…

1. Traiter les symptômes de la maladie selon les recommandations du médecin traitant de l'enfant.
2. Avertir l'équipe encadrante et les parents car il existe des risques pour les bébés à naître et pour les enfants présentant une maladie chronique grave.
3. Une femme enceinte exposée à la cinquième maladie doit consulter son médecin et faire des analyses pour déterminer si son enfant est à risque.

Les encadrants devront…

Avertir les parents et toute l'équipe encadrante que la cinquième maladie est banale chez l'enfant et que le lavage des mains est la meilleure protection contre l'infection.

Les parents devront…

Contacter le médecin traitant de leur enfant si celui-ci est atteint d'une maladie chronique qui le rend spécialement vulnérable à l'infection.

L'enfant peut retourner à l'école ou à la crèche…

- L'enfant ne doit pas être exclu de l'école ou de la crèche sauf s'il est atteint d'anémie falciforme ou si son système immunitaire est déprimé. Ces enfants-là pourraient être massivement contaminés et devenir très malades.
- Aucune exclusion n'est nécessaire si l'enfant est capable de participer aux activités et si l'équipe encadrante est certaine qu'elle peut s'occuper de lui sans compromettre sa capacité à assurer la santé et la sécurité des autres enfants du groupe.

Cause probable : les boutons de chaleur

Ce que vous devez savoir

Les boutons de chaleur se retrouvent principalement chez les bébés et les jeunes enfants. Ils apparaissent quand le climat est chaud et humide, quand une production importante de sueur fait gonfler les tissus autour des orifices des glandes sudoripares, bloquant ainsi les orifices des canaux transportant la sueur. Cela provoque des petits boutons rouges autour de ces orifices.

Ce que vous devez rechercher

- De minuscules boutons rouges dans les zones humides du corps.
- Localisation fréquente dans les plis cutanés du cou et sur le haut du thorax, les bras, les jambes, et la région fessière.

Ce que vous devez faire

Les encadrants et les parents devront...

1. Faire particulièrement attention aux replis cutanés qui restent humides à cause de la transpiration, de l'urine ou de la salive.
2. Utiliser de l'eau fraiche pour enlever les sécrétions cutanées de sébum et de sueur, et ensuite bien sécher ces zones.
3. Laisser les zones concernées à l'air libre, sans vêtements.
4. Utiliser l'air conditionné ou un ventilateur dirigé vers l'enfant pour le maintenir au frais.
5. Ne pas mettre de crèmes ou de pommades.

Les encadrants devront...

Prévenir les parents.

Les parents devront...

1. Suivre les conseils de l'encadrant.
2. Mettre à l'enfant des vêtements qui gardent la peau froide et sèche.

L'enfant peut retourner à l'école ou à la crèche...

L'enfant ne doit pas être exclu de l'école ou de la crèche.

Cause probable : l'impétigo

Ce que vous devez savoir

L'impétigo est une infection bactérienne de la peau, causée par des *streptocoques* ou des *staphylocoques*, qui peut survenir après une piqûre d'insecte, une coupure ou une autre lésion cutanée. L'infection peut se développer sur toute peau lésée par une piqûre d'insecte, par une plaie ou par l'irritation causée par un nez qui coule. Les enfants peuvent disséminer l'infection ailleurs sur leur corps en se grattant. Ils peuvent également contaminer leur entourage par contact direct en touchant un autre enfant ou en touchant une surface que celui-ci peut toucher. L'impétigo peut survenir n'importe quand, mais est plus fréquent lorsqu'il fait chaud et que surviennent coupures et écorchures lors de jeux d'extérieur.

Ce que vous devez rechercher

Des boutons rouges ou des ampoules remplies de liquide ou une éruption cutanée suintante couverte par des croûtes jaunes.

Ce que vous devez faire

Les encadrants et les parents devront...

1. Empêcher l'enfant de se gratter.
2. Couper les ongles de l'enfant.

3. Ne pas permettre le partage d'essuies ou de gants de toilette ou débarbouillettes.
4. Se laver les mains soigneusement.
5. Couvrir les plaies jusqu'à leur guérison.
6. Observer l'éruption cutanée et noter toute amélioration ou toute aggravation.

Les encadrants devront…

1. Avertir les parents d'observer les lésions.
2. Si l'enfant ne peut être repris rapidement par ses parents, nettoyer la zone infectée avec de l'eau et du savon et ensuite couvrir toute plaie exposée jusqu'à ce que les parents puissent reprendre leur enfant pour le faire soigner.
3. Dans la mesure où plus d'un enfant du groupe a été infecté, contacter le service de santé publique pour connaître les mesures de contrôle à prendre. Il pourrait s'agir d'un staphylocoque résistant aux antibiotiques.

Les parents devront…

1. Suivre les conseils de l'encadrant.
2. Appeler le médecin traitant de l'enfant pour qu'il établisse un traitement.
3. Nettoyer les zones infectées avec de l'eau et du savon et essayer d'enlever doucement les croûtes.
4. Couvrir la zone infectée avec un pansement non compressif pour permettre à l'air de circuler pour favoriser la guérison et pour éviter tout contact qui pourrait contaminer d'autres personnes ou d'autres parties du corps.

L'enfant peut retourner à l'école ou à la crèche…

- 24 heures après le début du traitement par un onguent antibiotique ou par un antibiotique administré par la bouche.
- Quand l'enfant est capable de participer aux activités et que l'équipe encadrante est certaine qu'elle peut s'occuper de lui sans compromettre sa capacité à assurer la santé et la sécurité des autres enfants du groupe.

Cause probable : la teigne

Ce que vous devez savoir

La teigne est une infection fungique (champignon) qui peut atteindre le corps, les pieds ou le cuir chevelu. Elle est peu contagieuse. Sur la peau du corps ou des membres, l'infection provoque des plages rouges squameuses, rondes ou ovales, aux bords surélevés et au centre clair. Le champignon peut se développer entre les orteils provoquant des crevasses et une desquamation. Sur le cuir chevelu, le champignon provoque des plaques de desquamation semblables à des pellicules, avec ou sans perte de cheveux. La teigne se transmet de personne à personne par contact direct, en s'échangeant les peignes, les brosses, les chapeaux, les pinces à cheveux, les serviettes, les vêtements ou le lit ainsi que par contact avec une personne infectée ou avec des surfaces contaminées par des personnes qui ont une teigne. L'atteinte cutanée se soigne avec une crème ou une pommade antifungique.

L'atteinte du cuir chevelu nécessite un médicament à prendre par la bouche pendant plusieurs semaines. L'infection n'est plus contagieuse dès le début du traitement.

Ce que vous devez rechercher

- Des plaques rouges circulaires avec des bords surélevés et un centre clair.
- Des crevasses et une peau qui pèle entre les orteils.
- Des plaques squameuses comme des pellicules sur la tête, avec ou sans perte de cheveux.
- Un cuir chevelu rougeâtre et desquamant avec des cheveux cassés et des plaques de perte de cheveux.

Ce que vous devez faire

Les encadrants et les parents devront...

1. Avertir l'équipe encadrante et les familles exposées pour qu'ils soient attentifs aux symptômes.
2. Se laver soigneusement les mains et encourager l'enfant à en faire autant.
3. Vérifier que l'enfant prenne bien le médicament prescrit pendant la durée conseillée pour que le traitement soit efficace.
4. Éviter le partage d'objets de toilettes ou de vêtements : ceux-ci doivent être lavés entre deux utilisateurs ou jetés après qu'une personne les ait utilisés ou portés.

Les encadrants devront...

1. Prévenir les parents pour qu'ils viennent chercher leur enfant à la fin de la journée et qu'ils ne le ramènent qu'après avoir commencé le traitement.
2. À l'arrivée de l'enfant et pendant toute la journée, observer l'enfant et noter les zones de peau ou de cuir chevelu atteintes.
3. Réorganiser les zones où se trouvent des déguisements et tout endroit où des vêtements ou des bonnets sont échangés pour s'assurer que les vêtements soient bien nettoyés et désinfectés avant d'être portés par un autre enfant.

Les parents devront...

Suivre le traitement recommandé par le médecin.

L'enfant peut retourner à l'école ou à la crèche...

Dès que le traitement est mis en route.

Cause probable : la roséole

Ce que vous devez savoir

La roséole est une maladie virale survenant chez les jeunes enfants entre 6 et 24 mois. La période d'incubation est de 9 à 10 jours. Elle est modérément contagieuse. Un seul épisode procure une bonne immunité.

Ce que vous devez rechercher

- Une fièvre élevée et persistante (39°C ou plus) pendant 3 à 7 jours.
- La fièvre peut provoquer des convulsions.
- Souvent l'enfant n'est pas très malade quand il a de la fièvre.
- Apparition au moment où la fièvre disparaît (généralement le 4e jour) d'une importante éruption cutanée rouge et surélevée, durant de quelques heures à quelques jours.

Ce que vous devez faire

Les encadrants et les parents devront...

1. Avertir les membres de la famille exposés ainsi que l'équipe encadrante d'être attentifs à l'apparition des symptômes chez eux.
2. Informer et rassurer les parents sur la nature de la maladie et leur expliquer qu'au moment où l'éruption cutanée apparaît, l'enfant est en bonne voie de guérison.

Les encadrants devront...

Avertir les parents.

Les parents devront...

Suivre les conseils du médecin traitant de l'enfant sur la gestion de la fièvre.

L'enfant peut retourner à l'école ou à la crèche...

L'enfant ne doit pas être exclu si la fièvre ne s'accompagne pas d'un changement de comportement, si l'enfant est capable de participer aux activités et si l'équipe encadrante est certaine qu'elle peut s'occuper de lui sans compromettre sa capacité à assurer la santé et la sécurité des autres enfants du groupe.

Cause probable : la gale

Ce que vous devez savoir

La gale est une infestation parasitaire causée par des acariens qui creusent des tunnels sous la peau. La période d'incubation est de 4 à 6 semaines pour les personnes qui n'ont jamais été atteintes précédemment et de 1 à 4 jours pour celles qui ont déjà été infectées auparavant. Les déjections laissées par les acariens sous la peau provoquent d'importantes démangeaisons. La gale peut être diagnostiquée par l'aspect de l'éruption cutanée ou par les sillons sous la peau où se trouvent un acarien ou un œuf. Les acariens se transmettent de personne à personne par contact et par le partage du lit, de serviettes ou de vêtements. L'enfant ainsi que tous les membres de la famille doivent être traités à la maison en même temps avec une lotion ou une crème qui tue les acariens. Les démangeaisons peuvent perdurer 2 à 4 semaines après le traitement. La gale atteint des personnes de tous les milieux socio-économiques, peu importe l'âge ou l'hygiène personnelle.

Ce que vous devez rechercher

- Une éruption cutanée qui démange énormément (surtout la nuit).
- Des boutons rouges qui démangent, ou des ampoules, dans les plis cutanés entre les doigts, les orteils, au niveau des poignets, des coudes, des aisselles, de la taille, des cuisses, du pénis, de l'abdomen, et de la partie inférieure des fesses.
- Les enfants de moins de 2 ans, sont souvent infestés au niveau de la tête, du cou, de la paume des mains et de la plante des pieds, ou de manière diffuse sur tout le corps.

Ce que vous devez faire

Les encadrants et les parents devront...

1. Lessiver en machine tout ce qui est lavable à l'eau très chaude, y compris les draps de lit, les couvertures, les serviettes, les vêtements, les manteaux et les chapeaux.
2. Utiliser le programme à haute température du sèche-linge.
3. Mettre les oreillers et les peluches dans le séchoir à haute température pendant 30 minutes.
4. Laisser tous les objets ne pouvant être ni lavés ni séchés dans un sac plastique fermé pendant au moins 4 jours.
5. Empêcher l'enfant de se gratter.

Les encadrants devront...

1. Prévenir la famille de l'enfant qui présente des symptômes.
2. Prévenir les membres de la famille exposés et l'équipe encadrante afin qu'ils soient attentifs à l'apparition de symptômes.

Les parents devront

1. Suivre les conseils de l'encadrant.
2. Suivre les indications de la notice lors de l'utilisation de la lotion anti-acariens.
3. Traiter tous les membres infectés de la famille en même temps.

L'enfant peut retourner à l'école ou à la crèche...

Lorsque le traitement est terminé (le traitement consiste généralement en l'application d'une lotion qui restera toute la nuit sur la peau et sera rincée le lendemain).

Cause probable : la scarlatine

Ce que vous devez savoir

La scarlatine est une infection bactérienne à streptocoques qui provoque en général une maladie accompagnée d'une éruption cutanée. C'est le même type de bactérie qui provoque l'angine streptococcique qui n'est pas plus grave qu'un mal de gorge. La période d'incubation est de 2 à 5 jours. La maladie est contagieuse et se transmet de personne à personne par contact direct ou par inhalation de fines gouttes de sécrétions nasales infectées. De nombreuses personnes sont porteuses du streptocoque dans leur nez ou dans leur gorge sans être malades. Lorsque le streptocoque devient le germe le plus répandu dans les tissus et provoque la maladie, celle-ci doit être traitée par antibiotiques.

Ce que vous devez rechercher

- Une éruption cutanée apparaissant d'abord sur le tronc et plus marquée sous les bras, dans l'aine, derrière les genoux et à l'intérieur des cuisses.
- Des petits boutons légèrement surélevés qui donnent à la peau un toucher de papier de verre.
- Un mal de gorge chez les enfants de plus de 3 ans ; un nez qui coule en permanence et une haleine fétide chez les enfants de moins de 3 ans.
- Une fièvre élevée.
- Un enduit blanchâtre sur la langue qui prend l'aspect d'une fraise après 4 ou 5 jours.
- Des nausées et des vomissements, une diminution de l'appétit.
- Des ganglions gonflés dans le cou.
- Des maux de tête.
- La peau pèle après 1 semaine.

Ce que vous devez faire

Les encadrants et les parents devront...

1. Faire établir le diagnostic par un médecin.
2. Suivre les instructions du médecin pour le traitement.
3. Encourager l'enfant à boire des liquides clairs.
4. Se laver les mains soigneusement après s'être occupé de l'enfant afin de diminuer les risques de transmission de l'infection tant pour eux-mêmes que pour les autres.

Les encadrants devront...

Prévenir les parents de l'enfant et les familles qui peuvent avoir été exposées à l'infection.

Les parents devront...

1. Se laver les mains soigneusement après s'être occupé de l'enfant.
2. Consulter un médecin pour le diagnostic et le traitement.

L'enfant peut retourner à l'école ou à la crèche...

- 24h après le début du traitement antibiotique.
- Quand l'enfant est capable de participer aux activités et que l'équipe encadrante est certaine qu'elle peut s'occuper de lui sans compromettre sa capacité à assurer la santé et la sécurité des autres enfants du groupe.

Érythème fessier du nourrisson

Cause possible : érythème fessier simple

Ce que vous devez savoir

L'érythème fessier survient généralement quand les fesses sont mouillées par l'urine ou irritées par des selles qui frottent sur la peau. De plus les bactéries intestinales réagissent avec l'urine pour former de l'ammoniaque, qui peut irriter et brûler la peau. L'érythème fessier peut être douloureux.

Ce que vous devez rechercher

- Une rougeur.
- Une peau humide.
- Des boutons rouges.
- Des plaies.
- Des fissures de la peau dans la région fessière.

Ce que vous devez faire

Les encadrants et les parents devront…

1. Utiliser des langes à usage unique vendus dans le commerce, qui comprennent une couche absorbante qui maintient les fesses de l'enfant au sec.
2. Changer souvent les langes – vérifier l'état du lange toutes les heures par le regard, le toucher ou par l'odeur au travers des vêtements, et ouvrir le lange toutes les 2 heures pour voir s'il est mouillé ou s'il contient des selles.
3. Laver les fesses avec de l'eau chaude et du savon ; laisser sécher entièrement.
4. Mettre l'enfant dans un bain tiède contenant un quart de litre de vinaigre pendant 15 à 20 minutes plusieurs fois par jour. Le vinaigre va réduire la prolifération bactérienne et neutraliser l'ammoniaque.
5. Protéger les fesses avec un onguent en vente libre, comme de l'oxyde de zinc ou de la vaseline, qui servira de barrière à l'humidité.
6. Laver leurs mains chaque fois qu'ils changent un lange ou un vêtement souillé, même si le change a été fait avec des gants.
7. Le talc et la maïzena ne sont pas recommandés.
8. Si des langes en tissu sont utilisés, ils devraient être du genre qui comprend un revêtement intérieur complètement absorbant contenu dans un revêtement externe fait de matière imperméable de manière à ce que les deux couches soient changées en même temps. Le lange sera enlevé quand il est souillé, nettoyé et désinfecté, lavé, rincé et séché ou chimiquement désinfecté. Le rinçage du lange dans une solution de vinaigre dilué pourra aider à enlever toute trace de détergent résiduel ou d'autre produit chimique pouvant irriter la peau de l'enfant.

Les encadrants devront…

Avertir les parents.

LES PARENTS DEVRONT...

Suivre les recommandations de l'encadrant.

L'enfant peut retourner à l'école ou à la crèche...

L'enfant ne doit pas être écarté de l'école ou de la crèche.

Cause probable : infection du siège par Candida

Ce que vous devez savoir

Le Candida est une sorte de levure qui vit dans les intestins de personnes saines. Il peut infecter les régions humides de la peau. Il se traite avec des médicaments prescrits. Pour plus d'informations, allez voir Muguet, page 249.

Ce que vous devez rechercher

L'apparition d'un érythème rouge vif.

Ce que vous devez faire

LES ENCADRANTS ET LES PARENTS DEVRONT...

1. Changer souvent les langes.
2. Nettoyer soigneusement la peau de la région fessière et bien la sécher.
3. Appliquer une fine couche de crème prescrite pour cette affection.
4. Bien se laver les mains après le change.

LES ENCADRANTS DEVRONT...

1. Nettoyer et désinfecter la table à langer après chaque change.
2. Garder la peau de l'enfant propre et sèche.
3. Avertir les parents.

LES PARENTS DEVRONT...

1. Suivre les recommandations de l'encadrant.
2. Appeler un médecin pour avoir une prescription médicale.

L'enfant peut retourner à l'école ou à la crèche...

L'éviction d'un enfant présentant un érythème fessier n'est pas nécessaire.

État grippal

Problème probable : le virus Influenza

Ce que vous devez savoir

La grippe est une maladie contagieuse causée par un groupe de virus respiratoires appelés les virus *Influenza*. Elle se propage par contact direct en éternuant ou en toussant. La période de contagion va du jour qui précède le début des symptômes au 7e jour après le début de la grippe.

Ce que vous devez rechercher

- Une poussée soudaine de fièvre.
- Un mal de tête.
- Des frissons.
- Des douleurs musculaires.
- Un mal de gorge.
- De la toux.
- Des conjonctives légèrement rosées.
- Une perte d'énergie.
- Des douleurs abdominales.
- Des nausées et des vomissements.

Ce que vous devez faire

Les encadrants et les parents devront...

1. Faire vacciner toute personne s'occupant d'enfants.
2. Se laver les mains soigneusement et fréquemment après tout contact avec une surface pouvant avoir été souillée par des sécrétions nasales
3. Apprendre aux enfants à se laver les mains après avoir éternué, toussé ou s'être servi d'un mouchoir.
4. Apprendre aux enfants à couvrir leur bouche de leur épaule ou de leur coude ou à utiliser un mouchoir lorsqu'ils éternuent ou qu'ils toussent. Se débarrasser de tout mouchoir en papier contenant des sécrétions nasales après chaque utilisation.
5. Éviter de prendre un médicament contenant de l'aspirine.

Les encadrants devront...

1. Prévenir les parents.
2. Travailler en collaboration avec les services de santé publique pour que tout le personnel du lieu d'accueil soit vacciné contre la grippe.

Les parents devront...

1. Suivre les conseils des encadrants.
2. Suivre les recommandations du médecin.

L'enfant peut retourner à l'école ou à la crèche...

- L'exclusion de l'enfant n'est pas nécessaire sauf si le comportement de l'enfant montre qu'il est trop malade pour participer aux activités ou si le cadre éducatif ne se sent pas capable de s'occuper de l'enfant malade sans compromettre la santé et la sécurité des autres enfants du groupe.
- Quand les symptômes ont disparu.

Fièvre

Cause probable : infection, surchauffe, ou réaction médicamenteuse

Ce que vous devez savoir

La fièvre en elle-même n'est pas dangereuse. Lorsqu'un enfant a une infection, une élévation de sa température corporelle fait partie des mécanismes de défense normaux de l'organisme. Malgré tout, une élévation rapide de la température corporelle peut parfois déclencher des convulsions hyperthermiques chez les jeunes enfants. Ce type de convulsions survient généralement chez les enfants de moins de 6 ans. La fièvre n'est pas une raison pour renvoyer l'enfant à la maison. C'est par contre une raison pour chercher la cause de la fièvre et pour surveiller le comportement de l'enfant afin de déceler d'autres symptômes d'une maladie.

Ce que vous devez rechercher

- Des rougeurs sur la peau.
- De la fatigue.
- De l'irritabilité.
- Une diminution d'activité.
- Une température axillaire (sous le bras) de 37,5°C ou plus.
- Une température buccale de 38°C ou plus.
- Une température rectale de 38,5°C ou plus.
- La température prise avec un thermomètre placé dans l'oreille de l'enfant ou contre sa tempe égale à la température orale ou rectale.

Ce que vous devez faire

Les encadrants et les parents devront...

1. Ne pas donner d'aspirine.
2. Vérifier si l'enfant est en surchauffe, s'il a reçu un médicament ou un vaccin qui pourrait expliquer la fièvre, et s'il a l'air souffrant. Si l'enfant est en surchauffe, refroidissez-le. S'il a l'air malade, faites ce qu'il faut en fonction de son comportement.
3. Consulter un médecin immédiatement pour tout enfant de moins de 4 mois présentant une température axillaire inexpliquée de 37,8°C ou rectale de 38,9°C. Tout enfant de moins de 2 mois présentant une telle élévation de température devrait être examiné par un médecin dans l'heure.

Les encadrants devront...

Prévenir les parents.

Les parents devront...

1. S'occuper du problème responsable de la fièvre.
2. Donner un médicament pour diminuer la température si le médecin traitant de l'enfant l'a conseillé.

L'enfant peut retourner à l'école ou à la crèche...

La fièvre n'est pas une raison pour exclure un enfant d'un lieu d'accueil.

Les infections des voies respiratoires supérieures

Rhume

Ce que vous devez savoir

Une infection des voies respiratoires supérieures est une infection virale du tractus respiratoire supérieur (nez, gorge, oreilles et yeux). Cette infection peut aussi être causée par une bactérie appelée *Mycoplasme*. La période d'incubation va de 2 à 14 jours, et l'enfant est contagieux quelques jours avant l'apparition des premiers symptômes et tant qu'il présente des sécrétions nasales claires. La contagion se fait par contact direct ou par contact avec les sécrétions nasales ou buccales ou par contact avec des objets contaminés.

Ce que vous devez rechercher

- De la toux.
- Une gorge ou des amygdales douloureuses et rêches.
- Un écoulement nasal.
- Des éternuements ou des sécrétions nasales abondantes.
- Des yeux larmoyants.
- Peu ou pas de fièvre.
- Une douleur aux oreilles peut survenir lorsque des sécrétions dues du rhume s'épaississent et bouchent le tuyau qui relie l'intérieur de l'oreille à la gorge.

Ce que vous devez faire

Les encadrants et les parents devront...

1. Se laver soigneusement les mains.
2. Apprendre aux enfants à utiliser leur coude ou leur épaule pour couvrir leur bouche et leur nez lorsqu'ils toussent ou lorsqu'ils éternuent et qu'ils n'ont pas de mouchoir en papier à leur disposition.
3. Apprendre aux enfants à se laver les mains après avoir toussé, éternué ou après avoir utilisé un mouchoir.

4. Avoir toujours un mouchoir à sa portée.
5. Désinfecter les surfaces souvent touchées (jouets, tables, boutons de porte).
6. Aérer les pièces en ouvrant les fenêtres.

Les encadrants devront...

Expliquer aux parents comment diminuer la transmission des virus du rhume.

Les parents devront...

Suivre les conseils des encadrants.

L'enfant peut retourner à l'école ou à la crèche...

L'enfant ne doit pas être exclu de l'école ou de la crèche s'il est capable de participer aux activités et si le cadre éducatif estime qu'il pourra s'occuper de l'enfant sans compromettre sa capacité d'assurer la santé et la sécurité des autres enfants du groupe.

Irritation ou douleur aux yeux

Cause probable : une conjonctivite (œil rouge)

Ce que vous devez savoir

Une conjonctivite est une inflammation (c'est-à-dire une rougeur et un gonflement) de la fine couche couvrant la partie blanche de l'œil et la partie interne des paupières. Il existe plusieurs sortes de conjonctivites : bactérienne, virale, allergique et chimique. La forme infectieuse est facilement transmise lorsqu'une personne touche les sécrétions d'un œil infecté et ensuite son propre œil.

Ce que vous devez rechercher

- Un œil ou les deux, rouges, irrités ou douloureux.
- Un écoulement jaunâtre ou clair.
- Les paupières temporairement collées ensemble par des sécrétions desséchées lorsque l'enfant se réveille.
- Un écoulement clair est surtout dû à une conjonctivite virale, à une allergie ou à une irritation chimique.
- Un écoulement jaunâtre ou purulent est surtout dû à une conjonctivite bactérienne qui peut être soignée avec des antibiotiques.

Ce que vous devez faire

Les encadrants et les parents devront...

1. Nettoyer les sécrétions de l'œil de l'enfant avec un mouchoir en papier propre ou une compresse et de l'eau chaude si nécessaire. Frotter chaque œil de l'intérieur vers l'extérieur.

2. Éviter que l'enfant touche son œil.
3. Se laver les mains soigneusement et encourager l'enfant à en faire autant.

Les encadrants devront...

1. Pour tout enfant dont les yeux sont irrités, demander un avis médical pour savoir ce qu'il faut faire.
2. Contacter le département de la santé afin de connaître les précautions à prendre pour éviter la transmission de la conjonctivite si plus d'un enfant est atteint.
3. Prévenir les parents.

Les parents devront...

1. Suivre les conseils de l'encadrant.
2. Consulter le médecin traitant de l'enfant.
3. Appliquer des gouttes ou un onguent antibiotique si c'est prescrit.

L'enfant peut retourner à l'école ou à la crèche...

Généralement, les enfants ne doivent pas être écartés à moins que leurs yeux soient rouges et qu'il y ait un écoulement jaune ou vert (pus), ce qui fait penser à une infection bactérienne. Si c'est le cas, l'enfant peut revenir dès qu'il a commencé un traitement antibiotique et qu'il est capable de participer aux activités sans requérir plus de soins de l'équipe encadrante qu'elle ne peut en donner tout en s'occupant des autres enfants du groupe.

Cause probable : un orgelet

Ce que vous devez savoir

Un orgelet est une infection d'une glande sébacée à l'intérieur d'une paupière, ce qui provoque un gonflement généralement près des cils.

Ce que vous devez rechercher

L'apparition d'une grosseur dans la paupière qui peut être douloureuse ou non.

Ce que vous devez faire

Les encadrants et les parents devront...

1. Appliquer un linge propre et chaud sur l'œil aussi souvent et aussi longtemps que possible pendant la journée.
2. Encourager l'enfant à ne pas toucher son œil.
3. Se laver les mains soigneusement et encourager l'enfant à en faire autant.

Les encadrants devront...

Prévenir les parents.

Les parents devront...

1. Suivre les conseils de l'encadrant.
2. Consulter un médecin s'il n'y a pas d'amélioration.

L'enfant peut retourner à l'école ou à la crèche...

L'éviction n'est pas nécessaire pour un orgelet.

La maladie de Lyme

Ce que vous devez savoir

La maladie de Lyme est une infection causée par un type de bactéries appelées *spirochètes* et elle se transmet lorsque certains types de tiques s'accrochent à la peau de l'homme et sucent son sang. La maladie de Lyme n'est pas contagieuse et sa période d'incubation est de 3 à 31 jours depuis la morsure de la tique jusqu'à l'apparition d'un rash cutané. Tout cela pourra être évité en ne fréquentant pas les zones habitées par les tiques et en enlevant immédiatement toute tique du corps.

Ce que vous devez rechercher

- Une éruption cutanée s'étendant progressivement, circulaire ou ovale avec un centre clair, qui apparaît après la morsure de la tique.
- De la fièvre.
- Un mal de tête.
- Une raideur de nuque modérée.
- Un état grippal.
- Une maladie de Lyme non traitée peut entraîner de l'arthrite, des problèmes neurologiques, des problèmes cardiaques ou une méningite.

Ce que vous devez faire

Les encadrants et les parents devront...

1. Éviter de fréquenter les zones habitées par les tiques.
2. Appliquer de la perméthrine sur les vêtements ou du D.E.E.T. sur la peau. Il ne faut pas utiliser de perméthrine chez les enfants de moins de 2 mois. N'utiliser que du D.E.E.T. à une concentration de 10 % à 30 %. Des concentrations inférieures ne sont efficaces que pour des périodes plus courtes. Une solution à 10 % est efficace pendant 2 heures.
3. Inspecter la peau et le cuir chevelu des enfants s'il est probable qu'ils ont été exposés aux tiques.
4. Retirer toutes les tiques trouvées avec une pince à épiler (en attrapant la tête, voir page 141).

Les encadrants devront...

Prévenir les parents.

Les parents devront...

Consulter un médecin si une éruption cutanée apparaît après une morsure de tique.

L'enfant peut retourner à l'école ou à la crèche...

Aucune exclusion n'est nécessaire.

Maladies de la bouche

Cause probable : les boutons de fièvre (herpès)

Ce que vous devez savoir

Le virus *Herpes simplex* est responsable d'une maladie virale qui provoque diverses lésions dans les différents groupes d'âge. C'est souvent une maladie douloureuse. Une fois qu'une personne est infectée le virus pourra redevenir actif périodiquement. Lors de la première infection, les personnes abritent le virus pendant au moins une semaine et peuvent continuer à le répandre pendant plusieurs semaines après l'apparition des premiers signes ou symptômes. Lors d'une récidive de l'infection, elles dissémineront la plus grande quantité de virus pendant les 3 à 4 premiers jours après l'apparition des signes ou symptômes. Certaines personnes peuvent être porteuses du virus sans développer aucun symptôme. Le virus est transmis par contact direct avec la lésion ou par des sécrétions provenant de la lésion et déposées sur d'autres surfaces comme des jouets. Tout enfant ou tout adulte qui présente des ulcérations et des ampoules dans la bouche, et qui ne contrôle pas l'écoulement de sa salive, ou qui a une ulcération sur une autre partie du corps qui ne peut être totalement couverte ne devrait pas se trouver dans un lieu d'accueil pour enfants.

Ce que vous devez rechercher

- Des petites vésicules douloureuses, contenant du liquide, dans la bouche, sur les gencives ou sur les lèvres.
- Des ampoules qui laissent sortir un liquide clair et qui tardent à se dessécher.
- De l'irritabilité.
- De la fièvre.
- Des petits ganglions sensibles et gonflés.

Ce que vous devez faire

Les encadrants et les parents devront...

1. Maintenir les zones ulcérées propres et sèches.
2. Ne pas toucher une lésion ouverte.
3. Se laver soigneusement les mains après tout contact avec un objet infecté, et aussi de manière routinière avant tout contact avec des aliments, avant et après avoir accompagné un enfant aux toilettes, et lors de tout contact avec une surface souillée.

4. Laver et désinfecter les jouets mis en bouche, les tétines, et les objets qui ont été en contact avec de la salive, ou qui ont été touchés par des enfants qui bavent ou qui mettent leurs doigts en bouche.

Les encadrants devront...

Prévenir les parents, les membres de la famille et l'équipe encadrante qui ont pu être exposés pour qu'ils puissent être attentifs aux premiers signes.

Les parents devront...

Suivre les recommandations des encadrants.

L'enfant peut retourner à l'école ou à la crèche...

- Quand l'ulcération est totalement recouverte d'une croûte ou si elle peut être couverte complètement et quand un enfant qui a des ulcérations et des ampoules dans la bouche ne bave pas.
- Lorsque l'enfant est capable de participer aux activités et que l'équipe encadrante est certaine qu'elle peut s'occuper de lui sans compromettre sa capacité à assurer la santé et la sécurité des autres enfants du groupe.

Cause probable : le syndrome main-pied-bouche

Ce que vous devez savoir

Le syndrome main-pied-bouche est une infection fréquente, généralement bénigne, qui survient surtout en été et en automne. Cette maladie se rencontre plus souvent chez les enfants en bas âge que chez les enfants plus âgés et les adultes. Elle se transmet de personne à personne par les sécrétions respiratoires et par les selles. La période d'incubation est de 3 à 6 jours. Les symptômes sont en général de la fièvre et des ampoules dans la bouche de l'enfant, sur la paume de ses mains et sur la plante de ses pieds. Cette infection se résout en général d'elle-même au bout d'une semaine, mais le virus peut persister dans les selles plusieurs semaines après le début de l'infection. Le virus peut être transmis par des personnes apparemment en bonne santé.

Ce que vous devez rechercher

- Des petites ampoules ou des ulcérations dans la bouche et des ampoules sur les doigts, la paume des mains et la plante des pieds.
- L'enfant peut présenter les symptômes classiques d'un rhume avec de la fièvre, un mal de gorge, un nez qui coule et de la toux.
- Le symptôme le plus gênant est souvent la présence d'ulcérations dans la bouche car l'enfant peut éprouver des difficultés à manger ou à boire.
- D'autres symptômes peuvent être observés comme des vomissements ou de la diarrhée

Ce que vous devez faire

Les encadrants et les parents devront…

1. Signaler l'infection à la personne responsable qui prendra une décision quant au traitement de l'enfant malade.
2. Encourager à consulter un médecin si l'enfant paraît très malade ou très gêné.
3. Se laver les mains systématiquement surtout après avoir changé un lange ou après avoir aidé un enfant à aller aux toilettes.

Les encadrants devront…

Encourager l'enfant à boire souvent, par petites quantités, pour éviter la déshydratation.

Les parents devront…

1. Consulter un médecin si l'enfant paraît très malade ou inconfortable.
2. Ne pas percer les ampoules des mains et des pieds ; elles cicatrisent mieux si elles ne sont pas percées.

L'enfant peut retourner à l'école ou à la crèche…

- Pas d'exclusion nécessaire à moins que l'enfant ne soit incapable de participer aux activités et que l'équipe encadrante est certaine qu'elle ne peut pas s'occuper de lui sans compromettre sa capacité à assurer la santé et la sécurité des autres enfants du groupe.
- Remarque : l'exclusion de l'enfant ne réduira pas la transmission de l'infection, car certains enfants peuvent être porteurs du virus sans être malades et le virus peut rester dans les selles pendant plusieurs semaines après que l'enfant aille mieux.

Cause probable : le muguet

Ce que vous devez savoir

Le muguet est une mycose de la bouche qui survient rarement chez l'enfant de plus de 6 mois. Ce champignon est largement répandu dans l'environnement, principalement dans les zones chaudes et humides. Il provoque une maladie lorsqu'il se multiplie plus vite que les germes sains qui tapissent l'intérieur de la bouche. Cette infection est généralement traitée par un médicament antifungique.

Ce que vous devez rechercher

Des plaques blanchâtres à l'intérieur des joues, sur les gencives et la langue.

Ce que vous devez faire

Les encadrants et les parents devront…

1. Se laver les mains soigneusement.
2. Nettoyer et désinfecter soigneusement touts les objets qui pourraient réinfecter l'enfant comme les tétines ou les jouets que l'on met en bouche.

3. Ne pas permettre aux enfants d'échanger les jouets qu'ils mettent en bouche, les sucettes et les biberons qui n'ont pas été lavés ou désinfectés.
4. Suivre les instructions du médecin de l'enfant concernant le médicament et le traitement afin de ramener le nombre de champignons à un niveau qui ne provoque pas de maladie.

Les encadrants devront...

Avertir les parents.

Les parents devront...

Suivre les recommandations du médecin et de l'encadrant.

L'enfant peut retourner à l'école ou à la crèche...

Les enfants atteints de muguet ne doivent pas être écartés des lieux d'accueil pour enfants.

Mal à la gorge

Cause probable : angine virale

Ce que vous devez savoir

L'angine virale est la cause la plus fréquente d'un mal de gorge. Elle est contagieuse, mais le patient guérira mieux sans traitement. Plus de 90 % des angines sont virales.

Ce que vous devez rechercher

Une sensation de gorge rêche.

Ce que vous devez faire

Les encadrants et les parents devront...

1. Encourager l'enfant à boire.
2. Se laver les mains soigneusement après s'être occupé de l'enfant.
3. Ne pas permettre le partage de jouets se mettant en bouche, de sucettes, biberons, tasses ou couverts.

Les encadrants devront...

1. Avertir les parents de la maladie de l'enfant.
2. Si deux ou plusieurs enfants du même groupe ont les mêmes symptômes, prévenir les familles des enfants exposés pour qu'elles soient attentives à l'apparition de symptômes similaires.

Les parents devront...

1. Suivre les conseils de l'encadrant.
2. Consulter le médecin traitant de l'enfant pour réaliser un frottis si les symptômes persistent plus de deux jours.

L'enfant peut retourner à l'école ou à la crèche...

Ne pas exclure l'enfant sauf s'il est incapable d'avaler, s'il bave beaucoup, s'il a des difficultés respiratoires ou de la fièvre et un changement de comportement, ou s'il est incapable de participer aux activités ou si l'équipe encadrante estime qu'elle ne peut s'occuper de lui sans compromettre sa capacité à assurer la santé et la sécurité des autres enfants du groupe.

Cause probable : l'angine à streptocoques

Ce que vous devez savoir

L'angine streptococcique est une infection bactérienne à *streptocoques*. Elle est beaucoup moins fréquente que l'angine virale mais nécessite un traitement. La période d'incubation est de 2 à 5 jours. Elle est contagieuse et se propage de personne à personne par contact direct ou par inhalation de fines gouttes de sécrétions nasales. De nombreuses personnes sont porteuses de streptocoques dans le nez ou la gorge mais ne sont pas malades. Lorsque les streptocoques deviennent les germes les plus présents dans les tissus et provoquent une maladie, un traitement antibiotique doit être instauré. Un test de laboratoire est nécessaire pour poser le diagnostic avec certitude.

Ce que vous devez rechercher

- Un mal de gorge.
- De la fièvre.
- Des douleurs gastriques.
- Des maux de tête.
- Des ganglions gonflés dans le cou.
- Une diminution de l'appétit.

L'angine à streptocoques est beaucoup moins probable si :

- le nez coule,
- l'enfant tousse,
- il est encombré.

Les enfants de moins de trois ans ont rarement une angine. La plupart du temps, ces enfants ont le nez qui coule en permanence (qui peut être associé à une haleine fétide), de la fièvre, de l'irritabilité et une perte d'appétit.

Ce que vous devez faire

Les encadrants et les parents devront...

1. Se laver les mains soigneusement après s'être occupé de l'enfant.
2. Ne pas permettre le partage de jouets qui se mettent en bouche, de sucettes, de biberons, de tasses ou de couverts.

Les encadrants devront...

Prévenir les parents de l'enfant et les familles qui peuvent avoir été exposées à une infection.

Les encadrants devront...

1. Consulter le médecin traitant de l'enfant pour obtenir un diagnostic et un traitement.
2. Aller jusqu'au bout des antibiotiques prescrits pour éviter une récidive, même si l'enfant paraît mieux rapidement.

L'enfant peut retourner à l'école ou à la crèche...

- 24h après le début du traitement par antibiotiques.
- Quand l'enfant est capable de participer aux activités et que l'équipe encadrante estime qu'elle peut s'occuper de lui sans compromettre sa capacité à assurer la santé et la sécurité des autres enfants du groupe.

Mal à la tête

Ce que vous devez savoir

La plupart des maux de tête sont bénins et sont provoquées par l'énervement ou le stress. Un mal de tête peut être le signe d'une maladie qui commence. Il peut aussi être dû à problème de vue.

Ce que vous devez rechercher

- De la fatigue et de l'irritabilité.
- L'enfant se tient la tête.

Ce que vous devez faire

Les encadrants et les parents devront...

1. Garder l'enfant au calme, dans une pièce sombre.
2. Donner les médicaments prescrits par le médecin.
3. Appeler un médecin en cas de mal de tête intense et soudain, accompagné de vomissements ou d'une raideur de nuque qui empêche l'enfant de poser son menton sur sa poitrine lorsqu'on lui demande de « regarder son nombril ». Ces symptômes pourraient être ceux d'une infection mortelle appelée méningite.

Les encadrants devront...

Signaler toute céphalée récurrente aux parents.

Les parents devront...

1. Garder l'enfant au calme dans une pièce sombre.
2. Donner les médicaments prescrits par le médecin traitant de l'enfant.
3. Appeler le médecin traitant de l'enfant en cas de mal de tête récurrent ou intense.

L'enfant peut retourner à l'école ou à la crèche...

Un mal de tête n'est pas une raison pour exclure un enfant d'un lieu d'accueil tant qu'il peut participer aux activités et qu'il ne demande pas plus de soins que les encadrants peuvent lui accorder.

Mal aux oreilles

Cause probable : otite moyenne (infection de l'oreille moyenne)

Ce que vous devez savoir

Une infection de l'oreille moyenne survient souvent lorsque du mucus s'est accumulé dans l'oreille moyenne. Ce mucus peut provenir d'un rhume, d'une allergie, ou d'un autre irritant des voies respiratoires. Le mucus s'accumule plus facilement chez les petits enfants car leur trompe d'Eustache, qui normalement draine l'oreille moyenne, est plus horizontale et se bouche plus facilement. La plupart des otites moyennes sont virales, se résolvent spontanément en un jour ou deux et ne sont pas contagieuses.

Ce que vous devez rechercher

- De la fièvre.
- De la douleur ou une irritabilité.
- Des difficultés pour entendre.
- Des oreilles bouchées.
- Un écoulement.
- Un gonflement autour de l'oreille.

Ce que vous devez faire

Les encadrants et les parents devront...

1. Veiller à bien hydrater l'enfant atteint d'une infection respiratoire.
2. Éviter que l'air ambiant soit trop sec. Un air trop sec va assécher les sécrétions et les rendre plus épaisses et plus difficiles à drainer.
3. Aérer les pièces en ouvrant les fenêtres au moins une fois par jour afin de réduire la concentration de germes dans l'air.
4. Suivre les instructions du médecin pour le traitement de l'infection de l'oreille.
5. Ne pas permettre aux enfants de boire leur biberon en étant couchés sur le dos. Cette position permet aux liquides de pénétrer dans la trompe d'Eustache, provoquant une irritation qui peut favoriser une infection de l'oreille.
6. Être attentifs aux pertes d'audition ou aux troubles du langage chez les enfants atteints d'infections répétées de l'oreille.

Les encadrants devront...

Avertir les parents.

Les parents devront...

1. Suivre les conseils de l'encadrant.
2. Consulter un médecin si l'enfant a mal à l'oreille.

L'enfant peut retourner à l'école ou à la crèche...

- L'éviction de l'enfant pour une infection de l'oreille n'est pas nécessaire sauf si l'enfant est trop malade pour participer aux activités ou s'il demande trop de soins pour permettre aux encadrants de s'occuper des autres enfants.
- Il peut revenir quand il se sent suffisamment bien pour participer aux activités.

Miction douloureuse

Cause probable : une infection des voies urinaires

Ce que vous devez savoir

La plupart des infections des voies urinaires sont causées par des bactéries. Ces infections sont plus fréquentes chez les filles que chez les garçons parce qu'elles ont un tuyau plus court entre la vessie et l'extérieur (l'urètre). De plus chez les filles, cet orifice est proche de l'anus, et les bactéries des selles peuvent facilement pénétrer dans les voies urinaires. Les garçons ne font en général pas d'infection urinaire sauf s'ils ont un autre problème de santé. Parmi les garçons prédisposés aux infections urinaires, ceux qui ne sont pas circoncis ont plus tendance à développer une infection urinaire que les autres.

Ce que vous devez rechercher

- Une douleur au moment de la miction.
- Une augmentation de la fréquence des mictions.
- De la fièvre.
- Une perte du contrôle des sphincters.

Ce que vous devez faire

Les encadrants et les parents devront...

1. Encourager les enfants à boire suffisamment de liquides de façon à ce que leurs urines restent jaune clair ou claires comme de l'eau. De très jeunes enfants peuvent déjà comprendre que si leurs urines sont foncées, c'est qu'ils doivent boire davantage.
2. Apprendre aux filles à s'essuyer d'avant en arrière après avoir été aux toilettes.

LES ENCADRANTS DEVRONT…

Avertir les parents si l'enfant a le moindre symptôme d'infection urinaire et leur demander de consulter un médecin.

LES PARENTS DEVRONT…

1. Suivre les conseils de l'encadrant.
2. Appeler rapidement leur médecin traitant.
3. Faire analyser un échantillon d'urine de l'enfant pour que l'enfant soit traité adéquatement selon le diagnostic du médecin.
4. Éviter les bains moussants ; ces produits causent souvent une irritation des tissus urinaires et génitaux qui favorise l'apparition d'une infection du tractus urinaire surtout chez les filles.

L'enfant peut retourner à l'école ou à la crèche…

L'enfant ne doit pas être exclu de l'école ou de la crèche s'il est capable de participer aux activités et si le cadre éducatif estime qu'il pourra s'occuper de l'enfant sans compromettre sa capacité d'assurer la santé et la sécurité des autres enfants du groupe.

Rage de dents

Cause probable : la carie du nourrisson

Ce que vous devez savoir

La carie du nourrisson est une forme particulière de carie dentaire survenant chez de très jeunes enfants. Elle est causée par l'exposition prolongée au lait ou à d'autres liquides contenant du sucre lors de la sieste ou lors du coucher et par la consommation de boissons sucrées ou de lait tout au long de la journée. La plupart du temps ce sont les dents de devant de la mâchoire supérieure qui sont atteintes. Le traitement nécessite souvent une chirurgie bucco-dentaire sous anesthésie générale.

Ce que vous devez rechercher

- Des gencives rouges.
- Une irritation de la bouche.
- Des dents qui n'ont pas l'air normal.

Ce que vous devez faire

LES ENCADRANTS ET LES PARENTS DEVRONT…

1. Ne pas donner de biberon de lait ou de jus (ou de toute autre boisson sucrée) au moment de la sieste, du coucher et ne pas laisser l'enfant se promener avec un biberon toute la journée. Limiter son utilisation à un repas en particulier et aux collations.
2. Donner de l'eau à l'enfant après le repas pour éliminer les résidus sucrés restés sur les dents.
3. Ne donner que de l'eau ou supprimer le biberon de la nuit.

Les encadrants devront...

Avertir les parents de la nécessité de faire examiner les dents de l'enfant par un dentiste.

Les parents devront...

Suivre les conseils de l'encadrant.

L'enfant peut retourner à l'école ou à la crèche...

L'enfant ne doit pas être exclu de l'école ou de la crèche.

Cause probable : les caries

Ce que vous devez savoir

Les caries sont provoquées par des aliments collants qui permettent au sucre de rester attaché aux dents. Le sucre nourrit les bactéries de la bouche qui vont ensuite produire des acides qui détruisent la surface dure de la dent. Certaines des bactéries les plus virulentes sont transférées de la bouche des encadrants à celle de l'enfant.

Ce que vous devez rechercher

- Une irritation de la bouche.
- Des gencives douloureuses.
- Un aspect anormal ou une couleur anormale des dents, ou une décoloration.

Ce que vous devez faire

Les encadrants et les parents devront...

1. Éviter de donner à l'enfant entre les repas des aliments qui vont coller aux dents et provoquer des caries, comme des bonbons aromatisés aux fruits, des caramels ou de la réglisse.
2. Encourager l'enfant à manger des bretzels, des légumes crus, des fruits frais et des yaourts comme collation.
3. Encourager l'enfant à se brosser les dents ou à les rincer après une collation ou un repas.
4. Suivre les recommandations du dentiste quant à l'utilisation du fluor, ce qui peut inclure l'application de vernis et l'utilisation de bains de bouche fluorés ou de dentifrices spéciaux.

Les encadrants devront...

Avertir les parents.

Les parents devront...

Suivre les conseils de l'encadrant et du dentiste.

L'enfant peut retourner à l'école ou à la crèche...

L'enfant ne doit pas être exclu de l'école ou de la crèche.

Cause probable : la poussée dentaire

Ce que vous devez savoir

La poussée dentaire provoque une douleur gingivale lors de l'émergence d'une nouvelle dent. Cela peut rendre l'enfant très grincheux. Cela peut être très douloureux et causer de l'insomnie. La poussée dentaire ne provoque pas de fièvre, mais l'enfant peut s'infecter en mettant des objets en bouche.

Ce que vous devez rechercher

- De l'agitation et des pleurs.
- Des nuits sans sommeil.

Ce que vous devez faire

Les encadrants et les parents devront...

1. Donner à l'enfant des jouets à mâcher.
2. Consulter un médecin pour utiliser des médicaments antidouleur, spécialement lorsque l'enfant essaie de dormir.

Les encadrants devront...

Avertir les parents.

Les parents devront...

Suivre les conseils de l'encadrant.

L'enfant peut retourner à l'école ou à la crèche...

L'enfant ne doit pas être exclu de l'école ou de la crèche s'il est capable de participer aux activités et si le cadre éducatif estime qu'il pourra s'occuper de l'enfant sans compromettre sa capacité d'assurer la santé et la sécurité des autres enfants du groupe.

Rougeole

Ce que vous devez savoir

La rougeole est une maladie virale aiguë très contagieuse causée par le virus de la rougeole. Bien qu'il existe un vaccin, on observe encore de petites épidémies de rougeole parmi les personnes qui ne sont pas protégées par le vaccin. La rougeole se propage par contact direct avec les gouttelettes respiratoires (dispersées par une quinte de toux ou un éternuement). L'enfant est contagieux 1 à

2 jours avant l'apparition des premiers signes ou symptômes (en général 3 à 5 jours avant l'éruption cutanée) jusqu'à 4 jours après l'apparition de l'éruption.

Ce que vous devez rechercher

- De la fièvre, de la toux, un nez qui coule et des yeux rouges, larmoyants.
- Des petits points rouges dans la bouche.
- L'apparition d'une éruption cutanée partant du cuir chevelu et se propageant à tout le corps.
- L'enfant peut présenter de la diarrhée ou une otite.
- Les complications peuvent être sérieuses : pneumonie, encéphalite, convulsions, surdité ou retard mental.

Ce que vous devez faire

Les encadrants et les parents devront...

1. S'assurer que tous les adultes et enfants ont bien reçus deux doses du vaccin RRO [2] à moins qu'ils ne soient nés avant 1957. Vérifier sur les carnets ou les cartes de vaccination les dates auxquelles chaque enfant, chaque membre de la famille et de l'équipe d'encadrants a reçu le vaccin.
2. Se laver les mains soigneusement.
3. appliquer les mesures habituelles de contrôle des infections.
4. Signaler les cas de rougeole au service de santé publique.

Les encadrants devront...

1. Prévenir les parents et suivre les instructions du service de santé publique.
2. Exclure tout enfant qui a pu être exposé à l'infection et qui a un système immunitaire faible ou qui n'a pas reçu le vaccin RRO, quelle qu'en soit la raison. Ces enfants doivent être exclus pendant 2 semaines après que le dernier enfant ait développé l'éruption cutanée.

Les parents devront...

1. Prévenir leur médecin.
2. Maintenir la vaccination de leur enfant à jour.

L'enfant peut retourner à l'école ou à la crèche...

- Quatre jours après le début de l'éruption cutanée.
- Quand il est capable de participer au cours ou aux activités et que l'équipe des encadrants est certaine qu'elle peut s'occuper de lui sans compromettre sa capacité à assurer la santé et la sécurité des autres enfants du groupe.

---

2. Rougeole, rubéole, oreillons (NDT).

Toux

Ce que vous devez savoir

La toux est le signe d'une irritation quelque part dans l'arbre respiratoire. Elle accompagne souvent une infection virale comme un rhume. De plus, la toux peut être causée par une infection de l'oreille, une allergie, de l'asthme, un faux croup, ou une infection de n'importe quelle partie du corps qui participe à la respiration.

Ce que vous devez rechercher

- Un mal de gorge.
- Une toux sèche ou grasse.
- Une irritation de la gorge.
- Une voix enrouée, une toux aboyante.

Ce que vous devez faire

Les encadrants et les parents devront...

1. Apprendre à l'enfant à se couvrir la bouche lorsqu'il tousse avec un mouchoir en papier ou avec son épaule si aucun mouchoir n'est disponible.
2. L'encourager à se laver souvent les mains.
3. Être attentif à une difficulté pour respirer.

Les encadrants devront...

Prévenir les parents.

Les parents devront...

1. Suivre les recommandations de l'encadrant.
2. Contacter le médecin si l'enfant fait de la fièvre, est essoufflé, ou tousse plus d'une semaine.

L'enfant peut retourner à l'école ou à la garderie...

L'enfant ne doit pas être écarté de l'école ou de la crèche à moins que sa toux ne s'aggrave ou qu'il ait des difficultés à respirer.

Cause probable : la coqueluche

Ce que vous devez savoir

La coqueluche (pertussis) porte ce nom car on dirait que l'enfant aboie quand il tousse. C'est une maladie bactérienne très contagieuse qui se transmet par la toux ou l'éternuement. La période d'incubation est en moyenne de 7 à 10 jours, mais elle peut s'étaler du 5e au 21e jour. C'est en fait une maladie bénigne pour les enfants plus âgés mais elle peut devenir mortelle pour les jeunes enfants parce qu'elle entraîne des difficultés respiratoires et un risque de pneumonie.

La coqueluche est diagnostiquée par une culture des sécrétions nasales. Elle est soignée avec des antibiotiques pendant 14 à 21 jours. Il existe un vaccin, il est administré aux nourrissons et fait partie du vaccin DTP (diphtérie, tétanos, pertussis) qui protège les jeunes enfants mais il faut plusieurs injections et des rappels pour rester immunisé.

Ce que vous devez rechercher

- Au début, cela ressemble souvent à un rhume.
- La toux devient de plus en plus grave, ce qui peut provoquer des vomissements, un arrêt respiratoire, des difficultés à reprendre son souffle, et un bleuissement de la peau.
- « Cri du coq » quand l'enfant reprend sa respiration après un épisode de toux.
- Peu ou pas de fièvre.

Ce que vous devez faire

Les parents et les encadrants devront...

1. Avertir les autorités sanitaires locales.
2. Vérifier que tous les enfants sont immunisés selon les recommandations en vigueur.
3. Surveiller l'équipe et les enfants afin de déceler des symptômes respiratoires jusqu'à 21 jours après le dernier contact avec un enfant infecté.

Les encadrants devront...

1. Encourager les parents dont l'enfant présente une toux prolongée à aller consulter un médecin.
2. Alerter les autres parents si leurs enfants ont été en contact avec un enfant ayant la coqueluche. Leur recommander de consulter un médecin. Respecter la confidentialité.
3. Surveiller si le personnel ne développe aucune maladie respiratoire et leur recommander de se faire soigner s'ils développent une toux prolongée.

Les parents devront...

Montrer leur enfant à un médecin s'il présente une toux prolongée.

L'enfant peut retourner à l'école ou à la crèche...

L'enfant pourra retourner à l'école ou à la crèche après 5 jours de traitement antibiotique approprié, qui devra être poursuivi le nombre de jours prescrits. Selon l'antibiotique utilisé, la durée totale du traitement sera de 5 et 14 jours.

Vomissements

Cause probable : une gastro-entérite virale

Ce que vous devez savoir

Les gastro-entérites virales sont souvent contagieuses. Elles peuvent parfois être dues à une intoxication alimentaire ou à un choc émotionnel.

Ce que vous devez rechercher

- De la diarrhée.
- Des vomissements.
- Des crampes abdominales.

Ce que vous devez faire

Les encadrants et les parents devront...

1. Écarter l'enfant du groupe s'il vomit plus d'une fois.
2. Ne rien lui donner à boire ou à manger dans l'heure qui suit les vomissements.
3. Lui donner des petites quantités d'eau pour ne pas le faire vomir, en commençant par une petite cuillère, ensuite après 15 minutes, lui donner la moitié de la quantité initiale s'il a vomi, ou deux fois la quantité initiale 15 minutes plus tard s'il n'a pas vomi.

Les encadrants devront...

Prévenir les parents.

Les parents devront...

1. Traiter les vomissements.
2. Consulter le médecin traitant de l'enfant dès que possible si :
   - les vomissements persistent, et si l'enfant n'a pas uriné depuis 8 heures,
   - si les vomissements sont associés à des douleurs abdominales persistantes,
   - les vomissements sont verdâtres ou sanguinolents,
   - l'enfant a reçu récemment un coup sur la tête,
   - l'enfant semble ou est très malade.

L'enfant peut retourner à l'école ou à la crèche...

Quand il est capable de participer aux activités et que le cadre éducatif estime qu'il pourra s'occuper de l'enfant sans compromettre sa capacité d'assurer la santé et la sécurité des autres enfants du groupe.

B. Obstruction des voies aériennes/réanimation cardio-pulmonaire (RCP)

Apprenez et pratiquez la RCP

Si vous êtes seul face à un enfant qui s'étouffe…

1. Appelez à l'aide.
2. Commencez les manœuvres de réanimation.
3. Appelez les services médicaux d'urgence.

Vous devez pratiquer les manœuvres de désobstruction si :

- l'enfant ne peut plus respirer du tout (son thorax est immobile),
- l'enfant n'arrive plus à tousser ou parler, ou s'il est bleu,
- l'enfant est retrouvé inconscient.

Vous ne devez pas pratiquer les manœuvres de désobstruction si :

- l'enfant peut respirer, pleurer ou parler,
- l'enfant peut tousser, cracher, prendre son inspiration. Les réflexes normaux de l'enfant libèrent ses voies respiratoires.

Pour les enfants de moins d'1 an

Désobstruction de l'enfant

Si l'enfant étouffe et est incapable de respirer, de tousser, de pleurer ou de parler, faites ce qui suit. Demandez à quelqu'un d'appeler les services médicaux d'urgence, ou si vous êtes seul, appelez-les dès que possible.

1. **5 tapes dans le dos**

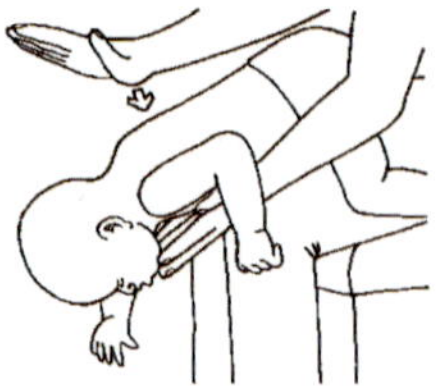

En alternance avec

2. **5 compressions thoraciques**

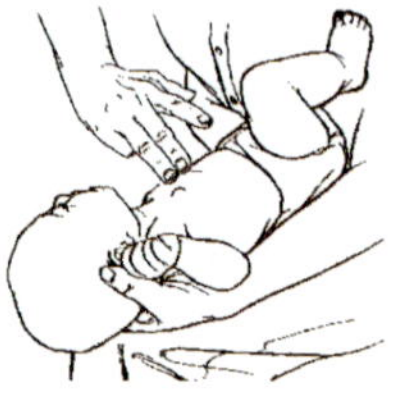

Alternez les tapes dans le dos et les compressions thoraciques jusqu'à ce que le corps étranger sorte ou jusqu'à ce que l'enfant devienne inconscient. Si l'enfant perd conscience, commencez la RCP.

Réanimation cardio-pulmonaire de l'enfant (RCP)

À pratiquer lorsque l'enfant est inconscient et qu'il ne respire plus

1. **Dégagez les voies respiratoires**

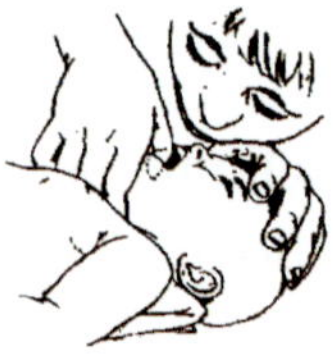

- Dégagez les voies respiratoires (soulevez la tête, soulevez le thorax).
- Prenez 5 à 10 secondes pour observer si l'enfant respire quand vous avez dégagé les voies respiratoires. **Observez** les mouvements du thorax et de l'abdomen. **Écoutez** les bruits respiratoires près du nez et de la bouche. **Sentez** le souffle sur votre joue. Si le dégagement des voies respiratoires permet à l'enfant de respirer de façon régulière, ne faites pas de RCP.

- S'il ne respire pas, **vérifiez** s'il n'y a pas de corps étranger dans la bouche. Si vous **voyez** un objet dans la bouche de l'enfant, enlevez-le délicatement avec votre doigt. Ensuite essayez de faire une RCP. N'essayez **PAS** de retirer l'objet à l'aveuglette, vous pourriez l'enfoncer dans le fond de la gorge.

2. Respiration artificielle

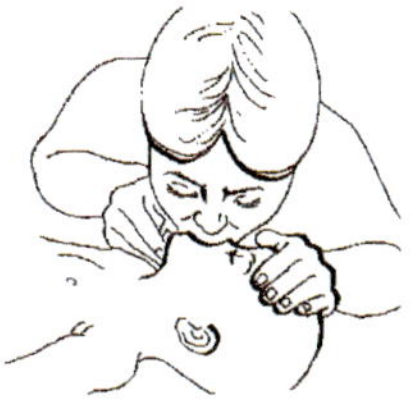

- Basculez la tête et le menton à deux mains comme sur le dessin, la tête en arrière et le menton relevé.
- Prenez une inspiration normale (pas une inspiration profonde).
- Posez votre bouche de façon étanche sur la bouche et le nez de l'enfant.
- Soufflez deux fois, chaque fois pendant une seconde avec une pause entre les deux. Chaque insufflation doit soulever le thorax de l'enfant.

Si le thorax ne se soulève pas après la première insufflation, recommencez les étapes 1 et 2. S'il n'y a toujours pas de réaction, passez à l'étape 3 (ci-dessous).

3. Compressions thoraciques

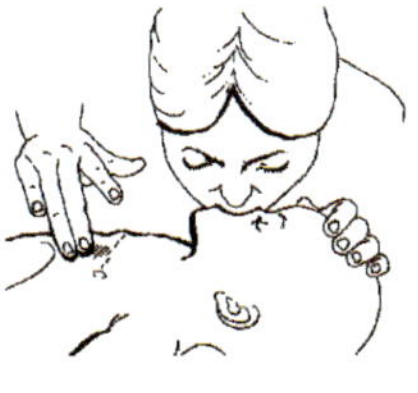

- Placez 2 doigts d'une main au milieu du sternum.
- Comprimez le thorax sur 1/3 de sa hauteur.
- Alternez 30 compressions thoraciques et deux insufflations.
- Comprimez le thorax à une fréquence de 100/minute.

Veillez à ce que quelqu'un appelle les services médicaux d'urgence aussi rapidement que possible. Si vous êtes seul, appelez-les après 5 cycles d'insufflations et de compressions thoraciques (environ 2 minutes).

Pour les enfants de 1 à 8 ans [1]

Désobstruction de l'enfant

Si l'enfant étouffe et est incapable de respirer, de tousser, de pleurer ou de parler, faites ce qui suit. Demandez à quelqu'un d'appeler les services médicaux d'urgence, ou si vous êtes seul, appelez-les dès que possible.

Enfant conscient

5 poussées abdominales juste au-dessus du nombril et bien en-dessous de l'extrémité inférieure du sternum. Poussez suffisamment fort pour produire une toux artificielle dans le but de libérer les voies respiratoires.

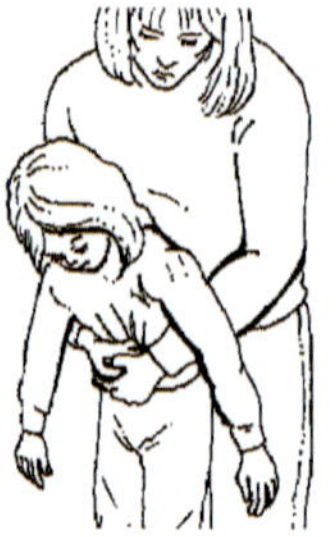

Si l'enfant perd conscience, commencez la RCP.

Réanimation cardio-pulmonaire de l'enfant (RCP)

À pratiquer lorsque l'enfant est inconscient et qu'il ne respire plus

1. Dégagez les voies respiratoires

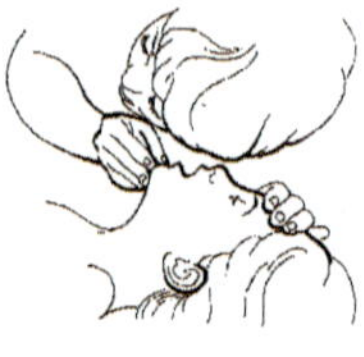

- Dégagez les voies respiratoires (soulevez la tête, soulevez le thorax).
- Prenez 5 à 10 secondes pour observer si l'enfant respire quand vous avez dégagé les voies respiratoires. **Observez** les mouvements du thorax et de l'abdomen. **Écoutez** les bruits respiratoires près du nez et de la bouche. **Sentez** le souffle sur votre joue. Si le dégagement des voies respiratoires permet à l'enfant de respirer de façon régulière, ne faites pas de RCP.
- S'il ne respire pas, **vérifiez** s'il n'y a pas de corps étranger dans la bouche. Si vous **voyez** un objet dans la bouche de l'enfant, enlevez-le délicatement avec votre doigt. Ensuite essayer de faire une RCP. N'essayez **PAS** de retirer l'objet à l'aveuglette, vous pourriez l'enfoncer dans le fond de la gorge.

1. Pour les enfants de plus de 8 ans, appliquez les conseils de désobstruction et de RCP de l'adulte.

2. Respiration artificielle

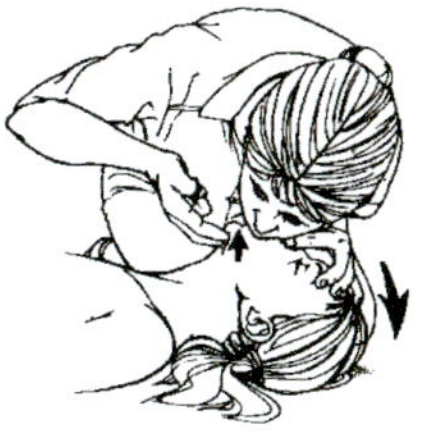

- Basculez la tête et le menton à deux mains comme sur le dessin, la tête en arrière et le menton relevé.
- Prenez une inspiration normale (pas une inspiration profonde).
- Posez votre bouche de façon étanche sur la bouche de l'enfant.
- Pincez le nez de l'enfant.
- Soufflez deux fois, chaque fois pendant une seconde avec une pause entre les deux. Chaque insufflation doit soulever le thorax de l'enfant.

Si le thorax ne se soulève pas après la première insufflation, recommencez les étapes 1 et 2. S'il n'y a toujours pas de réaction, passez à l'étape 3 (ci-dessous).

3. Compressions thoraciques

Placez le talon d'une main sur la partie inférieure du sternum OU utilisez vos deux mains : placez le talon d'une main sur la moitié inférieure du sternum et placez l'autre main au-dessus de la première, en entrelaçant vos doigts (pour qu'ils ne touchent pas le thorax).

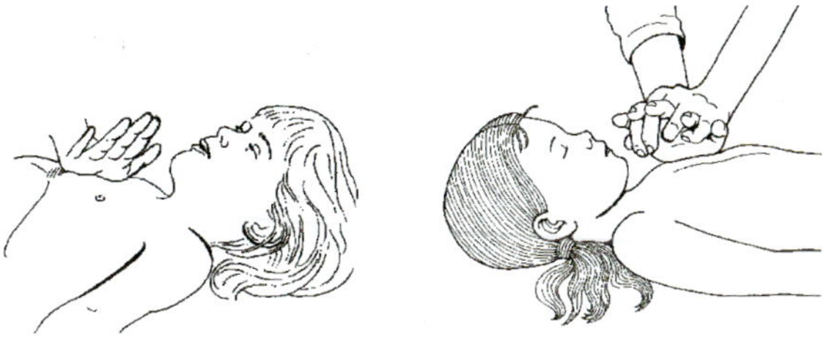

- Comprimez le thorax sur 1/3 à la de sa hauteur.
- Alternez 30 compressions thoraciques et deux insufflations.
- Comprimez le thorax à une fréquence de 100/minute.

Observez l'enfant pour voir s'il respire normalement, s'il tousse ou s'il bouge tous les 5 cycles (toutes les 2 minutes environ).

Veillez à ce que quelqu'un appelle les services médicaux d'urgence aussi rapidement que possible. Si vous êtes seul, appelez-les après 5 cycles d'insufflations et de compressions thoraciques (environ 2 minutes).

Si à un moment ou un autre, l'enfant crache un corps étranger ou s'il recommence à respirer, appelez les services médicaux d'urgence.

Demandez à votre médecin des conseils de désobstruction et de RCP pour les enfants de plus de 8 ans et renseignez-vous sur l'existence d'un cours officiel de premiers soins ou de RCP dans votre région.

C. Premiers soins – Synthèse

Appelez les services médicaux d'urgence pour tout enfant gravement malade ou blessé.

Généralités

- Assurez-vous que l'endroit est sans danger pour vous et pour l'enfant.
- Quand c'est possible, utilisez des protections personnelles (gants, etc.).
- Placez l'enfant dans la bonne position pour dégager ses voies respiratoires et s'il faut faire une RCP.
- NE DÉPLACEZ PAS UN ENFANT QUI PEUT AVOIR UNE LÉSION DU DOS OU DU COU (après une chute, un accident de voiture ou tout autre accident, ou s'il dit qu'il a mal au dos ou au cou).
- Cherchez s'il a des informations (bracelet médical ou médaille, documents...) concernant d'éventuels problèmes de santé.

Blessures aux yeux

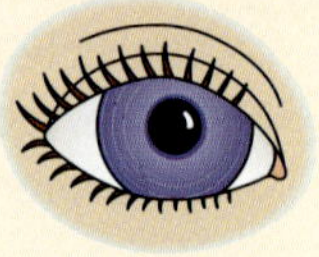

En cas de projection d'une substance quelconque dans l'œil, rincez doucement avec de l'eau pendant au moins 15 minutes. Appelez le centre anti-poisons ou le médecin pour obtenir leur avis. Tout œil douloureux ou blessé doit être examiné par un médecin. Ne touchez PAS et ne frottez PAS un œil blessé. N'y mettez **AUCUN** médicament. N'enlevez PAS un objet incrusté dans l'œil. Recouvrez l'œil atteint avec un gobelet en plastic ou un pansement oculaire jusqu'à ce que l'enfant puisse être examiné. L'enfant peut avoir besoin d'un rappel de vaccination antitétanique.

Blessures à la tête

Ne déplacez jamais un enfant qui peut avoir une lésion grave à la tête, au cou et/ou au dos. Cela pourrait aggraver la situation.

Appelez les services médicaux d'urgence immédiatement si l'enfant perd connaissance ou fait des convulsions.

Appelez le médecin pour un enfant qui a un traumatisme à la tête et présente un des symptômes suivants :

- somnolence,
- difficulté à le réveiller,
- mal de tête persistant ou vomissements,
- maladresse ou difficulté à mobiliser un membre,
- perte de sang ou de liquide clair par le nez ou par les oreilles,
- comportement anormal ou parole embarrassée.

Pour toute question concernant des lésions moins graves, appelez le médecin.

Brûlures

Traitement général

Arrêtez d'abord la brûlure en écartant l'enfant du contact avec l'eau bouillante ou l'objet brûlant (par exemple de l'huile). Si les vêtements sont en feu, éteignez les flammes et refroidissez les vêtements en les aspergeant d'eau. Retirez les vêtements s'ils ne collent pas à la peau. Faites couler de l'eau fraîche sur la peau brûlée jusqu'à ce que la douleur cède. N'utilisez pas de glace ou n'appliquez pas de beurre, de graisse, de médicament ou d'onguent.

Brûlures avec ampoules

Ne percez pas les ampoules. Demandez l'avis du médecin pour savoir comment recouvrir la brûlure et pour toute brûlure de la face, des mains, des pieds, ou des organes génitaux.

Brûlures étendues ou profondes

Appelez les services médicaux d'urgence. Après avoir écarté l'enfant et refroidi la brûlure, gardez l'enfant au chaud dans un drap propre recouvert d'une couverture en attendant l'arrivée des secours.

Brûlures électriques

Interrompez l'arrivée d'électricité. Si l'enfant est encore en contact avec la source d'électricité, ne le touchez **PAS** à mains nues. Écartez-le avec un objet non conducteur (comme un morceau de bois), et **seulement quand l'électricité est coupée. TOUTE** brûlure électrique doit être vue par un médecin.

Convulsions, épilepsie

Si l'enfant respire, couchez-le sur le côté pour éviter l'asphyxie. Éloignez tout objet potentiellement dangereux de l'environnement immédiat de l'enfant. Veillez à lui protéger la tête. Ne lui mettez rien dans la bouche. Dégrafez tout vêtement serrant. Commencez la respiration artificielle si l'enfant est bleu ou ne respire pas. Appelez les services médicaux d'urgence en cas de crise prolongée (plus de 5 minutes).

Dents

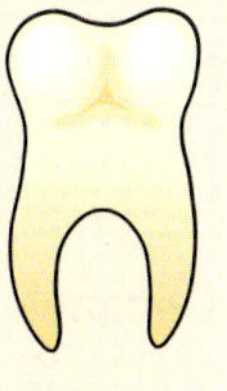

Dents de lait : si une dent de lait est expulsée ou cassée, appliquez une compresse propre pour arrêter le saignement et appelez votre dentiste

Dents définitives : si une dent définitive est expulsée, manipulez-la en la prenant par le haut et pas par la racine (la partie qui est dans la gencive). Si elle est sale, rincez-la soigneusement sans la frotter ni toucher la racine. N'utilisez aucun détergent. Utilisez du lait ou de l'eau froide. Placez la dent dans de l'eau froide ou dans du lait et emmenez-la avec l'enfant dans un service d'urgence. Appelez et allez directement chez le dentiste ou aux urgences. Si la dent est cassée, conservez les morceaux dans du lait et appelez immédiatement le dentiste. Arrêtez le saignement avec une compresse ou une boule d'ouate et comprimez dans la cavité.

Fièvre

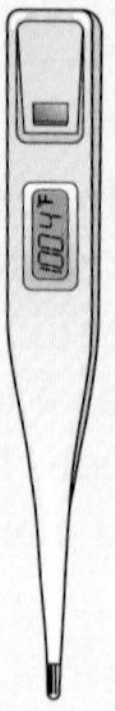

La fièvre chez un enfant est souvent signe d'infection. Elle peut aussi être provoquée par des produits chimiques, des toxiques, des médicaments, un environnement trop chaud, ou une activité excessive. Prenez la température de l'enfant pour voir s'il a de la fièvre. La majorité des médecins considèrent qu'un enfant a de la fièvre à partir de 38°C. Malgré cela l'aspect et le comportement de l'enfant sont plus importants que le chiffre indiqué sur le thermomètre.

Appelez le médecin immédiatement si l'enfant a de la fièvre et si :

- il paraît très malade, inhabituellement somnolent ou très difficile ;
- il présente d'autres symptômes comme une raideur de nuque, des maux de tête importants, un mal de gorge important, une douleur à l'oreille, une éruption cutanée inexpliquée, des vomissements à répétition ou de la diarrhée ;
- il a une maladie entraînant une immunosuppression (comme une anémie falciforme, un cancer, une prise de stéroïdes) ;
- il a déjà convulsé ;
- il a moins de deux mois et présente une température supérieure ou égale à 38°C ;
- il a été dans un endroit très chaud, comme une voiture surchauffée.

Pour le confort de l'enfant, mettez-lui des vêtements légers, donnez-lui des boissons fraîches, et maintenez-le au calme. Le médecin pourra conseiller une médication adéquate. Ne donnez pas d'aspirine à l'enfant pour faire baisser sa fièvre. L'aspirine peut provoquer un syndrome de Reye, maladie grave atteignant le foie et le cerveau.

Fractures et entorses

Si l'endroit blessé est douloureux, gonflé ou déformé, ou si la mobilisation est douloureuse, enveloppez le membre dans une serviette ou un linge et confectionnez une attelle avec du carton ou un autre matériel rigide pour maintenir le membre immobile. Appliquez de la glace ou un cold pack enveloppé dans un linge pendant 20 minutes maximum. Appelez le médecin ou allez dans un service d'urgence. S'il y a une plaie près de la fracture, ou si vous voyez l'os, couvrez la plaie avec un bandage propre, posez une attelle comme décrit plus haut et dirigez-vous vers un service d'urgence.

Si le pied ou la main en aval de la zone atteinte est froid ou décoloré (bleue ou pâle), allez immédiatement dans un service d'urgence.

Intoxications

Si l'enfant a été exposé ou a ingéré un toxique, appelez le centre anti-poisons.

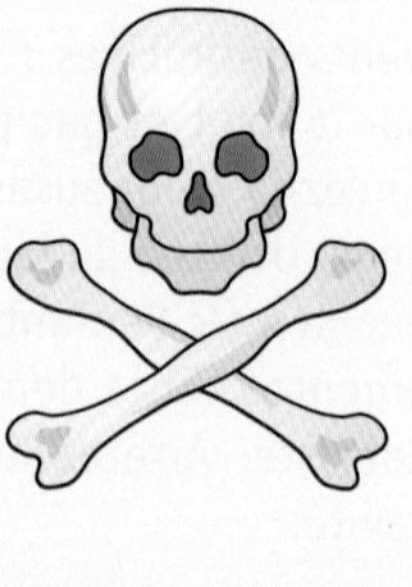

Toxiques ingérés

Tout produit non alimentaire est un poison potentiel. Ne donnez rien à boire ou à manger et ne faites pas vomir. Appelez immédiatement le centre antipoisons. Ne traînez pas mais essayez d'avoir l'étiquette du produit ou de connaître son nom quand vous appelez.

Vapeurs, gaz et fumées

Mettez l'enfant à l'air frais et appelez les services médicaux d'urgence ou les pompiers. Si l'enfant ne respire pas, commencez une réanimation cardio-pulmonaire (RCP) et poursuivez jusqu'à l'arrivée des secours.

Exposition cutanée

Que ce soit un acide, de la soude caustique, des pesticides, des produits chimiques, des plantes toxiques ou toute autre substance potentiellement toxique qui a été en contact avec la peau, les yeux ou les cheveux de l'enfant, éliminez tous les résidus toxiques en portant des gants. Enlevez les vêtements contaminés, lavez la peau, les yeux ou les cheveux avec de grandes quantités d'eau ou d'eau savonneuse. Ne frottez pas. Appelez le centre antipoisons pour la suite.

Si un enfant est inconscient, devient somnolent, présente des convulsions, ou respire difficilement, appelez les services médicaux d'urgence. Emportez le produit toxique (dans un emballage sécurisé) avec vous à l'hôpital.

Piqûres et morsures

Piqûres d'insecte

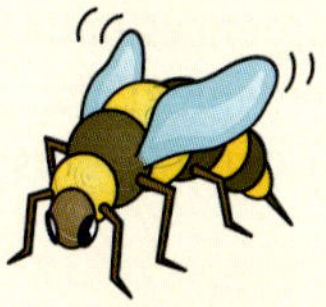

Enlevez le dard aussi vite que possible en grattant avec un objet rigide (comme le bord d'une carte de crédit). Mettez une compresse froide à l'endroit de la piqûre pour diminuer la douleur. Si l'enfant présente des difficultés respiratoires, une syncope, ou un gonflement important, appelez immédiatement les services médicaux d'urgence. S'il a de l'urticaire, des nausées ou des vomissements, appelez le médecin. En cas de morsure d'araignée, appelez le centre anti-poisons ou le médecin et décrivez-leur l'araignée. Toute morsure ou piqûre infectée doit être montrée à un médecin.

Morsures humaines et animales

Nettoyez la plaie soigneusement avec de l'eau et du savon. Appelez le médecin. L'enfant pourrait avoir besoin d'un vaccin contre le tétanos ou contre la rage.

Morsures de tiques

Utilisez une pince à épiler ou vos doigts pour attraper la tique aussi près que possible de la tête et retirez-la rapidement de son point d'attache. Appelez le médecin si l'enfant présente de la fièvre ou une éruption cutanée.

Morsures de serpent

Amenez l'enfant dans un service d'urgence si vous n'êtes pas sûr du type de serpent ou si vous pensez qu'il est venimeux. Gardez l'enfant au calme. Ne mettez pas de glace. Immobilisez le membre atteint sans serrer, plus bas que le niveau du cœur. Essayez d'identifier le serpent, si vous pouvez le faire en toute sécurité. Si vous n'en êtes pas capable, mais que vous pouvez le tuer en toute sécurité, emmenez-le au service d'urgences pour identification.

Allergie

Un gonflement, des difficultés respiratoires et de la pâleur peuvent être les signes d'une allergie grave. Certaines personnes ont un médicament à prendre en urgence dans ces circonstances. Si possible, demandez-leur si elles en ont et aidez-les à le prendre.

Plaies cutanées

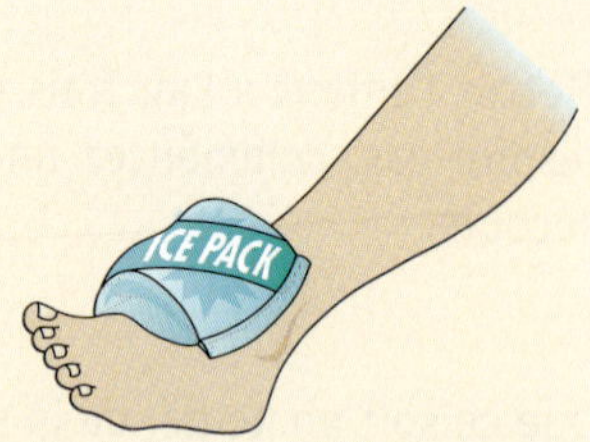

Vérifiez que l'enfant est en ordre de vaccination contre le tétanos. Toute plaie ouverte peut nécessiter un rappel même si l'enfant est normalement immunisé. Demandez au médecin si l'enfant doit recevoir un rappel.

Contusions

Appliquez des compresses froides. Appelez le médecin si l'enfant a été blessé par écrasement, s'il a des contusions importantes, une douleur permanente ou un gonflement. Le médecin peut conseiller de l'acétaminophène/paracétamol pour soulager la douleur.

Coupures

Nettoyez les petites coupures avec de l'eau jusqu'à ce qu'elles soient propres. Faites une compression directe avec un linge propre pour arrêter le saignement. Si la plaie n'est pas profonde, appliquez un onguent antibiotique et couvrez-la avec un pansement. Appelez le médecin ou allez au service d'urgences pour les coupures larges et/ou profondes, ou si la plaie est béante, parce qu'il faut mettre rapidement des points de suture. En cas de saignement important, appelez les services médicaux d'urgence. Poursuivez la compression directe avec un linge propre jusqu'à leur arrivée.

Égratignures

Rincez-les à l'eau courante pendant au moins 5 minutes pour éliminer les saletés et les bactéries. N'utilisez ni détergents, ni alcool, ni eau oxygénée. Utilisez un savon antiseptique. Appliquez un onguent antibiotique et recouvrez la plaie avec un pansement qui n'adhère pas à la plaie.

Échardes

Retirez les petites échardes avec une pince à épiler, ensuite lavez et appliquez un antiseptique local. Si vous n'arrivez pas à retirer l'écharde entièrement, appelez le médecin.

Plaies pénétrantes

Ne jamais retirer d'une plaie un corps étranger important (comme un couteau ou une fourchette). Ce genre d'objet doit être enlevé par le médecin. Appelez le médecin pour toute plaie pénétrante. L'enfant peut avoir besoin d'un rappel contre le tétanos.

Saignement de nez

Asseyez l'enfant la tête légèrement penchée en avant. Comprimez fermement les 2 narines en les maintenant entre votre pouce et votre index pendant 10 minutes. S'il continue à saigner, ou si la perte de sang est importante, appelez le médecin ou les services médicaux d'urgence.

Syncope

Vérifiez la liberté des voies aériennes. Si nécessaire, appelez les services médicaux d'urgence et commencez la RCP. Si l'enfant a vomi, couchez-le sur le côté pour éviter qu'il s'étouffe. Surélevez-lui les pieds au-dessus du niveau du cœur (environ 30 cm). Ne lui donnez **RIEN** à boire.

Index

A

B

C

D

M

N

O

P

R

S

T

U

V

Y

Testez vos connaissances

Réponses

Page 18 :	1b – 2d – 3d – 4b
Page 35 :	1d – 2d – 3b – 4c
Page 52 :	1c – 2c – 3d – 4d
Page 75 :	1c – 2a – 3c – 4d
Page 91 :	1c – 2d – 3b – 4a
Page 108 :	1c – 2d – 3d – 4b
Page 118 :	1b – 2b – 3c – 4d
Page 129 :	1c – 2b – 3c – 4a
Page 149 :	1c – 2a – 3c – 4c
Page 162 :	1d – 2cd – 3a – 4d
Page 174 :	1b – 2d – 3a – 4d
Page 188 :	1b – 2b – 3c – 4b
Page 200 :	1d – 2c – 3a – 4b
Page 210 :	1d – 2d – 3d – 4a
Page 225 :	1d – 2d – 3a – 4d

Table des matières

CHAPITRE 3

CHAPITRE 4

CHAPITRE 14

CHAPITRE 15